实用中医疾病综合治疗集锦

代丽娟　编

U0335675

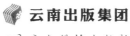
云南出版集团

YNKJ 云南科技出版社

·昆　明·

图书在版编目(CIP)数据

实用中医疾病综合治疗集锦 / 代丽娟编. -- 昆明 ：
云南科技出版社，2020.7

ISBN 978-7-5587-2877-8

Ⅰ.①实… Ⅱ.①代… Ⅲ.①中医治疗法 Ⅳ.
①R242

中国版本图书馆 CIP 数据核字(2020)第 125334 号

实用中医疾病综合治疗集锦
SHIYONG ZHONGYI JIBING ZONGHE ZHILIAO JIJIN

代丽娟　编

责任编辑:张　磊
封面设计:张　叶
责任校对:秦永红
责任印制:蒋丽芬

书　　号:ISBN 978-7-5587-2877-8
印　　刷:云南出版印刷集团有限责任公司华印分公司
开　　本:787mm×1092mm　1/16
印　　张:9.25
字　　数:250 千字
版　　次:2020 年 7 月第 1 版
印　　次:2020 年 7 月第 1 次印刷
定　　价:88.00 元

出版发行:云南出版集团　　云南科技出版社
地　　址:昆明市环城西路 609 号
电　　话:0871-64170939

前　　言

　　本书的编写,旨在全面、系统地阐述中医基础理论的基本内容及其理论渊源、历代沿革、临床应用和现代研究,并在总结多年来中医基础理论教学、科研及临床成果的基础上,进一步充实和丰富中医基础理论的内容,成为一部既能深入系统地发掘前人的理论和实践经验,汲取历代医家的学术精华,又能反映国内外现代研究成果,具有一定深广度、内容全、体例新、论理深、文献精、实用性强等特点的学科书籍。

　　全书主要以文字叙述为主,言简意赅,辞约意丰,简洁易懂。本书的特点是:①科学性强,章节编排符合科学的临床思维过程,撰写内容阐述有据;②先进性强,本书总结归纳了国际上中医疾病研究的较新观点及内容;③系统性强,书中内容包括中医疾病最基本的诊疗技术,以及各个疾病的基础临床预防健康教育。

　　本书的编写离不开吸收继承国内外前辈与同道们许多宝贵经典的理论与经验,在此表示崇高的谢意!

　　由于当前医疗科技迅速发展,限于编者的学术水平与临床经验,书中疏漏与不足之处,恳请各位同道以及广大读者不吝赐教,惠予匡正。

目　　录

第一章　基础理论

第一节　中医对心与心脏的认识

　　心是中医藏象学说的重要一脏,中医学说"心"不仅指解剖学意义的"心脏",还包括西医学中心脏的功能,也包含了部分"脑"的功能,如对神志的主管,因此,中医称心为"君主之官",为调节人体血脉、神志的重要器官。历代医家对心藏神,主血脉,主神志,主行血等心的生理功能及心的生理功能失调而引起的疾病多有著述,并在实践的基础上形成了一整套辨证论治的理论体系。从 20 世纪60 年代末开始,中医治疗胸痹、心衰、厥病等疾病的相关研究逐渐增多,到 70 年代以后,中医藏象理论中以"心主血脉,心主神志"的研究、中西医结合对心的证候本质研究、心病的病机病理研究、病证研究及方证合一等治则治法的研究均取得了一定的成果。20 世纪 80 年代以来,随着心脏介入治疗技术的推广及循证医学概念的确立,中医心病的研究也走向了运用现代医学研究方法,取长补短,中西融合的发展之路,尤其是随着大型循证医学的证据以及流行病学调查结果的出现,现代医学对心血管疾病的研究也逐渐进入预防与治疗并重,疾病治疗与身心健康并重的新阶段。因此也更进一步推动了中医心脏病学中"心主脉""心主神志"理论在心血管疾病预防、治疗和康复中的深化运用。中医心脏病学作为中医内科学中重要的临床学科,其理论与治疗体系也日趋成熟。回顾心脏病学的发展历程,不论从理论上对"心"的功能的认识,还是从实践上对"心病"治疗原则的认识,中医均作了大量相互补充,相互印证的有益研究,中西医学都可谓殊道同归。

　　从理论上讲,心为中医五脏之一,主要生理功能是主血脉,主藏神。其华在面,开窍于舌,与小肠相表里。由于心的主血脉和主藏神功能通过与肺、脾、肾、肝的功能相互协调,主宰了人体整个生命活动,故称心为"君主之官""生之本""五脏六腑之大主"。心主血脉,不仅指心气推动全身血液运行,也指心阴心阳相互协调,共同维持人体脉道的通利,从而输送营养物质于全身脏腑形体官窍。心主血脉的功能失常,则人体的血液循环功能出现各种异常,进而影响人体正常的生理功能。心藏神,泛指心有统帅全身脏腑、经络、形体、官窍的生理活动和主司精神意识、思维、情志等心理活动的功能,心主神志的功能失常,往往导致脏腑气机紊乱,产生一系列精神与心理方面的障碍。

一、心的生理功能

　　中医对"心"的解剖认识是很早的,《难经》描述道"心重十二两,中有七孔三毛,盛精汁三合。"也认识到心的循环功能,如《内经》早已提出"心主血脉"的功能和"心主身之血脉"(《素问·痿论》),"诸血者,皆属于心……其充在血脉"(《素问·六节藏象大论》),"心藏血脉之气"(《素问·平人气血大论》),同时,《内经》还首次提出了"心主神明"的理论,如《素问·灵兰秘典论》云:"心者,君主之官,神明出焉。"还认为心是"五脏六腑之大主也,精神之所舍也"(《灵枢·邪客》),"心为君之官""心藏神,主血",说明心既是内脏的主宰,又是周身血液循环的枢纽,因此,有关神志及血脉的病变,多属于心脏。

　　中医认为,心主血脉,即指心气推动和调控血液在身体脉管中的运行,流注全身,对全身脏腑发挥营养和滋润作用。心主血脉,肺主治节,肝主藏血,脾主运化,心居上焦而主静,心主血脉的功能与肺、脾、肾脏的功能相互协调,共同维持了人体完整的生理功能。

心藏神,心主神志的功能,是指心有统司人体精神意识与思维等心理活动的功能。人体之神,广义指人体生命活动的主宰和脏腑功能的平衡,狭义指人的精神、意识、思维、情感与性格取向。人体脏腑、经络、体形、官窍各自的生理功能,均须在心神的主宰和调节下分工合作,才能共同完成和维护整体的生命活动,心主神志的功能与心主血脉的功能是密不可分的,人体脏腑形体官窍的活动,包括神志活动,都与脉管中气血的充盈分不开,以心气为原动力,才能得以维护各自正常的生命功能,心主神明与心主血脉统合了循环与神经系统的功能,这与现代医学对心血管活动的神经体液调节的认识是完全一致的。

另外,中医学还认为心"其华在面""心合血脉""心开窍于舌""心合小肠""在液为汗""在色为赤,在音为徵,在声为笑,在病为忧,在窍为舌,在味为苦,在志为喜"。将"心"作为一个大功能系统,在这个功能系统下,将人体面、脉、舌、小肠等的生理和病理联系整合在一起,而且将人体的精神,情绪方面的变化也归于此功能系统之中。不仅如此,在中医"天人合一"的认识中,还将人体与自然界相联系,如"心"和五方中的"南",五气中的"火",五味中的"苦"等相联系,《素问·阴阳应象大论》:"南方生热,热生火,火生苦,苦生心,心生血,血生脾。"

因此,中医学中的"心"不应理解为一个单纯的解剖学中循环器官的概念,它包含的内容更广,既是一个有形的实体(如《难经》中所言之"心"),又是一个功能单位,既主身之血脉,更是"君主之官",是协调人体脏腑功能之主宰。也就是说,中医学中的"心",既涵盖了有形可见的"心"的功能,又有抽象的"主神明"的功能;既有人体的功能系统概念,在"天人相应"观念指导下,又包含了与人体所处环境的变化息息相通的整体观念。

二、心的病理改变

心的功能失常主要体现在心主血脉和心主神志的功能失常。心的病证主要分虚实两端。虚者包括心气虚、心血虚、心阳虚、心阴虚,实者则多由各种病理产物而致病,如气滞、血瘀、痰浊、寒凝等,中医认为心系疾病的发生,往往是因为先天禀赋不足,调摄失护,外感六淫、内伤七情而导致本虚标实,虚实夹杂的一系列证候,如胸痛、心悸、喘息、不寐等。

心"主血脉",一身气血运行有赖心气和心阳的推动,故心中阳气的功能至为重要,《内经》称:"心为阳中之太阳。"心属火,但也不可无阴血之濡养,故心血、心阴为心之体,心气、心阳为心之用,"体用"之间相互滋生,互枢互用。且心与其他四脏是一个功能上相互联系、相互制约的有机整体,《内经》谓"五脏相通",通过经络,气血相互关联,功能上"生克制化"。外感六淫邪毒,或七情刺激、饮食不节,或劳倦过度,均可致人体气血运行失畅,脏腑功能失于调和,从而影响于心,导致心之气血阴阳亏虚,阳气虚衰,推动无力,则心主血脉的功能失职,血行不畅,滞而为瘀,阻于心脉,则发为胸痹心病,甚者心脉闭阻不通,发为真心痛,临证多见"手足青至节,心痛甚,旦发夕死,夕发旦死";瘀血内阻,心失所养,则发为心悸不寐;瘀阻于内,升降滞塞,则发为气促、唇青,而导致"瘀血冲心"。"气主煦之",心中阳气不足,脉心之"用"无力,心之"体"亦失于温煦,也可发为心悸怔忡或胸痹心痛,此则为虚证。热毒之邪外袭或劳心太过耗伤心血,也可导致邪气内舍于心而见心悸、气短、胸闷、胸痛,阳虚则水失温化,气虚则水津失布,均可导致痰饮内停,稠浊为痰,清稀为饮,痰浊阻于血脉,则痰瘀互结;水饮、瘀血可相互转化,故又有"痰瘀相关","血不利则为水"之说。阳气不能固敛,加之痰、水、瘀阻结,日久可导致心"体"胀大,形成其"用"不逮,"心力衰竭"的心病终末期结局。

从发病机理来讲,心主神志的功能失常,则全身气血的协调失衡,五脏气机紊乱,均可致血脉失主,血行不畅,气滞血瘀,或气虚血瘀,津液输布失利,聚而成痰,痰郁日久,化火灼津,脉道更失其滑利,久之五脏均可失津血之濡养,变生为血瘀诸症。心主血脉的功能受损,血脉内伤,心神失养又可影响到心主神明的功能,变生为心烦不寐,甚则蒙蔽神明而致神昏谵语,其人躁狂;痰湿内生,更可与脉痹著而致痰瘀互结,日久终可致心之血脉痹阻,痰瘀之邪阻遏胸阳,而发为真心痛,以及各种胸痹脉痹之证。而不同的禀赋、方域、饮食习惯又赋予发病机体各异的致病易感因素,从而变证多端,五脏的生理功能最终失去平衡,而致阴阳离决,发为各种危重证候。

西医学认为,心脏从器官的发育到功能的完善,既取决于遗传,也与环境因素(如生存环境、生活方式)交互作用密不可分,各种因素作用的结果既导致形态可见的病理变化,如粥样硬化斑块,心肌细胞的代偿性增生,又导致心脏神经内分泌的紊乱和失代偿,从而使冠脉狭窄,心肌的血氧供应失衡,心泵功能丢失,循环衰竭。

三、心病的治则

中医理论认为,在正常情况下,人体与自然,人体各脏腑之间均处于"阴平阳秘"的动态平衡状态。但如果由于各种内外因素的作用,这种平衡状态受到破坏,机体失去其正常的调节功能,则诸病由生。基于对疾病产生的这种认识,历代医家积累了丰富的临床实践经验,并最终形成了"未病先防,既病防变,扶正祛邪,脏腑生克均衡,异法方宜,标本缓急"等一系列独具特色的中医治法理论,这些中医治法在针对"六淫""七情""疫疠"致病等不同病因治疗的同时,既考虑到了不同地域气候生活习惯的影响,也考虑到了不同患病人群禀赋和体质的差异。中医心病病机特点多本虚标实,虚实夹杂,临床诸症多见胸闷、胸痛、心悸、不寐等。历代临床中医医家多以标本兼治为原则,分别采用益气、温阳、滋阴、活血、化痰、通络为主,佐以安神养心,疏肝理气,以补益心气,调养心神,使血脉通畅,气血健旺,从而使五脏阴阳调和,维持正常活跃的生理功能。

心病实证的治疗,祛邪以损其有余,酌以通补兼治,重镇安神之法治之。痰火扰心者,治宜清心泻火,豁痰通络;饮遏心阳或水饮凌心者,治宜温阳化饮;心血瘀阻,痰火、水饮、瘀血扰动心神,致心神不安者,治则清化痰火,重镇安神。心病证多表现为虚实夹杂,临证治疗宜攻补兼施,兼顾气血阴阳虚损的不同而随证治之。

心病虚证治疗,则当以补其不足为基础,兼以宁心安神,养血通络。心气虚者,宜补心气;心血虚者,当养心血;心阴虚者,宜滋心阴;心阳虚者,则当温补心阳;气血亏虚者多见心神失养,故多兼施养心安神之法。气属阳,血属阴,久病心气虚甚则气损及阳而成心阳虚衰,心阴虚亦多兼心血虚,故治疗心病心阳虚证时,多加用补心气药,治心阴虚证时亦多兼用补养心血药。古今医家在治疗心气虚时,往往酌加少量温阳之品,以取"少火生气"之意;补养心血时亦酌加补气之品,俾益气以生血。

心病急性发作期,在治疗中应密切观察病情,注意神志、呼吸、心率、血压等变化,急则治其标。临证时可施予独参汤、参附汤灌服,或施予速效救心丸、复方丹参滴丸、苏合香丸等含服以芳香开窍,温通心阳。缓解期则依照各证型辨证施治,并配合饮食调理分别予益气、养阴、温阳、补血、通络之剂。

心病诸证的临证治疗决策中,针对五脏偏颇,还应重视他脏的生克均衡。心病虽然病位在心,但与肺、肝、脾、肾在生理病理上均有密切联系,心主血,肺主气,气为血帅,若心气不足,血行不畅,可致肺气宣发肃降输布失常,肺气虚惫,宗气不足,血运无力,终亦致心肺两虚,故治宜补益心肺。肝主疏泄,主全身气机,情志内伤,气机郁滞,可致气滞血瘀,气郁化火生痰,气血逆乱,进而痹阻心脉,甚则发为真心痛;心主血,脾统血,思虑过度往往伤及心脾,脾虚则气血生化乏源,统摄无权,重则可致血溢脉外,引起心血亏耗,表现心脾两虚,治当补益心脾;水火既济,心肾相交,若肾阴不足,心火独亢,或心火炽盛,独亢于上,不能下交于肾,表现为心肾不交证,治宜滋阴降火,交通心肾。年老或久病耗伤元气,肾精亏虚,可以致心神失养,治疗则多从补肾填精入手。

近年来,中西医结合研究中比较公认的成果是对活血化瘀法治疗心病的研究,如血瘀证的客观化研究已比较成熟,并得到医学界公认,由陈可冀院士带领的团队承担的一系列活血化瘀研究,揭示了血瘀证的科学内涵,推动了中医心病诊疗研究的发展,这一成果获得了国家科学技术进步奖一等奖。基于研究的成果,目前也研发了多种具有活血化瘀的中药制剂,如"冠心二号方""芎芍胶囊"等。其他如气虚血瘀证和益气活血法的研究逐步深入,芳香开窍法治疗冠心病以及冠心病"痰瘀互结,瘀毒阻络"的病机研究也逐渐受到重视,而中医络病理论近年来也成为中医心病学研究的热点。现代医学认为心血管病的发病离不开遗传与环境的相互作用,不同种族,不同生活环境与生活习性往往使心血管病的发病呈现出不同的特点,中医对心病在不同方域,不同习性族群中的病机特点和证型分布差异也展开了卓有成效的研究。丰富的中医理论和灵活的治法、广博的方药,历代中医临床学家独具特色的临床经验,均还有待更进一步挖掘、开发和推广。在许多应用现代医学研究方法进行的中医基础研究中,中医心病治疗研究在血管内皮功能、冠脉易损粥样斑块、血小板活化、血管重构、血管新生、微循环、心肌细胞缺血再灌注、缺血预适应以及左室心肌细胞重构等现代医学心血管病热点领域的研究也取得了喜人的进展。中医心肾相关、心脾相关、肝心相关的理论和实践,与现代医学基因遗传学、神经免疫内分泌网络、氧自由基学说等理论,亦有一定的相通点。在临床研究领域,循证医学与临床流行病学研究方法大量应用于中医临床研究。如多中心、随机对照的中医冠心病二级预防研究(CCSPS)显示中药血脂康治疗能显著降低冠心病患者非致死性心梗及冠心病总体死亡率;陈可冀院士的随机双盲安慰剂对照研究表明,活血化瘀中药制剂芎芍胶囊给药6个月,对冠心病介入治疗后患者预防冠脉再狭窄安全有效。由张伯礼院士团队研制的中药复方丹参滴丸顺利通过美国 FDA 批准,进入了全美 50 个临床研究中心同时进行的三期临床试验。2014年,由王永炎院士牵头,世界卫生组织(WHO)西太区自助项目《中医循证临床实践指南》在中国中医科学院顺利完成,为中医心病治法的临床推广奠定了坚实的基础,展示了广阔的前景。在中西医结合研究领域,中医药对防治心血管病介入术后的血管再狭窄以及改善心血管病患者长期生存质量的研究等,也吸引了众多中西医工作者的目光。而西医对心血管病的临床治疗,从控制危险因素,改善心脏血氧供应,调节心脏神经内分泌,到介入或电生理治疗恢复心脏正常的泵血和电生理功能,也大大降低了心血管病的发病率和死亡率。近年来,现代医学开辟了心脏移植、干细胞移植等心脏病学临床研究的新领域。不论是中医还是西医,对于心血管病的治疗方法,均以改善人类的生活质量,延长生存时间为宗旨,从这一点看,中医心病的临床治疗不仅证实有效,而且亦可成为心血管病现代医学治疗中有益的补充。

第二节　中医心脏病学的概念及研究范围

中医心脏病学是以中医学基本理论为基础,以中医心的生理特点和病理变化为依据,在继承历代中医学家心病理论和临床经验的基础上,结合现代医学研究成果、系统阐述中医心系病证的病因、病机、辨证论治、理法方药、转归和预后的一门临床学科,是中医内科学的重要分支。

中医心脏病学研究的对象是五脏中的"君主之官"——心,以心"主血脉"和"主神志"功能失调为着眼点,研究的范围包括心系疾病的基本内容、学术概念的诠释和规范,心的藏象理论,以及各种心系疾病的诊断、病因病机、治法、方药、预后和调摄,同时吸收现代医学的最新成果,采用现代科学手段,研究其发病机理、中药药理以达到进一步提高临床疗效的目的。

中医心脏病学是中医学理论的重要组成部分,延续了历代医家研究的临床经验,同时伴随着中医学的整体发展,形成了独特的理论体系,并吸收了现代医学发展的最新成果,丰富了心病学科研究的整体水平。新时代的中医心病研究不仅立足于对历代历史医案的文献整理和学术传承,而且在传统中医理论的基础上,采用现代循证医学和分子生物学的研究方法,印证中医学关于心病研究的理论。同时,展开中西医临床研究的学术合作,中医不同流派的学术合作,进一步制定诊疗规范和中医心病临床指南、临床研究的疗效评定标准,从而在心血管疾病发病率不断升高的今天,推广和普及中医药,使中医药在对心血管疾病的防治方面发挥重要的作用。基于大型循证医学证据和流行病学调查的结果,针对心病中医证型分布、地域因素以及中医体质研究也不断取得进展,针对心血管介入治疗后的维护、心衰的康复管理、心血管病的心理康复等研究中,中医心病学也越来越发挥其不可替代的作用。总之,在广大中医和中西医结合工作者的努力下,中医心脏病学的研究正日益走向中西结合,中西并重之路,其不仅在理论上,而且在临床实践中都取得了丰硕的成果。

第三节 中医心脏病学理论特点

中医心脏病学理论是中医药理论体系中不可或缺的组成部分,但其在形成及发展过程中,又有自己独立的、创新的理论。它是历代医家经过长期的实践,不断地探索、创新发展而来的。中医心脏病学以中医药基本理论为基础,主要研究中医藏象学说中与"心"密切相关的部分,同时涵盖了现代医学中与心血管系统密切相关的疾病。不仅系统地阐述了中医心脏病的基础理论和基本知识,且对其历史沿革进行了系统的回顾,深入探讨和研究了心脏病的病名、病因病机、病证分类、治则治法,更深层次地阐述了心脏疾病的本质。此外,中医心脏病学在现代中医内科领域中是最主要的分支,该书广泛吸收了西医学的理论及研究成果,既突出了中医特色,又富有鲜明的时代气息。

一、立足中医理论研究特色

中医理论体系是以藏象经络学说为核心,以阴阳五行学说为理论基础,阐述人体的生理和疾病的病因病机,以及如何诊察病情,确定治则治法。整体观念和辨证论治是中医学理论的两大主要特点,中医心脏病学理论研究突出体现这两大特点。

(一)整体观念

整体观念是中医学关于人体自身的完整性及人与自然、社会环境的统一性的认识。中医学把人体内脏和体表各组织、器官之间看成是一个有机整体,同时认为四时气候,土地方宜,环境等变化对人体生理病理有不同程度的影响。

人体是一个内外联系、自我调节和自我适应的有机整体。心、肝、脾、肺、肾五个生理系统是一个完整的整体,在生理功能上相互制约、相互补充、相互结合,在这个整体中,心脏的功能特别重要。如《灵枢·邪客》:"心者,五脏六腑之大主也,精神之所舍也。"心在人体占主要地位,心有病则涉及人整体。人体的脏腑组织器官虽各有不同的功能,但都在心的主持下,协调一致,共同完成统一的功能活动,因此,人体又是一个以心为主导各脏腑密切协作的有机整体。中医心脏病与其他脏腑之间病理状态下的特点是阴阳失衡,从整体观念考虑,中医心脏病学总则是协调阴阳。

心和自然环境的统一性。心脏的各种生理功能,必然受到大自然的制约和影响,而自然环境的各种变化,如寒暑的更替、地域的差异也必然对人体的生理病理产生直接或间接的影响。如《灵枢·邪客》说："人与天地相应也。"中医在治疗心脏病时必须注意四时气候变化,季节对心脏病的影响。

心和社会环境的统一性。社会环境影响着心的生理功能及病理变化,一旦气候环境条件的变化,超过心脏的适应能力,或者由于心脏的调节功能失常,不能对外界变化做出适应的反应时,可破坏原有的生理和心理的协调和稳定,不仅易引发心脏疾病,而且可以使原有心脏病的病情加重或恶化,甚至死亡

（二）辨证论治

辨证论治是中医学认识疾病和处理疾病的基本原则。中医心脏病学在治疗心血管疾病时,既强调辨证论治,又讲究辨证和辨病相结合。八纲辨证是中医心脏病辨证的总纲,同时又受脏腑辨证的指导,两种辨证学说相辅相成,形成了丰富的中医心脏病辨证理论基础。历代医家在不同的历史年代对中医心脏病学的理论及辨证方法不断地进行创立、补充和发展。传统的中医学把心系疾病分为本虚标实之证,其中本虚包括气虚、阳虚、阴虚、血虚,其标实不外气滞、血瘀、痰浊阻滞及阴寒凝滞。如《灵枢·厥病》即载有肝心痛、肾心痛、脾心痛、肺心痛等,因而不能仅从气血虚实着眼,而要注意从心论治,要依据脏腑相关理论,结合病证特点,知常达变,灵活辨证。汉代张仲景将胸痹心痛的病机概括为"阳微阴弦",指出"阳微阴弦,即胸痹而痛,所以然者,责其极虚故也。今阳虚知其在上焦,所以胸痹、心痛者,以其阴弦故也",并创立了瓜蒌薤白白酒汤、瓜蒌薤白半夏汤、枳实薤白桂枝汤等治疗胸痹心痛的系列宣痹通阳方剂;宋朝《太平惠民和剂局方》记载的苏合香丸,以辛香走窜、开窍通络方药治疗心系疾病;《太平圣惠方》的青橘皮丸创理气解郁之范;王清任《医林改错》所倡之活血化瘀治法,为心血管病的治疗开辟了新的契机;近代名医施今墨主张"汤剂行气活血、丸方强心养阴";蒲辅周强调治疗心系疾病要"以补为主,以通为用";任应秋以"益气扶阳,养血和营,宣痹涤饮,通窍宁神"为法;任继学依心肌梗死不同时期进行辨证论治,心梗早期本虚标实证时,治以活络行瘀,清心解毒,方用《验方新编》四妙勇安汤;出现气阴两虚证时,治以益气养阴,活络和营,方用《医宗粹言》的滋阴生脉散;证属气虚阳气不足时,以益气和中,养心和营,方用《伤寒大白》的生脉建中汤。不同时代中医名家对心系疾病辨证论治理论不断地进行创立和阐发,辨证论治的思想为心血管疾病的治疗提供了"百花齐放、百家争鸣"的多种治疗途径,深入地挖掘和继承,将会进一步发挥中医药防治心血管疾病的特色优势。

二、体现中医理论研究方法

中医心脏病学理论的形成根基于中医基础理论,奠定了中医心脏病学的理论基础,《金匮要略·胸痹心痛短气病脉证治》,则被历代医家奉为诊治心病之瑰宝,它标志着中医临床心脏病学已初具雏形。历代医家均对心脏病学有一定的研究,心脏病学一直在不断地传承及创新。心脏病学理论正是建立在历代前辈积累的丰富的医学文化遗产和当代医家继承和发扬的基础上,经过不断地创新,既突出了鲜明的中医特色,又具有浓厚的时代气息。

（一）注重中医文献整理

中医文献浩如烟海,是中华民族文化之精华,中医文献记载了大量的中医理论知识,是中医心脏病学理论的源泉。中医心脏病学采用顺查法、倒查法、抽查法、追溯法、综合法对古今中医文献资料进行整理研究,对相关文献资料进行了深入地分析研究,系统阐述了心脏病的学术发展源流及现状,全面总结了历代医家学术观点和临床经验,为心脏病学的中医辨证论治提供丰富而翔实的文献资料,也有助于开拓中医心脏病的研究和治疗思路。

（二）注重中医基础理论研究

中医基础理论是中医心脏病学的理论基石,对心脏病的研究具有重大的理论意义和现实意义。中医心脏病学注重从精气学说、阴阳学说、藏象学说、气血津液学说及经络学说等中医基础理论方

面,系统阐述中医心脏病的基础理论和基本知识,深入探讨和研究了心脏病的病名、病因病机、病证分类、治则治法,并对古代医案进行了分析和研究,充分体现中医基础理论特点,挖掘和整理中医心脏病学的理论特点,取得了丰硕的理论成果。

（三）注重传统中医心脏病学理论的继承和发扬

中医心脏病学是中医学理论体系的重要组成部分,十分注重历代医家学术经验和思想的继承,同时积极研究和应用经典理论,使其得到了进一步丰富和完善。例如陈可冀院士带领团队曾在2003年获得国家科技进步一等奖的《血瘀证与活血化瘀研究》就是注重传统中医心脏病学理论的继承、发扬和创立的典范。该项研究在郭士奎老中医治疗经验的基础上,陈可冀院士率先提出冠心病的主要病机为"心血瘀阻,血脉不通",倡导以活血化瘀法为主治疗冠心病。该理论在继承名老中医治疗经验的基础上,紧密结合临床研究和基础研究,从血瘀证的病因病机、整体宏观的临床症状和体征描述与现代医学微观病理生理改变等方面,进行了系统地比较、归纳、分析,较为系统地阐明了血瘀证的科学内涵,建立了血瘀证的诊断标准,冠心病辨证及疗效评价标准,并在全国推广应用,同时对心系疾病其他治疗方法的理论及临床研究等方面提供了可借鉴的方法和手段,即注重挖掘传统中医理论基础的内涵,并对其继承发扬和创新。

三、中医心脏病学理论研究的成效

中医心脏病学理论在继承和发扬传统中医基础理论的基础上,引进现代医学的科技成果,不断丰富和完善理论知识,使之更加科学化和客观化,更好地服务于临床工作,提高患者生活和生存质量。

（一）基础理论研究

1.气虚血瘀理论的研究 《灵枢·经脉》有:"手少阴气绝则脉不通,脉不通则血不流"之说;《素问·脉要精微论》云:"夫脉者,血之府也……细则气少,涩则心痛"等等,均说明心气不足,运血无力,血滞心脉而发胸痹。邓铁涛认为心气虚是心病发病的始动因素并贯穿心病发生、发展的全过程。吴以岭从中医络病学说的角度提出心病的病机根本在于心气虚乏,病变部位在于心之脉络,病理机制为络脉瘀阻绌急而痛。王晓峰教授及其所在心血管专科,通过对新疆部分地区门诊及住院的慢性心衰患者进行辨证分型调查,结果显示:新疆慢性心力衰竭中医主要证型以气虚血瘀型为多见。可见气虚血瘀是胸痹心痛发病的主要病机之一,气虚为本,血瘀为标,发病过程中多虚实相间,互相兼杂。

2.血瘀理论的研究 《素问·阴阳应象大论》曰:"血实宜决之。"《素问·至真要大论》曰:"疏其血气,令其调达,而致和平。"对于血瘀壅滞之证,用行气活血破瘀之法疏通气血,使其调达,可见《内经》中已经产生了用活血化瘀法治疗疾病的萌芽。《肘后备急方》中记载了可能是最早的以活血化瘀立法治疗心病的方剂:葛氏治疗卒心痛方,本方所治之心病当为血瘀证无疑。自宋代开始,活血化瘀法被广泛用于心病的治疗。如《太平圣惠方》治疗心病的方剂中选用了牛膝、三棱、桃仁、赤芍、川芎、当归、莪术、没药等,后世常用的活血化瘀药物基本都有涉及;清代是活血化瘀法应用的鼎盛时期,代表医家为王清任、唐容川和叶桂。王清任所著《医林改错》,可谓活血化瘀法的专著。王氏提出"补气活血""逐瘀活血"两大法则,创立血府逐瘀汤、膈下逐瘀汤、少腹逐瘀汤、身痛逐瘀汤、通窍活血汤、补阳还五汤等名方,成为后世活血化瘀法的经典效方,他特别提出:突发胸痛投术金散、瓜蒌薤白白酒汤不效时可服血府逐瘀汤;唐容川在《血证论·瘀血》中指出"瘀血攻心……乃为危候",应当"急降其血,而保其心",用归芎失笑散加琥珀、朱砂、麝香治之,或取归芎汤调血竭、乳香末。唐氏明确指出:"不补血而去瘀,瘀又安能尽去哉"指出血虚亦可致瘀,治疗宜补血祛瘀,方用圣愈汤加桃仁、丹皮、红花等;叶桂的《临证指南医案》认为:邪气久羁,必然伤及血络,治疗络中血瘀之法,或取辛润宣通之药如归须、归尾、茜草、青葱管等通调气机,或取虫蚁之类如蛴螬、地鳖虫、地龙、穿山甲搜剔络中之邪。这些论述对后世治疗心病颇有启发,自王清任的《医林改错》和唐容川的《血证论》问世之后,中医学对瘀血引起心痛有了更深刻的认识,并创制了众多行之有效的活血方剂。

自二十世纪六七十年代以来,中国中医研究院血瘀证与活血化瘀研究课题组在继承传统中医的基础上,注重创新和发展,经过三代人、前后40余年的连续攻关,在血瘀证基础理论、活血化瘀方药治疗冠心病和介入治疗后再狭窄作用机制、血瘀证诊断和疗效判定标准及防治冠心病和动脉粥样硬化新药研制开发等研究方面皆取得突出成果,推动了中医药现代化研究的进程,发展了血瘀理论。进入21世纪,陈可冀院士及其领导的团队开始涉足活血化瘀方药对血管新生影响的研究,研究从血管新生的角度,再次揭示了活血化瘀方药治疗缺血性疾病的作用机制,充分展示出活血化瘀方药在治疗缺血性疾病的广阔前景。

3.痰瘀理论的研究 《素问·至真要大论》提到了"民病饮积心痛",可见《内经》时代已经认识到痰饮可以导致心痛病发。《灵枢·百病始生》曰:"血溢于肠外,肠外有寒,汁沫与血相抟,则并和凝聚不得散……凝血蕴里而不散,津液涩渗,著而不去,而积皆成矣。"这段经文是"痰瘀同源"的理论基础。医圣张仲景治胸痹着重于化痰逐饮,从"阳微阴弦"的病机分析,胸痹常由阳虚失运,痰饮水湿内停所致,痰饮非温不化,燥湿化痰,温化水饮是仲景治疗胸痹常用的方法。《金匮要略》创制了多首化痰逐饮的方剂,代表方为瓜蒌薤白半夏汤和桂枝生姜枳实汤,前方为通阳散结,豁痰利气的瓜蒌薤白白酒汤加降逆逐饮的半夏而成,治疗痰饮壅盛之胸痹;后方三药合用,通阳化饮,治疗寒饮内停之心痛。《金匮要略》奠定了化痰逐饮法治疗胸痹心痛的基础,这些方剂为后世组方做出了示范,并且屡用屡效。唐代《备急千金要方·胸痹》中"治胸中逆气,心痛彻背,少气不食"的前胡汤,取前胡、半夏化痰下气,配芍药、当归活血养血,又加入茯苓,更增健脾渗湿化痰之功;宋代《太平圣惠方》中"治卒心痛,气闷欲绝,面色青,四肢逆冷,吴茱萸丸方"中,以干漆、当归活血,槟榔、白术、桔梗化痰饮;"治冷气攻心背彻痛,吴茱萸散方"中半夏、槟榔配当归等均体现了痰瘀同治思想。

沈绍功、韩学杰经临床研究发现痰瘀互结是心血管疾病的主要病理机理,痰瘀同治是主要的治疗法则。邓铁涛教授长期精研历代中医文献,为提出心病"痰瘀相关"理论奠定了极为扎实、深厚的中医理论基础,在总结自己多年临床经验并进行理论分析、归纳、概括的基础上,提出了心病"痰瘀相关"理论,"痰瘀相关"理论的提出在中医药防治冠心病方面是一次知识创新的过程。沈宝藩教授结合多年临床实践认为,痰邪致病多端,为百病之源。痰邪致病,易困遏阳气,阻滞气机,壅塞经络,使气血运行不畅,导致痰阻心络,心阳痹塞,心血不畅,见胸闷心悸,发为心痹。同时,他认为老年冠心病大都伴有血脉瘀滞之证。痰浊与瘀血同为人体气血津液代谢失常的产物,痰源于津,瘀成于血。津血之间生理上的相关性,决定了在痰、瘀形成后,不仅可单独致病,还可因痰致瘀,因瘀致痰,相互衍生,终致痰瘀互结。

4.络脉理论的研究 心为五脏六腑之大主,心藉经络与其他脏腑相联系,张介宾曰:"心系有五,上系连肺,肺下系心,心下系脾肝肾,故心通五脏之气而为之主也"。故《医原》说:"夫人周身经络,皆根于心。"叶桂曰:"经主气,络主血。"《素问·五脏生成》说:"诸血者,皆属于心。"《素问·痿论》曰:"心主身之血脉";又《素问·六节藏象论》曰:"心者,其充在血脉。"可见络脉中的血络,与心脏所主之血脉,是有密切联系的。中医学则认为心脏病与营养心脏之脉络的疾病,其主要发病部位是在心脏与营养心脏的经脉,包括"正经及支别脉络",如《诸病源候论》指出:"心为诸脏主而藏神,其正经不可伤,伤之而痛为真心痛,朝发夕死,夕发朝死。""若伤心之支别脉络而痛者,则乍间乍盛,休作有时也。""其久心痛者,是心之支别脉络为风冷邪热所乘痛也,故成疢不死,发作有时,经久不瘥也。"《证治准绳》认为:"其受伤者,乃心主包络也。"这些论述均从病位上说明了局部心之络脉阻滞、心失所养,是导致心病发作的直接原因。络脉失和是心病病理变化的全面高度概括,从东汉张仲景到清代叶桂等医家总结归纳出的具有直接通络治疗效果的药物。辛味药辛香走窜,行气通络,正如叶桂所言:"络以辛为泄""酸苦甘腻不能入络",指出了辛味药对疏通络脉具有重要作用,常用药物有辛香通络之降香、麝香、檀香、薤白、乳香、冰片等,辛温通络之桂枝、细辛等,辛润通络之当归尾、桃仁等。虫类通络药性善走窜,剔邪搜络,是中医治疗络病功能独特的一类药物,久病久痛久瘀入络,凝痰败瘀混处络中,非草木药物之攻逐可以奏效,虫类通络药则独擅良能。吴以岭院士首先运用络病理论探讨心血管病的中医病机与治疗,吸取中医络病理论整体观念和气血相关的理论特色并结合现代医学关于血管病变的最新研究进展而提出的"脉络-血管系统病"概念,对于认识心血管疾病的共性病机变化及治疗规律具有重要意义,络病理论的提出成为中医心血管领域学术研究的一个热点。

5.热毒理论的研究 热毒致心病的记载在《内经》及历代医家论述中也不乏叙述。《素问·刺热》曰:"心热病者,先不乐,数日乃热。热争则卒心痛。"《素问·厥论》谓:"手心主,少阴厥逆,心痛引喉,身热,死不可治。"论述了身热也是心痛的症状之一。后世医家在临诊实践基础上也明确提出心痹有部分属热证的理论。如《医林改错·积块》又曰:"血受热则煎熬成块",明确指出热邪可以煎熬致胸痹。《血证论·脏腑病机论》曰:"火结则为结胸,为痞,为火痛;火不宣发则为胸痹"等。

现代医家认为心病的病机不仅存在阳虚寒凝、血瘀,还包括火热煎熬致毒。许扬等在总结现代人生活方式的基础上,提出了心系疾病的热毒学说,认为气候环境、饮食结构、工作生活习惯、体质等较以往有所不同,易致火热之邪;同时体内脂、糖浊、瘀等毒蓄积蕴结,变生热毒,邪气内盛,败坏形体损伤心及心络,导致心病的发生发展,并具有病变复杂、骤发性烈、凶险善变、虚实夹杂、顽固难愈等毒邪致病的特点。陈可冀院士在既往研究的基础上,根据传统中医毒邪病因的认识,结合冠心病中医临床表征和微观变化特点,认为冠心病发病存在毒邪致病或瘀、毒从化互结致病的病因病机,并进行了系统研究,建立了冠心病稳定期因毒致病的辨证诊断量化标准,发展和创新了冠心病病因病机理论。

中医心脏病学理论借助现代医学研究方法,使中医心脏病学的理论得到了完善和扩展,为理论基础提供了科学依据。中医心脏病以活血、化痰、解毒、通络、益气等方法为指导,结合现代研究方法,探索冠心病的发病机理及防治方法,取得了长足的进步。近年研究显示,炎症和炎症因子介导的内皮功能异常导致斑块不稳定、血小板活化、凝血与纤溶的激活已经成为急性冠脉综合征病理生理变化的共识,也成为中医心主"血""脉"的客观化基础,目前微观领域的研究已经深入到基因水平,而在宏观领域已经有了初步的研究成果走向临床。在缺血性心脏病血运重建方面,中医药基础研究主要涉及再灌注损伤的防治、后再灌注时代微循环障碍、介入治疗术后再狭窄的防治以及中医药促进血管新生研究,多项基础理论研究已显示出良好的前景。

(二)临床应用研究

中医药治疗心脏病的临床研究是中医心脏病学最为活跃的研究领域,尽管较多临床研究存在实验设计不规范、入院标准不统一、疗效评价有缺陷等问题,但是临床研究已经有了很大进步。《中医心病诊断疗效标准和用药规范》的编著标志着中医心脏病诊疗规范化的开端,随着中医心脏病诊疗的规范化,循证医学的方法逐步开始应用于临床研究,使得中医在心脏病的临床研究方面更加客观化,在中医心脏病临床应用方面发展前景广阔。

"病证结合"是指导临床诊疗行之有效的法则,是对已被西医确诊的某一疾病发展过程中各阶段所表现出的中医证候加以分类,然后据以立法处方,作为该疾病在特定阶段的用药,病证结合临床治疗既可以从整体调节入手,又可以从局部问题入手,抓住问题的关键,从而对预后起决定性的作用。例如慢性心衰的临床研究,通过中医病证结合的研究方法,无论心功能分级、心脏结构功能指标还是神经内分泌、细胞因子等相关指标,与心力衰竭的中医辨证的关系均呈现轻重相关的关系。这就为中医对心力衰竭的辨证施治提供了依据,也符合目前对心力衰竭治疗提倡个体化的治疗原则,更方便了中西医对心力衰竭的认识和共同制定综合的方案。

近年来,在急性心血管疾病方面,速效救心丸、复方丹参滴丸、麝香保心丸已成为冠心病心绞痛常用的速效制剂。与此同时,还开发出多种治疗心血管疾病的中药静脉制剂,如参附注射液、生脉注射液、丹参注射液等广泛应用于急性心肌梗死的治疗。

针对心脏病血瘀兼证虚实的不同,陈可冀带领其团队相继研制了冠心Ⅱ号方、抗心梗合剂、愈梗通瘀汤、愈心痛方、川芎嗪、元胡索素、赤芍801、芎芍胶囊等10余种活血化瘀方药治疗冠心病,并首先在国内采用随机、双盲、双模拟方法进行临床试验评价活血化瘀中药治疗冠心病的效果,证实活血化瘀法治疗冠心病心绞痛,具有改善心绞痛症状、抗心肌缺血的作用,开辟了中医药及中西医结合临床双盲随机对照试验的先河,大大提高了中医心脏病学临床应用研究的证据水平。

自运用络病学理论治疗心血管疾病以来,吴以岭院士率以岭药业相继开展了数百余项与络病相关的实验和临床研究,研制出治疗心脑血管病的通心络胶囊、抗心律失常的参松养心胶囊、治疗心衰的芪苈强心胶囊,形成络病理论指导下防治心脑血管病的系列药物,并取得显著临床疗效,特别是通心络胶囊获得2000年国家科技进步二等奖。

进入再灌注时代以来,中医药在冠心病介入治疗术后的研究方面取得一定的成效。冠心病介入治疗术后,由于血管内皮细胞损伤、内膜撕裂、基底膜暴露等因素,发生局部炎症和血栓形成,血栓中的血小板释放出大量生长因子、细胞因子和血管活性物质,促进血管平滑肌细胞增殖、迁移,使管腔再次狭窄。陈可冀院士认为血小板活化、血管内膜损伤、平滑肌细胞增殖、胶原沉积、血栓形成等病理改变属于中医学"血脉瘀滞"的病理改变,倡导活血化瘀制剂防治冠心病介入治疗后再狭窄,选川芎、赤芍有效部位最佳剂量配比制成芎芍胶囊,通过大规模、多中心、随机、双盲、安慰剂对照的临床试验进一步评价活血化瘀中药预防PCI后再狭窄的效果,证实芎芍胶囊能降低介入后再狭窄发生率,减少复合终点事件的发生,预防心绞痛的复发。邓铁涛教授提出冠心病介入治疗技术可归属于中医"祛邪"治法,具有"活血破瘀"之功效,冠心病经皮冠状动脉介入治疗(PCI)术后则以本虚为主,加之PCI术的"破血"作用,易耗伤正气,故本虚症状较前还可能加重。术后正气仍不足,"气不足者,邪必凑之",导致瘀血和痰浊有形之邪的形成,再次闭塞脉络,其中又以血瘀为主,因而,气虚血瘀为PCI术后再狭窄的主要病机。在这一理论指导下,研制出通冠胶囊,临床研究证实,通冠胶囊可降低PCI术后血脂含量,抑制冠心病介入术后引起的血小板激活,改善PCI术后高凝状态,调节体内凝血——纤溶系统平衡,将PCI术后6月的再狭窄发生率降低至13%左右。邓老提出在通冠胶囊基础上加用陈皮、法夏,即为具有益气活血化痰之功的通冠胶囊Ⅱ号,实验研究初步证实该药对平滑肌细胞增殖也具有较好的抑制作用。为活血化瘀中药制剂预防冠心病介入治疗后再狭窄形成和心绞痛复发,改善患者长期预后提供了有效的中药治疗途径。

尽管中医药防治心血管疾病近年来在中医、中西医结合工作者的不懈努力下成为中医药学科最为活跃的研究领域,但是发展中依然面临诸多问题和挑战。临床研究中的相同水平重复广泛存在,且缺乏基于循证医学的科学研究,临床诊断与治疗的规范化任重道远,中医药治疗心脏病的特色优势有待进一步发挥。

第四节　研究中医心脏病学的意义

　　中医认为心乃"君主之官",心病的诊治在中医学中处于重要的位置。而中医和西医是各自具有独立理论体系的两门医学科学,故其理论特点及研究思路也不尽相同。中医学具有整体观念和辨证论治的理论特点,以辨证求因、审因立法、依法组方、随证加减为研究思路。无论是症状的改善,抑或病患的康复,均有可喜的优势,特别对一些难治性心血管病,如反复发作不稳定性心绞痛、复杂性心律失常、难治性心力衰竭等,运用中医理论进行辨证治疗,常可得到很可观的疗效,与西医治疗心血管病可扬长补短,体现各自的优势。因此,随着心血管疾病在诊断及治疗方法上的进步和发展,中医在医疗活动中担负起重要的角色,承担了多方面的任务。因此,对中医心脏病学进行全面、系统、深入地研究,不仅有助于心脏病学理论的深化和自我完善,而且对提高中医的整体学术水平有极为重要的意义。

一、系统整理古今中医心脏病学的文献和遗产

　　中医是我国古代文化中一颗璀璨的明珠。追溯历史,中医心脏病从秦汉时期的理论奠基,到汉代以后实践经验的积累及理论的完善,乃至近现代时期中医与现代多学科结合的过程,提及中医心脏病学的相关名著及学派不胜枚举,在基础理论、临床实践和实验研究中均积累了宝贵的经验和丰富的资料,成为中医心脏病理论体系的源泉。

　　中医理论博大精深,相关古籍及现代研究浩如烟海,不同时代有不同的中医理论特点,不同学派又积累了各自不同的临床经验,不同的学术主张和对临床病证辨证诊治方法各异,这些均对中医学发展和创新产生了深远的影响。任何一门自然科学,都是在原有基础上再进一步创新和发展,离开原有基础就得不到新的进步。从中医学理论体系的奠基到理论体系的发展和完善,中医药的发展也有着固有的规律,即不断继承前人的理论积淀及结晶,不断总结同时代的研究成果,使中医学理论体系不断地丰富完善和发展。本书将系统整理中医心脏病学的古今文献数据,力求在对记载和传承中医文化、体现中医心脏病学的特色及历史沿革等方面,为广大读者提供有价值及可供借鉴的文献资料。

二、全面总结古今中医心脏病学家的学术思想和丰富经验

　　纵观中医学发展史,从未中断过与时俱进的发展,中医心脏病的研究当然也不例外。历史上的每一个时代,都有许多成名于世的中医名家,其中不少医家都著有具有其时代特点的医学著作,他们共同铸造了中医学博大精深的知识宝库。通过历代医家的不断努力和探索,心系疾病在中医方面的认识从基础到临床经验都已有了比较完整的理论学说。

　　心系疾病之"心痛"的病名最早见于马王堆汉墓出土的《五十二病方》,其后的《灵枢·五邪》中也提及,《素问·缪刺论》又有"卒心痛""厥心痛"之称,《素问·厥论》中还提到了"真心痛"。"胸痹"首见于《金匮要略》,后世医家多以"胸痹""心痛"为该病命名。"心悸"在《内经》中有惊、惕、惊骇等名称,《金匮要略》和《伤寒论》中称"惊悸""心下悸"。宋《济生方》首次提出怔忡之病名。如同以上所述,古代不同时代对同一疾病的病名不尽相同,不同时代的医家对前人所记载的古籍进行研究,并总结和统一中医病名,这不仅方便读者阅读,还有助于对中医心脏病诊治的规范化和标准化,这对后人研究中医心病具有重要意义。

　　心系疾病的病因病机早在《内经》就已有论述。《素问·平人气象论》:"……左乳之下,其动应

衣,宗气泄也",《素问·举痛论》:"惊则心无所依,神无所归,虑无所定,故气乱也",《素问·痹论》:"脉痹不已,复感于邪,内舍于心""心痹者,脉不通,烦则心下鼓",可指出其病因是宗气外泄、心无所依而气乱、心脉不通等。张仲景在《金匮要略》中将胸痛的病因病机归纳为"阳微阴弦",沿用至今。隋朝《诸病源候论》提出"心痛者,风冷邪气乘于心也",认为外感风邪入于心而引起心痛,该书中还指出心悸不安之病机为外感、情志失调,"风惊悸者,由体虚,心气不足,心之府为风邪所乘""风邪搏于心,则惊不自安,惊不已,则悸动不定"。张介宾《景岳全书》认为心悸由阴虚劳损所致。清代《医林改错》强调瘀血内阻可导致心悸。历代医家对心系疾病病因病机的认识各有所见,本书将对不同时代对各类心系疾病的病因病机的有关记载进行具体描述。

从古至今,对于心系病症治则治法的论述更是不胜枚举。医圣张仲景的《伤寒杂病论》总结了丰富的临床实践经验,对中医学的发展有重大贡献。其中涉及不少有关心系疾病的辨证和用药的论述,如《伤寒论》:"脉结代,心动悸,炙甘草汤主之。"《金匮要略·胸痹心痛短气病脉证治》:"胸痹心中痞。留气结在胸,胸满,胁下逆抢心,枳实薤白桂枝汤主之。"《金匮要略·胸痹心痛短气病脉证治》中提出治疗胸痹以辛温通阳或温补阳气为治疗大法,并创瓜蒌薤白白酒汤等9张方剂,为后世医家所宗法。唐代药王孙思邈所著的《千金要方》《千金翼方》总结了唐以前的临床经验和医学理论,收采方药、针灸等内容,对胸痹、心悸的治疗也提出了自己的观点和看法,例如"胸痹引背时寒,间使主之",强调针灸治疗。金元时期不同学派的医家以不同的学术主张及不同的临床经验形成了学术争鸣,也丰富了对本病的治法,组方配伍多以芳香、辛散、温通之品,每与益气、养血、滋阴、温阳之品相互为用。明代《证治准绳》强调用活血化瘀药物治疗死血心痛,开活血化瘀治疗心痛之先河。清代《医林改错》以血府逐瘀汤治疗胸痹心痛,至今沿用不衰。

当代医家在继承中医古代经典理论思想及经验的同时,结合现代医学理论及临床研究方法和手段,不断开拓进取,对中医心系疾病从病因病机到治则治法进行了基础及临床研究,提出了新观点、新理论,并且取得了多项国际化科研新成果,将中医心血管病研究又推向了新的高度。例如陈可冀院士,他长期从事中医、中西医结合心血管病及老年医学的研究,倡导活血化瘀,重视瘀毒病变,在活血化瘀及芳香温通方药治疗冠心病的理论及疗效研究等方面均取得丰硕成果,著述甚丰,在国内外颇有影响。又如国医大师邓铁涛教授,用毕生精力研究中医理论,在痰瘀学说等方面都提出自己独到的观点,临床善治心血管等疾病,其论著深受国内外学者重视。沈宝藩教授扎根祖国西域边陲,长期致力于不同民族特殊地域因素致病的基础及临床研究,临床经验丰富、学术造诣深厚,擅长诊治心脑血管疾病,结合多年的临床经验及科研成果,认为血瘀痰凝互为因果,并提出用药甘温并用、佐以苦辛的观点。与他们并驾齐驱的当代中医名家还有很多,其相关科研成果也很丰硕。因此对古今心脏病的理论思想及科研成果进行梳理、总结也是当代心血管病研究者的重要任务之一。本书也将历代著名医家的学术思想及宝贵经验予以一定的归纳和总结,方便中医继承者们参考借鉴和学习。

三、努力反映现代中医心脏病学的新发展、新成就

研究中医心脏病既包括对前人科学思想的不断继承,更注重开辟新领域,发现新问题,提出新理论,创造新技术。在生命科学迅速发展的现代,随着人类疾病谱和医学模式的转变,全球化中医药的兴起及中医药现代化和国际化的要求的不断提高,有关心血管系统的中医学新理论、新成果也不断涌现。

历史悠久的中医学理论和实践体系要适应时代的变化,就应当不断地重新认识、丰富和完善自己,在继承和发扬自身优势和特色的基础上,有所创新,这也是中医新发展的一种内在的本质需求。因此研究中医心脏病,也是一个不断发展的过程,要求我们在继承的基础上不断创新。新的时代,对心脏病的研究,不管是西医学还是中医学,都逐渐从宏观世界走向更加精微的微观世界,从分子、基因的角度认识心脏病的发病机理。当今研究中医心脏病的重要意义之一就在于让传统的中医药真正走向世界,进入主流医学领域,最终实现与西医相融合,取长补短,共同创立世界新医学。

新的时代,对中医心脏病学的研究也在不断地完善中,对中医心脏病的认识也有了新发展、新成就。有医家认为瘀血证是引起心脏病的主要原因,如陈可冀院士重视瘀毒病变,倡导活血化瘀法治疗心脏病;郭士魁教授也认为血瘀心脉是胸痹主要发病机制,故历来善用活血化瘀、宣痹通阳法治疗胸痹等心系疾患;张伯礼、沈宝藩等教授主张痰瘀互结的观点,在治疗上善用药对、甘温并用。血瘀证的观点兴起的同时,络病学也有了新的发展和成就。吴以岭教授提出络气虚滞、脉络瘀阻的观点,主编《络病学》一书,该书出版后对络病理论的临床研究在中医学界出现了热潮,通心络胶囊在临床上也得到了广泛运用。中医学的新发展不仅表现在新理论的提出,还表现在对古代理论的新认识。伏邪发病早在《内经》就有提出,但邪气隐匿机制却长期争论不休,伏邪理论的应用也不断拓展。现代医者也对该理论提出了自己的认识和观点。如国学大师任继学提出心病即"毒邪伏于心脉,感而诱发"。中医心脏病学的新发展及新成就还表现在其他多个方面,如对病因病机研究的微观化,对中医辨证分型的标准化,对中医药治疗的规范化等。这些新发展、新成就对于推动中医心脏病研究的发展、提高我国民众的健康水平、增强综合国力和科技竞争力,均具有重要的现实意义。

四、提供规范化、科学化、客观化研究新理念和新方法

从古至今,中医对心脏病的认识包括其病因病机、辨证分型、治法治则及中药方剂的运用等多个方面,具有整体观念、辨证论治、因人而异、复方用药等优势和特色。要让中医心脏病学实现国际化,即要求我们的科学研究要客观化、规范化、科学化,包括证的客观化研究、诊断的规范化研究、舌脉客观化研究等,如肾本质研究、舌象仪、脉图仪的研究等。这也提示我们,要让中医心脏病理论得到国际的认可,实现全球化,就需要严谨、规范、客观的临床试验及实验室研究。临床观察性试验可提高中医治疗心脏病的临床疗效,实验室动物实验及相关分子生物实验又可提高对中医理论的微观认识,从而证实相关中医理论的科学性。在其考察及实验过程中还能发现有些中医理论的局限性,从而改正错误理论,提出新问题,进而提出新观点、新方法,还能规范中医治疗心脏病的思路与方法,保证在总的研究思路正确的基础上,进一步辨证论治,体现中医的整体思想和辨证论治的特点。这样规范、科学、客观的科学研究,既能保持中医在心病学上的特色,更能突出中医在心病学中的疗效优势,以提高临床疗效为中心,体现特色,发展学术,使传统的中医心脏病学能跟上时代前进的步伐。

值得注意的是,中医需要现代化,但不是代表中医全盘西化。因此,要让中医心脏病理论及方法规范化、科学化,并不能以西医模式来套用中医理论,而必须将中医学放在中国哲学的内核以及在此内核之上的取象比类的自然科学之上,在此基础上进一步完善和更加科学化。在现代化进程中,关键是深刻理解和掌握中医思维方式,而中医意象思维是最为独特的中医思维方式,是西医学中所没有的。理解中医的意象思维,并由此优化和发展中医,只有这样,中医才能按其固有规律发展。但同时可与西医相结合,互补不足。

随着医学研究的微观化,分子生物学及基因水平的研究也日趋多见,这也成为中医心脏病现代研究的新方法。分子细胞生物学的方法既证明了中医的整体观,又使中医在客观化、定量化上与综合—演绎的方法联系在一起,填补了中医缺乏微观空白,使中医的抽象思维建立在实验基础上。中医是一门实践医学,也是一门试验医学,把人作为试验对象,通过几千年的实践,积累大量经验。辨证施治是中医药的一大特色,但长期以来中医"证"的含义相当模糊,主要通过望闻问切收集的资料加以分析,主观因素太多,客观化指标缺乏,难以掌握,也影响中医药的治疗效果。现代科技革命带来的分子生物学使中医"证"的含义量化及客观化成为可能。建立中医"证"的动物模型,通过现代科技手段,从分子水平加以量化及客观化。

用现代科学的方法加以证实和阐明,并尽可能地挖掘潜在优势,这是当今时代对中医心脏病学理论补充和完善的要求。在中医药现代化的进程中,现代科技,尤其是前沿科技仍需更大程度上的参与。随着中医药科学研究的不断深入和中医药现代化技术条件的不断成熟,尤其是复杂性科学、系统科学、信息科学以及生物技术等新学科、新理论和新技术的发展,中医心脏病的研究将逐渐实现规范化、客观化的要求,有望取得更为合理的科技支撑,形成更为深入的突破。

五、提高中医心脏病学的学术水平

研究中医心脏病学,既突出体现中医特色,又富有鲜明的时代气息。充分展现出其学术内涵源远流长。当今社会经济发展水平提高,科技发展日新月异,医学与多学科之间广泛交叉,国内外医药市场竞争加剧,健康观念、医学模式、医疗市场格局发生了巨大的变化。在这一新的时代背景下,中医药需要在自身原创性优势的基础上,回应新问题,应对新挑战,获取新动力。因此心脏病的中医药研究需要实现定性与定量相结合,以及在微观、还原的基础上的宏观、系统整合,从而推动中医心脏病学的发展、创新,并且勇于在世界生命科学前沿释放自身的创造力。

以整体观念为主要认识方法的中医药学理论,与当代医学、生命科学复杂性和整体性研究的发展趋势具有共通之处。因此加强中医心脏病学的进一步深入研究.使中、西医药学在各自发展过程中,优势互补,有必要且有可能逐步系统整合。这对于促进医学科学体系创新,探索解决生命科学中的复杂问题具有深远意义。

对心脏病学中医理论的现代运用通过系统归纳,总结整理,为中医心脏病学提供了更多科学依据,提高了中医学术水平,同时也增强了国际影响力。中医作为我国医学的根源,中医心脏病的研究亦是中医发展的重点工作之一。

为此,本书将对中医心脏病从古代藏象学说、现代病例研究及常见证候的辨证论治方面做系统全面的阐述。从心脏病一般病症深入到各个系统的相关疾病,并提供规范、科学地诊断及治疗临床各种心脏病的最新思路和方法。同时,也将对中医心脏病基础理论的研究方法与思路进行系统阐述,其中将重点对当今中医心脏病科学发展方向和研究手段进行介绍,指导中医心脏病学的基础及临床研究。

第二章　心脏病常用中医诊断

第一节　望　诊

望诊是医生通过视觉对患者全身和局部的体表情况及排泄物等进行有目的的观察,进而了解疾病状况的一种方法。中医学通过长期临床实践证明:人体外部和五脏六腑之间有着密切的联系,特别是面部、舌部和脏腑的关系更为密切,因此通过对体表状况的观察,可以了解人体整体的病变情况,诚如《灵枢·本脏》所说:"视其外应,以知其内脏,则知所病矣。"望诊的主要内容是通过观察人体的神、色、形、态,以推断体内的生理病理变化。

一、望神

神是人体生命活动的总称。它通过机体的生命活动来体现,形健则神旺,形衰则神疲。神来源于先天之精,又靠后天水谷之精气的滋养。故精能生神,神能御精,精足则形健,形健则神旺。气是生命活动的动力,气能养神,神能御气。精、气、神为人身三宝,精充、气足、神旺是健康的保证。望神可以了解精气的盈亏、五脏的盛衰,进而判断人的健康状况。

(一)得神

得神即有神,在健康时是精充气足神旺的表现。如果是在病中,则提示虽有病而正气未伤,病情较轻。得神的表现为:神志清楚,言语清晰,目光明亮,精彩内含,面色荣润含蓄,表情丰富自然,反应灵敏,动作灵活,体态自如,呼吸平稳,肌肉不削。提示身体健康,或虽病正气未伤,脏腑功能未衰。

(二)失神

失神即无神,是精损气亏神衰的表现,提示病情严重。失神的表现为:神志昏迷,或语无伦次,或循衣摸床,撮空理线;目黯睛迷,瞳神呆滞;面色晦黯,表情淡漠呆板;反应迟钝,动作失灵,强迫体位;呼吸异常,大肉已脱。这是脏腑功能衰败的表现,提示病重正气已伤,脏腑功能衰败,预后不良。

(三)假神

假神是垂危患者出现精神暂时好转的假象,是临终前的预兆。古人比喻为"回光返照",是阴阳即将离绝的危候。假神的表现为:面色突然颧红如妆,目光突然转亮,浮光外露;突然言语不休,声音转亮;突然精神转佳,意识似清;突然思食、索食。这是阴不敛阳,虚阳外越的表现,提示脏腑精气耗竭,阴阳即将离决。

望神的重点在于两目、神情、气色和动态。首先注意观察患者的目光神态,再观其面色、体态、言谈举止、应答反应、面部表情;同时,结合闻其声息是否平稳,切其脉象是否从容和缓,从而预测其五脏的盛衰,以决预后的吉凶。

二、望面色

望面色,是医生通过观察患者面部颜色与光泽的变化判断患者健康状况的一种方法。颜色是指色调变化,古人把颜色分为五种,即青、赤、黄、白、黑,称为五色诊。光泽是指明度变化,是脏腑气血之外荣。《灵枢·邪气脏腑病形》说:"十二经脉,三百六十五络,其血气皆上于面而走空窍。"说明面色与内脏具有内在联系,望面色可测五脏气血盛衰及其疾病的轻重顺逆。

（一）常色

常色指人在正常生理状态时面部的色泽。我国正常人面色应是红黄隐隐,明润含蓄。表示人体精神气血津液的充盈与脏腑功能的正常。

1.主色　人群中,每人的面色是不一致的,属于个体特征,其面色、肤色一生不变者,即为主色。《医宗金鉴·四诊心法要诀》说:"五脏之色,随五行之人而见百岁不变,故为主色也。"按五行理论,木行之人青,土行之人黄,火行之人赤,金行之人白,水行之人黑,这是禀赋独胜的缘故。

2.客色　人与自然是相应的,由于生活条件的变化,人的面色、肤色也相应变化就叫做客色。按五行理论,春应稍青,夏应稍红,长夏应稍黄,秋应稍白,冬应稍黑,四季皆黄,这些变化不十分明显,要细心观察,才能发现和领会。

（二）病色

病色是指人体在疾病状态时的面部色泽,凡异于常色的色泽都属病色。不论何色,或晦暗枯槁,或鲜明暴露,或虽明润含蓄、但不应时应位,或某色独见,只要异于常色者,皆为病色。

1.五色善恶顺逆　凡五色光明润泽者为善色,说明虽病而脏腑精气未衰,胃气尚荣于面,称为"气至",多预后良好。凡五色晦黯枯槁者为恶色,说明脏腑或有败坏,胃气已竭,不能荣润,称为"气不至",多预后不良。临床上可观察面色的动态变化,面色由善色转恶为逆,提示病情加重;由恶色转善为顺,提示病有转机,可能好转。

2.五色主病

（1）青色:主寒证、痛证、瘀血和惊风。寒凝则气滞血瘀,经脉拘急收引,故面色发青,甚至青紫;经脉瘀阻,不通则痛;血不养筋,肝风内动则惊风搐搦;心阳不振,寒凝气滞,心血瘀阻,以致心胸憋闷剧痛、面色青灰、口唇青紫。多见于心血管病的心绞痛、心肌梗死等。

（2）赤色:主热证。赤甚属实热,微赤为虚热。气血得热则行,热盛则血脉充盈,血色上荣,故面色赤红。满面通红,多为阳盛之外感发热,或脏腑实热;若两颧潮红娇嫩,则属阴虚火旺的虚热证。心有实热,血脉充盈,面色赤红,心悸气促,多见于感染性心内膜炎;心肝火旺,烦躁面红,头晕耳鸣,口苦心悸,多见于高血压病。

（3）黄色:主虚证、湿证。黄色乃脾虚湿蕴之征象,脾失健运,则水湿内停,气血不能上荣,故面色发黄。

（4）白色:主虚证、寒证、脱血、夺气。阳气虚衰,气血运行迟滞;或耗气失血,气血不充;或寒凝血涩,经脉收缩,皆可导致面色㿠白或苍白。心气心阳虚损,常见面色㿠白,伴气促心悸、乏力多汗,多见于扩张型心肌病、贫血性心肌病、心功能不全;面色突然苍白,冷汗淋漓,气促心悸,多见于心源性休克。

（5）黑色:主肾虚、寒证、痛证、水饮和瘀血。肾阳虚衰,阴寒内盛,水饮不化,血失温养,故面色黧黑。面色黧黑而肌肤甲错,属瘀血。心脏病人面现黑色多为逆证。

三、望形态

望形态,是医生通过观察患者形体和神态的变化判断患者健康状况的一种方法。患者畏缩多衣,必是恶寒,非表寒即里寒。患者常欲揭衣被,则知其恶热,非表热即里热。阳证多欲得凉,欲得见人,声高气粗;阴证则欲得温,欲闭户处,恶闻人声。坐而喜伏,多为心肺气虚;但坐不能平卧,平卧则胸憋气逆,多为心气虚损,饮邪壅肺;神疲喜卧,多为气血俱虚;蜷卧成团者,多为阳虚畏寒,或有剧痛;仰面伸足而卧,则为阳证热盛而恶热;卧而喜向外,身轻能自转侧,多为阳证、热证、实证;卧而喜向里,身重不能转侧,多为阴证、寒证、虚证;若重病至此,多是气血衰败已极,预后不良。

四、望舌

望舌,是医生通过观察患者舌体、舌质和舌苔的变化判断患者健康状况的一种方法。舌象是反映体内变化的标尺,舌象的变化能客观地反映正气盛衰、病邪深浅、邪气性质、病情进退,可以判断疾病转归和预后,可以指导处方遣药。

(一)舌诊的临床意义

1.判断正气盛衰 舌质红润,为气血旺盛;舌质淡白,为气血虚衰;苔薄白而润,是胃气旺盛;舌光红无苔,为胃气衰败,或胃阴枯竭。

2.分辨病位深浅 苔薄多为疾病初期,邪入尚浅,病位在表;苔厚则为病邪入里,病位较深;舌质绛则为热入营血,病位更深,病情危重。

3.区别病邪性质 不同性质的邪气,在舌象上都有所反映。黄苔多主热邪,白滑苔则主寒邪,腐腻苔多是食积痰浊,黄厚腻苔则是湿热;舌偏歪多为风邪,舌有瘀斑瘀点则是瘀血。

4.推断病情进退 苔色与苔质,往往随正邪消长和病情的进退呈相应的动态变化。如舌苔由白转黄,又进一步变灰黑,说明病邪入里,由轻变重,由寒化热;舌苔由润转燥,多是热渐盛而津渐伤;若苔由厚变薄,燥转润,往往是病邪渐退,津液复生。

(二)舌诊的内容

舌诊的内容包括望舌质和舌苔两个方面。舌质即舌体,是舌的肌肉脉络组织;舌苔是舌体上附着的一层苔状物。舌诊以察舌质为纲,舌苔为目,综合判断。正常舌象,其舌体柔软,运动灵活自如,颜色淡红鲜明,胖瘦老嫩大小适中;舌苔色白,颗粒均匀,薄薄地铺于舌面,其下存根,揩之不去,干湿适中,不黏不腻。通常称"淡红舌、薄白苔"。

1.望舌质

(1)舌神:舌质荣润红活,有生气,有光泽,谓之有神,虽病中但预后良好;舌质干枯,无生气,无光泽,谓之无神,多提示有病且预后不良。

(2)舌色:主病的舌色多见以下五种。

淡白舌:舌色浅淡,甚至无血色,称淡白舌。主虚证、寒证或气血两亏。若淡白湿润,而舌体胖嫩,多为虚寒证;淡白光莹或舌体瘦薄,则属气血两亏证。

红舌:舌色较淡红色深,甚至呈鲜红色,称红舌。主热证。若舌色鲜红而起芒刺,或兼黄苔者,多属实热证;若鲜红而少苔,或有裂纹或光红无苔,则属阴虚内热或气阴两虚证。

绛舌:较红舌更深的红色,称为绛舌。心血管病若见舌绛少苔或无苔,或有裂纹,多是阴虚火旺;或舌绛少苔而津润者,多为血瘀。

紫舌:舌质色紫,即为紫舌。主病有寒热之分。绛紫而干枯少津,属热盛伤津气血壅滞;淡紫或青紫湿润者,多为寒凝血瘀。

青舌:舌色如皮肤上暴露之"青筋",称为青舌。主寒凝阳郁和瘀血。全舌青者,多是寒邪直中肝肾,阳郁而不宣;舌边青者,或口燥但欲漱水不欲咽,是有瘀血。

(3)舌形:指舌体的形状。

老嫩:老是舌质纹理粗糙,形色坚敛苍老,不论舌色如何,都属实证。嫩是舌质纹理细腻,形色浮胖娇嫩,都属虚证。

胖大:舌体较正常舌为大,伸舌满口,称胖大舌。若舌淡白胖嫩,舌苔水滑,属脾肾阳虚,积水停饮;舌淡红或红而胖大,伴黄腻苔,属脾胃湿热,痰热上溢。

瘦薄:舌体瘦小而薄,称为瘦薄舌。舌瘦薄而色淡者,多属气血两虚;瘦薄而色红绛干燥者,多是阴虚火旺,津液耗伤。

瘀斑:舌面出现大小不等、形状不一的青紫色或紫黑色斑点,不突出于舌面,为瘀斑。心血管病不兼外感热病时,若见瘀斑舌多为血瘀之征。

裂纹:舌面上见有多少不等,深浅不一,各种形态明显的裂沟,称裂纹舌。主病有三:一是热盛伤阴;二是血虚不润;三是脾虚湿浸。红绛舌而有裂纹,多是热盛津伤,或阴虚液涸;淡白舌而有裂纹,多是血虚不润;若淡白胖嫩,边有齿痕而又有裂纹者,则属脾虚湿浸。

光滑:舌面光滑无苔,洁如镜面,谓光滑舌,也称"镜面舌"。属胃气将绝的危候。

齿痕:舌体边缘见牙齿的痕迹,称为齿痕舌。主病脾虚和湿盛证。若齿痕舌淡白而湿润,则属寒湿壅盛;淡红而有齿痕,多是脾虚或气虚。

重舌:舌下血络肿起,好像又生一层小舌,谓之重舌,病属心火旺盛。

舌衄:舌上出血,名为舌衄。主病是心火、胃火、肝火、脾虚或阳浮。

舌下络脉:将舌尖翘起,舌底脉络隐约可见。若舌下脉络青紫或紫黑,多属肝郁失疏,瘀血阻络;若舌下脉络青紫且粗张,多属气滞血瘀,或为痰热内蕴,或为寒凝血瘀。

(4)舌态:是指舌体的动态。

强硬:舌体强直,运动不灵,语言謇涩,称为舌强。舌淡红或青紫,舌强硬多见于心血管疾病中的高血压脑病、高血压危象、中风先兆。

痿软:舌体软弱,无力屈伸,痿废不灵,称为痿软舌。久病舌淡而痿,多是气血俱虚;久病舌绛而痿,则是阴亏已极。

颤动:舌体震颤抖动,不能自主,称为颤动舌。主久病气血两虚或阳虚。

歪斜:舌体偏于一侧,称歪斜舌。多为风邪中络或风痰阻络所致。脑梗死或脑出血后遗症多见。

2.望舌苔

(1)苔色:主病的苔色,主要有白、黄、灰、黑四种,少见的还有绿苔和霉酱苔。

白苔:一般常见于表证、寒证。心血管疾病不兼表证时.若见舌淡苔白而湿润者,常是里寒证或寒湿证。

黄苔:一般主里证、热证。淡黄为热轻,深黄为热重,焦黄为热结。

灰苔:灰苔即浅黑色,常由白苔晦暗转化而来,也可与黄苔同时并见。主里证,常见于里热证,也见于寒湿证。心血管疾病若见苔灰而干,多属热炽伤津,或阴虚火旺;苔灰而润,见于痰饮内停,或为寒湿内阻。

黑苔:黑苔较灰苔色深,主里证,或为热极,或为寒盛。若苔黑而燥裂,甚则生芒刺,多为热极津枯;若苔黑而滑润,多属寒盛阳衰。

(2)苔质:即苔的形质。分为厚薄、润燥、腐腻、偏全、剥落、消长、真假。

厚薄:苔质的厚薄,以"见底"和"不见底"为标准,即透过舌苔能隐隐见到舌体的为"薄苔",不能见到舌体则为"厚苔"。厚薄可测邪气之深浅:薄苔属正常舌苔,若有病见之,亦属疾病轻浅,正气未伤,邪气不盛;厚苔主邪盛入里,或内有痰饮湿食积滞。

润燥:舌面润泽,是干湿适中的正常舌象。润泽是津液上承之征,说明病中津液未伤。若水分过多,扪之湿而滑利,谓之"滑苔",临床上常见于阳虚而水湿痰饮内停之证;望之干枯,扪之无津,此为"燥苔",主病为热盛伤津,阴液亏耗,或阳虚气不化津,津液不能上承所致。

腐腻:苔质颗粒疏松,粗大而厚,形如豆腐渣堆积舌面,揩之可去,称为"腐苔",临床多见于胃中阳热有余,蒸腾食积痰浊为患。苔质颗粒细腻致密,揩之舌面上罩一层油腻状黏液,称为"腻苔",主病为湿浊、痰饮、食积壅滞、阳气被遏。

偏全：舌苔布满全舌称之为"全"；舌苔半布，偏前、后、左、右、内、外某一部，称之为"偏"。察舌苔分布之偏全，可诊病变之所在。全苔主邪气散漫；偏外苔（舌尖为外）是邪气入里未深，胃气先伤；偏内苔（舌根为内），是表邪虽减，胃滞依然，若中根部有苔，是素有痰饮，或胃有积滞；若中根部少苔，是脾阳不能温胃上蒸，肾阴不能上濡，阴精气血皆伤。

剥落：舌苔全部退去，以致舌面光洁如镜，称为"光剥舌"，又叫镜面舌。若不规则地大片脱落，边缘厚苔界限清楚，形似地图，又称"地图舌"。二者皆主胃之气阴两伤。察剥落苔，可测胃气、胃阴之存亡，判断疾病之预后。

消长：消是舌苔由厚变薄，由多变少地消退；长是舌苔由无而有，由薄变厚地增长。苔的消长，反映着邪正相争的过程，可判断疾病的进退预后。凡舌苔由薄变厚说明邪气渐盛，主病进；反之，苔由厚变薄，说明正气渐复，主病退。无论消长，都以逐渐转变为佳。若骤增骤退，多为病情暴变的征象。

真假：判断舌苔真假，以有根无根为标准。凡舌苔着实，紧贴舌面，刮之难去，像从舌体长出来的，称之为"有根苔"，属真苔；若苔不着实，似浮涂舌面，刮之即去，不像从舌上生出来的，称为"无根苔"，即是假苔。辨舌苔真假，可察胃气存亡，测示疾病轻重和预后吉凶。

舌诊察病，察舌质重在辨正气的虚实，当然也包括邪气的性质；察舌苔重在辨邪气的浅深与性质，当然也包括胃气的存亡。舌质与舌苔既要分看，又要合看，综合诊察，分析判断。人体的生理和病理变化是一个复杂的整体性变化，舌质与舌苔主病变化是统一的，需要结合临床实际，具体分析，灵活权变。

第二节　闻　诊

闻诊的内容包括听声音和嗅气味两个方面。医生诊察患者时会听到患者的声音、嗅到患者的气味，这些声音和气味都是患者脏腑的生理活动和病理变化产生的，所以它能反映患者脏腑的生理状态和病理变化。医生用听觉诊察患者的语言、呼吸、咳嗽、呃逆等各种声响；运用嗅觉诊察患者的口气、鼻气及分泌物、排泄物的各种气味，综合分析，判断相应脏腑的病变。

一、听声音

听声音不仅可诊察与发音有关器官的病变，还可根据声音的变异，进一步诊察体内各脏腑的病理变化。健康人的声音，发声自然，音调和谐，刚柔相济。在病理情况下，声音常常发生变异。

1.音哑和失音　新病音哑或失音，属实证，多见于外感风寒或风热，外邪侵袭，肺气失宣，清肃失职，所谓"金实不鸣"。久病音哑或失音，多属虚证，常是肺肾两伤，虚火灼金，津枯肺损，所谓"金破不鸣"。

2.气喘　是呼吸困难，指患者主观上感觉空气不够，客观上表现为呼吸费力，频率加快，呼吸急促，鼻翼煽动，张口抬肩，不能平卧。心血管疾病多见于左心功能不全。临床上早期多表现为劳动或活动时呼吸困难加重，休息时缓解或减轻；晚期则表现为夜间阵发性呼吸困难；重者气喘发绀，端坐呼吸，张口抬肩，咳粉红色泡沫痰。

3.咳嗽　咳嗽是一种反射性、爆发性呼气动作，以此排出呼吸道中的分泌物或异物。能够引起咳嗽的最常见的心血管疾病，包括各种可引起肺静脉压升高、间质性及肺泡性肺水肿的心血管疾病,如风湿性瓣膜病二尖瓣狭窄,常在夜间、体力活动时或活动后发生咳嗽;左心功能不全时亦常发生咳嗽。

4.呃逆 是指胃气上逆,从咽部冲出,发出一种不由自主的冲击声。可据呃声之长短、高低和间歇时间不同,以诊察疾病之寒热虚实。心血管疾病中的急性冠脉综合征发病早期,特别是疼痛剧烈时常发生胃肠道症状,有的患者出现顽固性呃逆。

二、嗅气味

1.病体的气味

(1)口气:口中散发酸臭气味提示胃内有食积;口中散发臭气提示口腔不洁或有龋齿。

(2)汗气:身上散发汗臭气味的多见于风湿热病患者,起病急骤,发热多汗,汗有腥膻气味。

(3)身臭:病体散有腥臭气味的,多有皮肤疮疡破溃流脓血。

2.病室的气味 病室有血腥臭味,患者多患失血,如呕血、便血等;有尿臊气味,多为水肿病晚期,如慢性肾功能衰竭;有烂苹果样气味,多见于消渴病患者。病体或病室气味,凡气味酸腐臭秽者,多属实热证;气味无臭,或略有腥气者,多属虚寒证。至于尸臭恶味,多是脏腑败坏之绝症。

第三节 问 诊

问诊是医生通过询问患者或家属,以了解疾病的发生、发展、治疗经过、现在症状和其他与疾病有关的情况,并进一步诊察疾病的方法,是医生获得疾病资料的主要手段。

一、问诊的一般内容

①一般情况,包括患者的姓名、性别、年龄、婚否、民族、职业、籍贯、现住址等。②生活史,包括患者的生活经历、饮食嗜好、劳逸起居等。③既往病史和家族病史,包括患者既往健康状况,曾患过何种疾病,与本次发病有何因果关系;患者的直系亲属曾患过何种疾病,与患者本次发病有何关系。

二、问现在症状

询问患者的现在症状,是问诊的主要内容,是辨证的重要依据。询问患者最感痛苦的症状,即主诉症状。围绕主诉询问主症的部位、病痛的性状、发病的时间及伴随出现的其他症状,进而分析推测出主症的病位、性质、病程,兼症发生的脏腑及与主症的病理关系。

三、心血管病常见中医症状

心脏疾病可影响其他脏腑的功能,其他脏腑疾病亦可影响心脏的功能。临证中常见到其他脏腑疾病表现出和心血管疾病相同的症状,询问病史时要注意鉴别。

1.胸痛 胸痛在心血管疾病中极为常见,主要原因在于血脉痹阻不通,不通则痛。因于寒者,多兼有畏寒肢冷、面白等症;因于痰者则兼有胸闷不畅、纳呆、苔腻;因于热者多兼肢体红肿,触之痛甚,遇热痛增,得凉痛减,舌红,脉数;因于湿者或为头重而痛,或为肢体沉重而痛、伴有肢体肿大,舌苔厚腻,脉滑。

(1)心绞痛:多为压迫性、发闷或紧缩感;部位在心前区或胸骨后,可放射至左肩、颈、下颌或左上臂内侧;多由体力活动或情绪激动诱发;通常持续 3~5 分钟,休息或含化硝酸甘油后能迅速缓解。

(2)急性心肌梗死:疼痛多为压榨性、窒息性、伴濒死感;部位在心前区、胸骨后,部分病人位于上腹部,可放射至下颌、颈部、背部上方等;发作与体力活动无关,休息和含化硝酸甘油不能缓解。

（3）急性心包炎：疼痛尖锐而严重,部位在心前区,可放射至肩和颈部,疼痛在翻身或深吸气时加重,常伴有心包摩擦音。

（4）急性肺梗死：疼痛常伴明显呼吸困难,呈突发性锐痛,并随呼吸而加重,多个小的肺梗死灶很少或不产生胸痛。

（5）急性主动脉夹层动脉瘤：疼痛为突发、尖锐、难以忍受,呈撕裂样,刚发病时最严重;疼痛位于前胸部,常放射至背部或腹部,不因呼吸而加重;常伴有血管阻塞的症状。

（6）二尖瓣脱垂综合征：疼痛尖锐而短暂,与劳累无关,位于心尖或左侧胸部;可伴心悸、头晕、呼吸困难等症状。

（7）功能性胸痛：疼痛位于乳房下区,呈刺痛,极少放射;疼痛发生于劳累之后,而不发生于劳累时;常伴自主神经功能紊乱的症状;过度换气为典型表现。

2.胸闷　以患者自觉胸部憋闷,呼吸不畅为其症状特点,多因气滞、痰阻所致,常与胸痛并见。因于气滞者多兼有胁胀、乳房胀痛,随情志而起伏;因于痰浊者,每兼有头晕、脘痞、纳呆、舌苔腻、脉滑。可见于心绞痛、急性心肌梗死等。

3.头晕　是心血管疾病常见的症状之一。为头昏、头胀、头重脚轻、脑内摇晃、眼花等的感觉。头晕可由多种原因引起,最常见于高血压病、脑动脉硬化、颅脑外伤综合征、神经症等。此外,还见于贫血、心律失常、心力衰竭、低血压、药物中毒、尿毒症、哮喘等。头晕可单独出现,但常与头痛并发。头晕伴有平衡觉障碍或空间觉定向障碍时,患者感到外周环境或自身在旋转、移动或摇晃,称为眩晕。头晕病位在清窍,由气血亏虚、肾精不足致脑髓空虚,清窍失养,或因肝阳上亢、痰火上逆、瘀血阻窍而发生,与肝、脾、肾三脏关系密切。

头晕可由多种疾病引起,而最常见的有以下几种:

（1）头部病变：分为颅内疾病引起的头晕和颅外疾病引起的头晕。

（2）高血压：高血压患者除头晕之外,还常伴随头胀、心慌、烦躁、耳鸣、失眠等不适。

（3）冠心病：冠心病早期,有的人可能感觉头痛、头晕、四肢无力、精神不易集中等。主要是因心脏冠状动脉发生粥样硬化,造成供血不足而引起头晕。

（4）血黏度高：高血脂、血小板增多症等均可使血黏度高,血流缓慢,造成脑部供血不足,发生容易疲倦、头晕、乏力等症状。

（5）贫血：老人如有头晕、乏力、面色苍白的表现,应考虑贫血的可能。此外,消化不良、消化性溃疡、消化道出血以及慢性炎症疾病均可继发贫血。

（6）脑动脉硬化：患者自觉头晕,且经常失眠、耳鸣、情绪不稳、健忘、四肢发麻。脑动脉硬化使血管内径变小,脑内血流下降,产生脑供血、供氧不足,引起头晕。

（7）颈椎病：常出现颈部发紧、灵活度受限,偶有疼痛、手指发麻、发凉,有沉重感。颈椎增生挤压颈部椎动脉,造成脑供血不足,是该病引起头晕的主要原因。

4.晕厥　是一种突然发生的、短暂的意识丧失状态,历时数秒或数分钟。常伴有血压下降、脉细弱、呼吸浅弱及骨骼肌完全松弛。常见原因有:

（1）心源性晕厥：指由于心脏短暂停搏或虽未停搏但心输出量瞬时急骤减少引起的晕厥,发生迅速,无任何预感,与直立体位无关。常见于心律失常（如心动过缓、心动过速或心跳突停、QT间期延长综合征等）、急性心腔排出受阻（如心瓣膜病、冠心病和心肌梗死、先天性心脏病如法洛四联征、原发性心肌病、左房黏液瘤及巨大血栓形成、心包填塞等）、肺血流受阻（如原发性肺动脉高压症、肺动脉栓塞）等。临床上最常见的是急性心源性缺血综合征,也称为阿—斯综合征。

（2）脑源性晕厥：是指由于大脑本身的血管或主要供应脑部血液的血管突然发生循环障碍,导致短暂的广泛性脑供血不足导致的晕厥。导致该症的主要病因有:弥漫性脑动脉粥样硬化、脑血管痉挛、高血压脑病、脑干病变、脑干血管病、多发性硬化、延髓空洞症、肿瘤、炎症或变性、颅脑外伤等。

（3）反射性晕厥:是指由于调节血压、心率的神经反射弧功能障碍导致的晕厥。包括如下常见类型:血管抑制性晕厥(也称血管迷走性晕厥、神经介导性晕厥或神经心源性晕厥)、动脉窦性晕厥、体位低血压性晕厥(包括直立性低血压性晕厥和卧位低血压性晕厥)、排尿性晕厥、咳嗽性晕厥、吞咽性晕厥。其他情况如剧烈疼痛、悲伤、惊恐、看见流血、抽血或注射时等情况下患者发生的晕厥都属于反射性晕厥。

5.气喘　气喘又称喘促,是常见的中医临床症状和体征,可伴有呼吸频率、深度和节律的异常,所以临床上又称为呼吸困难。心源性气喘主要是由于左心和(或)右心功能不全所致。常表现为四种形式:①劳力性气喘:其特点是劳动或活动时气喘加重,休息时缓解或减轻。随着病情加重即使休息时亦气喘,严重者被迫采取端坐体位。②阵发性气喘:多见于急性左心力衰竭和急性肺瘀血,常在夜间睡眠中发生.故又称为夜间阵发性呼吸困难。患者多在熟睡中突感气急、胸闷而惊醒,被迫坐起,病情轻者经数分钟至半小时左右症状缓解,或消失;重者则发生急性肺水肿症状,包括气喘、发绀、端坐呼吸、出汗、烦躁、哮鸣音、咳粉红色泡沫样痰、双肺满布水泡音、心率增快、可有奔马律等,也称心源性哮喘。③周期性呼吸(潮式呼吸):可见于左心衰竭、心排血量降低的患者,尤其是原先已有脑动脉硬化、脑供血不足和中枢神经系统敏感性降低的高龄患者。其临床表现特征为经过一阵急促的过度呼吸后,呼吸暂停 10～40 秒,继之又出现呼吸渐加深、加速,经 30～60 秒后,呼吸又逐渐变浅变慢,直到暂停,如此周而复始。④叹息性呼吸:患者常诉空气不足或窒息感,但无呼吸困难征象,常在每次深呼吸后做叹息状呼气,此时会感到舒服,如此反复出现,多见于心脏神经官能症。

6.心悸　心悸是指自觉心跳或心慌,可伴心前区不适感。心源性心悸临床可归纳为两种:①心脏搏动增强:当心肌收缩力增强和心脏搏出量增加时,可引起心悸。如各种原因引起的心室肥大,包括高血压、二尖瓣和(或)主动脉瓣关闭不全等。②心律失常:任何原因所致心率与节律的改变均可引起心悸,尤其是突然改变时,包括心动过速、心动过缓、心律不齐等。

7.咳嗽与咯血　①咳嗽:能够引起咳嗽的最常见的心血管疾病,包括各种可引起肺静脉压升高、间质性及肺泡性肺水肿的心血管疾病、肺栓塞、主动脉瘤压迫支气管等。由左心功能不全或二尖瓣狭窄引起的咳嗽常表现为干性、刺激性、痉挛性和夜间性阵咳。肺水肿引起的咳嗽常伴咳粉红色泡沫样痰。左房增大、肺动脉增宽压迫喉返神经引起的咳嗽多伴声音嘶哑。②咯血:是指喉部以下呼吸道出血,经咳嗽动作从口腔咯出。临床上表现为血痰,痰中带血丝或痰中混血。常见于心源性、血管性、肺源性、出血性疾病等。

第四节　切　诊

中医切诊主要是指脉诊,医生用手指触摸患者的桡动脉,以此推测疾病的部位、性质和病情轻重等情况的一种诊病方法。

一、脉诊的临床意义

心主血脉,心脏搏动把血液泵入血管形成脉搏。脉搏的形成还依赖于各脏器的协调配合:肺朝百脉,主治节;脾胃为气血生化之源,主统血;肝藏血,主疏泄;肾藏精,精化气,为人体阳气的根本、动力的源泉。所以,脉象能反映五脏六腑的功能盛衰。诊察脉象不仅能够推测疾病的病位、性质和邪正盛衰,还能推断疾病的进退吉凶。

二、脉诊的方法

（一）脉诊的部位

以前臂桡骨茎突为标志,其稍微内侧的部位为关,关前为寸,关后为尺。两手各有寸关尺三部,共六部。寸关尺所候脏腑如下:左寸可候心、小肠;左关可候肝、胆;左尺可候肾、膀胱;右寸可候肺、大肠;右关可候脾、胃;右尺可候肾、命门。

（二）脉诊的方法

诊脉之前,先让患者休息片刻,使气血平和,诊室内要保持安静,避免外界的影响和患者情绪的波动。诊脉时让患者取坐位或正卧位,手臂平放在与心脏的同一水平,直腕,掌心向上。并在腕关节背侧垫上脉枕,以便切脉。医生用左手按诊患者的右腕,用右手按诊患者的左腕。诊脉时首先用中指按在掌后关脉部位,再用食指按关前寸脉部位,无名指按关后的尺脉部位,三指呈弓形,指头平齐,以指腹触按脉体,医生必须心境平和,精力集中,细心体会脉象的变化。指腹轻轻用力按在皮肤上浮取,又叫举;指腹用重力按在筋骨间沉取,又叫按;指腹用力不轻不重,中而取之,左右搜索叫寻。诊脉必须注意体会举、按、寻之间的脉象变化。每次诊脉时间以 3～5 分钟为宜。

三、脉诊的内容

（一）平脉

平脉是正常人的脉象,一息四至或五至,不浮不沉,不大不小,三部有脉,从容和缓,柔和有力,节律规整,并随生理活动和气候环境的不同而有相应正常变化。平脉有胃、神、根三个特点。

胃:脉以胃气为本,有胃气则生,无胃气则死。《灵枢·终始》说:"邪气来也紧而疾,谷气来也徐而和。"平人脉象不浮不沉,不快不慢,从容和缓,节律规整,是有胃气。即使是病脉,不论浮沉迟数,但有从容和缓之象,便是有胃气。诊察胃气的盛衰有无,对判断疾病的进退凶吉有一定的临床意义。

神:脉有神是指形态柔和有力,即使微弱的脉,微弱之中不至于完全无力的为有神;弦实的脉,弦实之中仍带有柔和之象的为有神。

根:尺脉沉取应指有力,就是有根的脉象形态。若病中肾气犹存,先天之本未绝,尺脉沉取尚可见,便还有生机。

平脉随人体内外因素的影响而有相应的生理变化,如四季气候的影响,平脉有春弦、夏洪、秋浮、冬沉的变化。地理环境也能影响脉象,南方地处低下,气候温湿,脉多见细软或略数;北方地势高,气候寒冷干燥,脉多见沉实。男女性别不同,亦有差异,妇女脉象较男子濡弱而略快;妇女妊娠,脉多滑数而柔和;脑力劳动者脉多弱于体力劳动者等等,都属于正常差异,临证时必须注意。

（二）病脉

疾病反映于脉象的变化,叫病脉。我国最早的脉学专著《脉经》提出 24 种脉象。近代多从 28 种脉象论述。为适用于心血管疾病辨证的需要,从 28 脉中选择浮、沉、迟、数、虚、实、滑、涩、弦、紧、细、微、濡、弱、结、代、促等 17 种脉象给以阐述。

1.浮脉

脉象:轻取即得,重按稍减而不空,举之泛泛而有余。

主病:表证,虚证。

说明:浮脉主表,反映病邪在经络肌表的部位,脉多浮而有力;久病体虚亦见浮脉,多浮大无力,属虚证。

2.沉脉

脉象:轻取不应,重按始得。

主病:里证。有力为里实,无力为里虚。

说明:邪郁于里,气血内困,则脉沉而有力;若脏腑虚弱,正气不足,阳虚气陷,不能升举,脉气鼓动无力,则脉沉而无力。

3.迟脉

脉象:脉来迟缓,一息不足四至。

主病:寒证。有力为寒积,无力为虚寒。

说明:寒凝气滞,阳失健运,故脉象见迟。迟而有力为冷积实证;迟而无力,多属虚寒。久经锻炼的运动员,脉迟而有力,则不属病脉。

4.数脉

脉象:一息脉来五至以上。

主病:热证。有力为实热,无力为虚热。

说明:邪热亢盛,气血运行加速,故见数脉,必数而有力;久病阴虚,虚热内生,脉也见数,必数而无力;若阳虚外浮而见数脉,必数大而无力,按之豁然而空。三者鉴别,需脉症合参。

5.虚脉

脉象:三部脉举之无力,按之空虚。

主病:虚证。

说明:气不足以运其血,故脉来无力;血不足以充于脉,则按之空虚。故虚脉包括气血两虚及脏腑诸虚。

6.实脉

脉象:三部脉举按均有力。

主病:实证。

说明:邪气亢盛而正气不虚,正邪相搏,气血壅盛,脉道坚满,故应指有力。

7.滑脉

脉象:往来流利,如珠走盘,应指圆滑。

主病:痰饮,食滞,实热。

说明:实邪壅盛于内,气实血涌,故脉来往甚为流利,应指圆滑。平人脉滑而冲和,是营卫充实之象,故亦为平脉。妇女妊娠亦常见滑数,是气血充盛而调和的表现。

8.涩脉

脉象:往来艰涩不畅,如轻刀刮竹,与滑脉相反。

主病:伤精,血少,气滞血瘀,挟痰,挟食。

说明:精亏血少,不能濡润经脉,血行不畅,脉气往来艰涩,故脉涩而无力;气滞血瘀或食痰胶固,气机不畅,血行受阻,则脉涩而有力。

9.弦脉

脉象:端直而长,如按琴弦。

主病:肝胆病,诸痛,痰饮,疟疾。

说明:弦脉是脉气紧张的表现。肝主疏泄,调畅气机,以柔和为贵。邪气滞肝,疏泄失常,肝气亢盛,脉气紧张,则出现弦脉;虚劳内伤,中气不足,肝病乘脾,亦见弦脉;肾阴亏损,水不涵木,肝风上扰,头晕头痛,亦多见弦脉。

10.紧脉

脉象:脉来绷急,状如牵绳转索。

主病:寒、痛、宿食。

说明:寒邪侵袭人体,阻碍阳气,寒邪与正气相搏,以致脉管紧张而拘急,故见紧脉。寒邪在表,脉见浮紧;寒邪在里,脉见沉紧。剧痛、宿食见紧脉,也是寒邪积滞与正气相搏的缘故。

11.细脉

脉象:脉细如线,但应指明显。

主病:气血两虚,诸虚劳损,又主湿病。

说明:细为气血两虚所致。营血亏虚,不能充盈脉道。气不足则无力鼓动血液运行,故脉体细小而软弱无力;亦见湿邪阻遏脉道;阳衰少气,阴阳气血诸虚,则脉细无力。

12.微脉

脉象:极细极软,按之欲绝,若有若无。

主病:阳衰少气,阴阳气血诸虚。

说明:阳衰气微,无力鼓动,故见微脉。轻取似无是阳气衰;重按似无是阴气竭。久病脉微,是正气将绝;新病脉微,主阳气暴脱。但邪不太深重者,或尚可救。

13.濡脉

脉象:浮而细软。

主病:诸虚,又主湿。

说明:脉位表浅,细软无力,轻取可以触知,重取反不明显。虚证与湿证都可出现,精血虚而不荣于脉,故主诸虚;但湿气阻遏脉道,也可见濡脉。临床应脉症合参辨之。

14.弱脉

脉象:沉而细软。

主病:气血不足。

说明:弱脉沉取方得,细弱无力。主气血不足诸证,血虚脉道不充,气虚则脉搏乏力。病后正虚,见脉弱为顺;新病邪实,见脉弱为逆。

15.促脉

脉象:脉来数而时一止,止无定数。

主病:阳盛实热,气血痰饮宿食停滞,亦主肿痛。

说明:阳盛实热,阴不和阳,故脉来急数而时见歇止。凡气血、痰食、肿痛等实热证,均可见脉促有力;若促而细小,无力,多是虚脱之象。

16.结脉

脉象:脉来缓而时一止,止无定数。

主病:阴盛气结,寒痰血瘀,癥瘕积聚。

说明:阴盛而阳不和,故脉缓慢而时一止,凡寒痰瘀血,气郁不疏,脉气阻滞,故见结脉。

17.代脉

脉象:脉来一止,止有定数,良久方来。

主病:脏气衰微,风证痛证,七情惊恐,跌打损伤。

说明:脏气衰微,气血亏损,元气不足,以致脉气不能衔接,可出现脉来歇止。

(三)脉症顺逆与从舍

1.脉症顺逆　临床症状与脉象,通常情况下是一致的,即表证见浮脉、里证见沉脉、新病多见实脉、久病多见虚脉,有是症则有是脉,此谓脉症相应。然而,疾病变化十分复杂,亦有脉与症不相应的,例如表证反见沉脉、热结腑实而反见脉迟细者。临证中从脉症的相应、不相应来判断疾病的顺逆,称为"脉症顺逆"。脉症相应者为顺,脉症不相应者为逆。暴病脉来浮、洪、数、实者为顺,反映正气充盛能抗邪;久病脉见沉、微、细、弱为顺,说明有邪衰正复之机;若新病脉见沉、细、微、弱,说明正气已衰;久病脉见浮、洪、数、实,则表现正衰而邪不退,均属逆证。

2.脉症从舍　临证中如有脉症不相应者,必当辨明脉症真假以决定取舍,或舍脉从症,或舍症从脉。

舍脉从症:在症真脉假的情况下,必须舍脉从症。如症见腹胀满,疼痛拒按,大便燥结,舌红苔黄厚焦燥,而脉迟细者,则症所反映的是实热内结胃肠,是真;脉所反映的是因热结于里,阻滞血脉流行,故出现迟细脉,是假象,此时当舍脉从症。

舍症从脉:在症假脉真的情况下,必须舍症从脉。如伤寒热闭于里,症见四肢厥冷,而脉滑数,脉所反映的是真热;症所反映的是由于热邪内伏,格阴于外,出现四肢厥冷,是假寒,此时当舍症从脉。

症有从舍,脉有从舍,说明症状和脉象都只能代表疾病临床表现的一个方面,因而都不能把它作为诊断疾病的唯一依据,必须四诊合参才能从舍得宜,做出正确的诊断。

第三章 心脏的体征采集

体格检查包括视、触、叩、听,准确地体格检查对正确诊断具有重要意义。

一、视诊

(一)心前区隆起

见于儿童期心脏显著增大,如先天性心脏病或风心病伴右室增大;心前区饱满见于大量心包积液。

(二)心尖搏动

1.正常心尖搏动　位于左侧第五肋间锁骨中线内 0.5～1.0cm,搏动范围直径约 2.0～2.5cm。

2.左心室增大　心尖搏动向左下移位,搏动增强,范围增大,呈抬举样心尖搏动。

3.右心室增大　心尖搏动在胸骨左缘 3～4 肋间;肺气肿伴右室增大者,心尖搏动在剑突下。

4.升主动脉瘤或主动脉弓瘤　在胸骨右缘第二肋间或胸骨上窝可见收缩期搏动。

5.肺动脉扩张　胸骨左缘 2～3 肋间可见收缩期搏动。

(三)颈静脉

1.颈外静脉怒张　①正常时立位或坐位颈外静脉不显露,平卧位可稍见充盈,充盈水平仅限于锁骨上缘至下颌角距离的下 1/3 处;②卧位充盈度超过正常水平或坐位见颈外静脉明显充盈,提示静脉压增高。

2.颈内静脉搏动　①正常时见不到颈内静脉搏动,但静脉压增高或三尖瓣关闭不全时,在右侧颈部可观察到颈内静脉搏动。②颈内静脉搏动与颈动脉搏动的区别:前者搏动能看见但不能触及,搏动上升缓慢而下降快,在锁骨上静脉处手指按压则搏动消失;而后者搏动触诊明显,搏动上升快而下降缓慢,在锁骨上按压后搏动仍然存在。

3.肝-颈静脉返流征　右上腹肝区重压 30～60 秒,观察颈外静脉充盈水平。如充盈水平增高,则称为肝一颈静脉返流征阳性。

(四)发绀

①口唇发绀应注意排除口唇色素沉着;②注意舌质颜色,有助于发绀诊断;③二尖瓣面容:表现为颧赤唇绀,见于二尖瓣狭窄等严重发绀的病人;④差别性发绀:在动脉导管未闭病人,当出现右向左分流时,如分流出现在锁骨下动脉和颈动脉水平以下,可导致头部、上肢正常而下肢发绀,称为"差别性发绀";⑤完全性大血管错位伴动脉导管前缩窄或主动脉阻断者,上肢发绀较下肢严重。

(五)杵状指(趾)

①杵状指(趾)的特点是:末端指(趾)节明显增宽变厚;甲床根部与皮肤之间的角度消失,呈弧状隆起;膨大部分有小血管扩张、组织间隙水肿,晚期有组织增生,甲床根部变软而有弹性。②杵状指(趾)分为发绀型杵状指(趾),如先天性发绀型心脏病、肺心病等;非发绀型杵状指(趾),如亚急性感染性心内膜炎等。

二、触诊

(一)心脏触诊

1.心脏搏动　①正常心尖搏动位于左锁骨中线内 4～5 肋间;②左心室增大,心尖搏动向左下移位,触诊有抬举感;③右心室增大,心脏搏动可在胸骨左缘下端或剑突下被触及;④舒张早期快速充盈搏动见于左心衰竭或严重二尖瓣关闭不全;⑤胸骨左缘 2～3 肋间触及收缩期肺动脉段搏动,提示肺动脉高压;⑥大量心包积液时,心尖搏动常不能触及。

2.震颤　为与心脏杂音有关的低频振动。①二尖瓣狭窄:心尖部舒张中晚期震颤;②主动脉瓣狭窄:胸骨右缘第二肋间可触及收缩期震颤;③二尖瓣反流:有时在心前区可触及收缩期震颤;④肺动脉瓣狭窄:通常在胸骨左缘第二肋间触及收缩期震颤;⑤三尖瓣反流:有时在胸骨左缘可触及收缩期震颤;⑥动脉导管未闭:在胸骨左缘第二肋间可触及连续性震颤;⑦主动脉-肺动脉瘘:在胸骨左缘 3～4 肋间可触及连续性震颤。

3.心包摩擦感　在心前区(胸骨左缘第四肋间)触及一种连续性振动感,包括收缩期和舒张期,但以收缩期明显。坐位或呼气末更易触及。一旦出现心包积液,则心包摩擦感消失。

(二)脉搏触诊

触诊脉搏的频率和节律,有利于心律失常的诊断。四肢脉搏不对称,常见于多发性大动脉炎;上肢脉搏增强而下肢脉搏减弱或消失,提示可能为先天性主动脉缩窄。异常的脉搏有以下几种:

1.洪脉　脉搏强大有力。见于高热、甲亢、主动脉瓣关闭不全,与心搏出量增加和外周血管阻力降低有关。

2.细脉　脉搏细而弱。见于二尖瓣狭窄、主动脉瓣狭窄、心功能不全、休克等。

3.水冲脉　脉搏骤起骤降、急促有力。检查时,将病人手臂抬高过头,并紧握其手腕掌面,则水冲脉更明显。见于主动脉瓣关闭不全、甲亢、动脉导管未闭等。

4.交替脉　脉搏强弱交替出现。见于左心功能不全早期,左心室舒张末容积每隔 1 次心跳达到最适前负荷,此次心跳心搏出量增大,脉搏增强。

5.奇脉　脉搏在吸气时明显减弱或消失,吸气时收缩压下降>1.3kPa(10mmHg)。见于大量心包积液和缩窄性心包炎,是心脏压塞的重要体征之一。

6.重搏脉　脉搏可触及双峰,第二峰在深的重搏波切迹之后。如同时作心音图,第二峰(重搏脉)在第二心音之后。见于伤寒或长期发热的病人。

7.双峰脉　收缩期可触及两个冲动,即心音图示第二心音之前有两个峰。见于肥厚型梗阻性心肌病,常在 Valsalva 动作或吸入亚硝酸异戊酯时更明显。

三、叩诊

(一)心脏浊音界

心脏及大血管为不含气器官,叩诊为实音,称绝对浊音界;心脏被肺遮盖的部分,叩诊为相对实音,称相对浊音界。正常心脏相对浊音界如下,见表3-1:

表 3-1　正常心脏浊音界

右(cm)	肋间	左(cm)
2～3	Ⅱ	2～3
2～3	Ⅲ	3.5～4.5
3～4	Ⅳ	5～6
	Ⅴ	7～9

(二)心脏浊音界改变

1.左心室增大　心浊音界向左下扩大。在主动脉瓣关闭不全、高血压性心脏病时,心浊音界可呈"靴形"。

2.右心室增大　轻度增大仅使心绝对浊音界增大;显著右室增大者,相对浊音界同时向左右扩大,但由于其前为胸骨,其右下为肝脏,使心脏沿长轴顺时针转位,故向左增大较为显著。

3.二尖瓣狭窄 左房增大、肺总动脉段扩张及右室增大,叩诊心浊音界呈"梨形"。

4.升主动脉扩张或升主动脉瘤 叩诊心底部浊音界增宽,1～2肋间心浊音界增大。

5.扩张型心肌病 心界向两侧普遍增大,叩诊心界呈"球形"增大。

6.心包积液 坐位叩诊心浊音界呈"烧瓶状",而卧位时心底部浊音界明显增宽。

四、听诊

(一)瓣膜听诊区

1.二尖瓣区 正常在心尖部,位于左锁骨中线内侧第五肋间。心脏增大时,选择心尖搏动最强的点为二尖瓣听诊区。

2.主动脉瓣区 主动脉瓣第一听诊区位于胸骨右缘第二肋间,主动脉瓣第二听诊区在胸骨左缘3～4肋间。

3.肺动脉瓣区 胸骨左缘第二肋间。

4.三尖瓣区 胸骨体下端近剑突,稍偏左或稍偏右均可。

(二)听诊顺序

通常按瓣膜病变好发部位的次序听诊:二尖瓣区——主动脉瓣区——主动脉瓣第二听诊区——肺动脉瓣区——三尖瓣区。必要时对腋下、颈部、背部进行听诊。

(三)听诊内容

应包括心率、心律、心音、杂音及心包摩擦音等。

1.心音 ①正常心音:包括第一、二、三、四心音;②收缩期额外心音:收缩早期喷射音(又称收缩早期喀喇音),收缩中、晚期喀喇音;③舒张期额外心音:二尖瓣开放拍击音,心包叩击音,肿瘤扑落音。

2.心脏杂音 ①收缩期杂音:包括收缩期喷射性杂音,如主动脉瓣狭窄或肺动脉瓣狭窄;收缩期反流性杂音,如二尖瓣或三尖瓣关闭不全;收缩期分流性杂音,如室间隔缺损。②舒张期杂音:包括舒张期充盈性杂音,如二尖瓣狭窄;舒张期反流性杂音,如主动脉瓣或肺动脉瓣关闭不全;舒张晚期(收缩期前)杂音,如二尖瓣狭窄心房收缩时产生的杂音。③连续性杂音:如动脉导管未闭。

(四)心脏杂音强度分级

1.Ⅰ级杂音弱而短暂,需仔细听才能听到。

2.Ⅱ级较易听到,但柔和。

3.Ⅲ级中等强度的杂音。

4.Ⅳ级较响亮的杂音。

5.Ⅴ级很响亮的杂音,震耳,但听诊器胸件离开胸壁即听不到;

6.Ⅵ级极响,听诊器胸件距胸壁有一定距离也能听到。

第四章　心力衰竭

第一节　慢性心力衰竭

心力衰竭(简称心衰,heart failure)是由于任何心脏结构或功能异常导致心室充盈或射血能力受损的一组复杂临床综合征,其主要临床表现为呼吸困难和乏力(活动耐量受限),以及液体潴留(肺淤血和外周水肿)。由于心室收缩功能下降射血功能受损,心排血量不能满足机体代谢的需要,器官、组织血液灌注不足,同时出现肺循环和(或)体循环淤血,临床表现主要是呼吸困难和无力而致体力活动受限和水肿。

依据左心室射血分数,心衰可分为射血分数降低的心衰和射血分数保留的心衰,前者常被称为收缩性心衰,后者又叫舒张性心衰。在原有慢性心脏疾病基础上逐渐出现心衰症状、体征的常被命名为慢性心衰,而慢性心衰症状、体征稳定1个月以上成为稳定性心衰,慢性稳定性心衰逐渐恶化者称为失代偿性心衰。根据心衰发生发展的过程,从心衰的危险因素进展成结构性心脏病,出现心衰症状,直至难治性终末期心衰,可分成四个阶段,即前心衰(A)、前临床心衰(B)、临床心衰(C)和难治性终末期心衰(D)。

心衰的主要发病机制为心肌病理性重构,导致心衰进展的两个关键过程,一是心肌死亡(坏死、凋亡、自噬等)的发生,如急性心肌梗死、重症心肌炎等,二是神经内分泌系统过度激活所致的系统反应,其中肾素-血管紧张素-醛固酮系统和交感神经系统过度兴奋起着主要作用。

随着发病机制研究的深入,本病的治疗发生了重大转变:从改善短期血液动力学状态变为长期的修复策略;从采用强心、利尿、扩血管药物转变为神经内分泌抑制剂,并积极应用非药物的器械治疗。心衰的治疗目标不仅是改善症状、提高生活质量,更重要的是针对心肌重构的机制,防止和延缓心肌重构的发展,从而降低心衰的病死率和住院率。

流行病学研究显示:我国现有心力衰竭患者400万,心力衰竭发病率为0.9%,其中男性为0.7%、女性为1.0%;心力衰竭患病率北方高于南方(1.4% vs 0.5%),城市高于农村(1.1% vs0.8%)。二三十年来,引起心力衰竭的主要原因已从风湿性瓣膜性心脏病转为冠心病。随着人口老龄化、冠心病发病率增加及心梗存活病人增多,慢性心衰的发病率将持续增加。

本病属于中医学心衰、心悸、怔忡、水肿、喘咳、痰饮、心痹等病证的范畴,其病名统一为"心衰病"。

一、病因病机

(一)病因

中医认为"心衰病"病因有先天不足、外邪入侵、情志内伤及年老体衰等。

1.先天禀赋不足　精气亏虚,心失濡养,发育不全,心气虚损,动则益甚,久则发为本病。

2.外邪入侵　外邪如风寒湿邪侵袭,日久不愈而内舍于心,使心气受损,心之气血阴阳功能失调而发本病。

3.情志失调　肝失疏泄,肝气郁结,横逆乘脾,或思虑过度,损伤脾气,脾虚失运,痰浊内生,蕴久化热,或肝郁化火,致痰火内盛,灼铄心阴,心阴亏损,心火亢盛,亦可损及心之阴阳气血而发为本病。

4.久咳耗气　咳嗽日久,伤及肺气、宗气,宗气不足难以贯心脉而行气血,肺气不足使朝百脉与主治节失常,并形成血脉瘀阻,继而由肺波及于心,发为本病。

5.老年体衰,心脾肾亏虚　年老体衰,元气阴精渐趋衰弱,心气虚则血行无力,瘀血阻滞;脾气虚则运化失健,痰湿内生;肾阴虚不能上交于心则心火亢盛,肾阳虚无以温助脾阳则痰湿内生,痰停于肺,肺失宣肃,咳气上逆,久则伤肺损心而发本病。

(二)病机

心衰基本病机可用气虚血瘀统驭,在此基础上可有阴虚、阳虚的转化,常兼见痰饮、水湿,病位在心,涉及肺、脾、肾。本虚是心衰的基本要素,决定了心衰的发展趋势;标实是心衰的变动因素,影响着心衰的病情变化,本虚和标实的消长决定了心衰发展演变。

1.气虚血瘀　可见于心衰各阶段,心主血脉,气为血之帅,气行则血行。心气不足,鼓动无力,必致血行不畅而成瘀,出现神疲乏力、口唇青紫甚至胁痛积块。

2.气阴两虚　气虚日久,阴津生成减少;或长期治疗过程中过用温燥、渗利之品损及阴津,形成气阴两虚或阴阳并损,可见心悸、气短乏力、倦怠懒言、口干舌燥、五心烦热。

3.心阳不足,阳虚水泛　心气虚日久及肾,后天脾胃受损无力充养先天,均可使肾阳不足;久病肾虚,元阳不足,心阳、脾阳必然不振,终将致心脾肾阳虚衰,阴寒内生。临床上见到气短乏力、畏寒肢冷、心悸怔忡。肾不纳气,则呼多吸少,气短难续;肾虚不约则小便频数,夜尿增多;肾虚气化不利则见尿少、水肿,甚者水气上逆,凌心射肺而见心悸、怔忡、咳喘、倚息不能卧及咳吐泡沫样痰。

4.血瘀水停　心主血脉,心气虚,血行不畅则瘀血内生;疾病后期,肺脾肾均伤,肺为水之上源,脾主运化水谷,肾主水液司二便,三脏功能失常,则水液代谢紊乱,停积于内,泛溢于外而成水肿。另外,血不利则为水,水液失于气化则阻滞血脉,二者可互相为病。

二、临床表现

慢性心衰的主要临床表现为"充血",其次是周围组织灌注不足。按发生部位分为左心衰、右心衰与全心衰竭,全心衰指左右心衰并存者。

(一)左心衰竭的表现

心衰开始或主要发生在左侧心脏并以肺充血为主的称为左心衰。

1.症状

(1)呼吸困难

1)劳力性呼吸困难:是左心衰竭最早出现的症状,因运动使回心血量增加,左房压力升高,加重了肺淤血。

2)端坐呼吸:肺淤血达到一定的程度时,患者不能平卧,因平卧时回心血量增多且横膈上抬,呼吸更为困难。高枕卧位、半卧位甚至端坐时方可使憋气好转。

3)夜间阵发性呼吸困难:患者已入睡后突然因憋气而惊醒,被迫采取坐位,呼吸深快。重者可有哮鸣音,称之为"心源性哮喘"。大多于端坐休息后可自行缓解。其发生机制除因睡眠平卧血液重新分配使肺血量增加外,夜间迷走神经张力增加,小支气管收缩,横膈高位,肺活量减少等也是促发因素。

(2)咳嗽、咳痰、咯血:咳嗽、咳痰是肺泡和支气管黏膜淤血所致,开始常于夜间发生,坐位或立位时咳嗽可减轻,白色浆液性泡沫状痰为其特点。偶可见痰中带血丝。长期慢性淤血肺静脉压力升高,导致肺循环和支气管血液循环之间形成侧支,在支气管黏膜下形成扩张的血管,此种血管一旦破裂可引起大咯血。

(3)倦怠、乏力、运动耐量下降:这些可能心排血量不足,器官、组织灌注不足的表现。

(4)少尿及肾功能损害症状:严重的左心衰竭血液进行再分配时,首先是肾的血流量明显减少,患者可出现少尿。长期慢性的肾血流量减少可出现血尿素氮、肌酐升高并可有肾功能不全的相应症状。

2.体征

(1)肺部湿性啰音:由于肺毛细血管压增高,液体可渗出到肺泡而出现湿性啰音。随着病情的由轻到重,肺部啰音可从局限于肺底部直至全肺。患者如取侧卧位则下垂的一侧啰音较多。

(2)心脏体征:除基础心脏病的固有体征外,慢性左心衰的患者一般均有心脏扩大(单纯舒张性心衰除外)、肺动脉瓣区第二心音亢进及舒张期奔马律。

(3)其他:左心衰病人约 25% 存在胸水,随心衰病情轻重而好转或加重。部分患者可存在交替脉,即脉搏强弱交替,轻度交替脉仅能在测血压时发现。

(二)右心衰竭的表现

开始或主要发生于右侧心脏并以肝、肾等器官和周围静脉淤血为主的称为右心衰。单纯右心衰多由肺源性心脏病或某些先天性心脏病引起。

1.症状

(1)消化道症状:胃肠道及肝脏淤血引起腹胀、食欲不振、恶心、呕吐等是右心衰最常见的症状。

(2)劳力性呼吸困难:继发于左心衰的右心衰呼吸困难业已存在。单纯性右心衰为分流性先天性心脏病或肺部疾患所致,也均有明显的呼吸困难。

2.体征

(1)心脏体征:除基础心脏病的相应体征之外,右心衰时可因右心室显著扩大而出现三尖瓣关闭不全的反流性杂音。

(2)颈静脉充盈:颈静脉搏动增强、充盈、怒张是右心衰时的主要体征,肝颈静脉反流征阳性则更具特征性。

(3)肝大和压痛:肝脏因淤血肿大常伴压痛,持续慢性右心衰可致心源性肝硬化,晚期可出现黄疸、肝功能受损及大量腹水。

(4)下垂性水肿:体静脉压力升高使皮肤等软组织出现水肿,其特征为首先出现于身体最低垂的部位,起床活动者以脚、踝内侧和胫前明显,仰卧者骶部水肿,侧卧者卧侧肢体水肿显著,常为对称性可压陷性。

(5)胸水和腹水:体静脉压增高常出现单侧或双侧胸水,双侧胸水时多以右侧较多,单侧时亦以右侧多见,原因不明。大量腹水多见于三尖瓣狭窄、三尖瓣下移和缩窄性心包炎,亦可于晚期心衰和右心房球型血栓堵塞下腔静脉入口时。

(6)其他:心包积液、发绀等亦为右心衰常见体征,晚期患者可有明显营养不良、消瘦甚至恶病质。

(三)舒张性心力衰竭

近年来,对舒张性心力衰竭,亦称射血分数正常或射血分数保留的心力衰竭的研究热度愈发上升。此类心衰的临床表现可从症状不明显、运动耐力下降到气促、肺水肿。表现与收缩性心力衰竭相似,可有咳嗽、乏力、气喘、体力耐受降低,而且更缺乏特异性。

（四）常见并发症

血流迟缓和长期卧床可导致下肢静脉血栓形成,继而发生肺栓塞或肺梗死,可出现胸痛、咯血、心衰加重甚至休克等表现。左右心腔内附壁血栓可分别引起体动脉和肺动脉栓塞;体动脉栓塞可致脑、肾、脾、肠细末梗死及上下肢坏死。呼吸道感染、心律失常亦不少见。

三、实验室和其他辅助检查

（一）实验室检查

全血细胞计数、尿液分析、血生化(包括钠、钾、钙、血尿素氮、肌酐、肝酶和胆红素、血清铁/总铁结合力)、空腹血糖和糖化血红蛋白、血脂及甲状腺功能等(Ⅰ类,C级),应列为常规。BNP/NT-proBNP 的测定有助于心衰诊断和预后判断。BNP<100ng/L 时不支持心衰的诊断,NT-proBNP<300ng/L,可排除心衰,其阴性预测值为99%。心脏肌钙蛋白(cTn)可用于诊断原发病如急性心肌梗死(AMI),也可以对心衰患者作进一步的危险分层。对某些特定心衰患者应进行血色病或 HIV 的筛查,在相关人群中进行风湿性疾病、淀粉样变性、嗜铬细胞瘤的诊断性检查。

（二）超声心动图

测量每搏量(SV)、心输出量(CO)、心脏指数(CI)、射血分数(EF)。正常值:SV:50~90mL,CO:4~6L/min,CI:2.5~3L/(min·m²),EF:55%~75%,各项指标可定量分析心脏结构及功能,对判断心衰病因有重要意义,心衰时各值可下降。2014 中国心衰新指南推荐采用改良 Simpson 法,因该法测量的左心室容量及 LVEF,与造影或尸检结果比较相关性较好。

（三）心电图与动态心电图

心力衰竭本身无特异性心电图变化,但有助于心脏基本病变的诊断,如提示心脏房室的肥大,心肌缺血心肌劳损,心肌梗死,心律失常的诊断。Ptfvl<-0.03mm/s,提示左房负荷过重,或有早期左心衰。动态心电图对提示有心律失常或心动过缓症状(阵发生心悸或昏厥)患者的评价,和监测房颤患者心室率的控制等具有价值。对检出可引起或加重心衰的房性和室性心律失常的类型、频率和持续时间,缺血、心动过缓和传导障碍的无症状发作,动态心电图也很有帮助。

（四）X 线

可提供心脏增大、肺淤血、肺水肿及原有肺部疾病的信息。左心衰肺静脉充盈期在 X 线下仅见肺上叶静脉扩张、下叶静脉较细,肺门血管阴影清晰。随着肺淤血的加重,肺门阴影扩大、模糊,肺野模糊。急性肺水肿时,可出现自肺门伸向肺野中部及其周围的扇形云雾状阴影,两肺上野血管影显著,下肺野血管变细,呈血液再分配现象。肺淋巴管扩大,在正位及左前斜位片可见右肺外下野水平走向的线状影,近肋膈角处明显,此即为 Kerley B 线。此外尚可判断胸水及是否合并感染等情况。

（五）放射性核素造影术

应用放射性核素进行心血池动态显像测定左右心室功能,包括心室容量、射血分数、高峰充盈率等。

（六）心脏磁共振

应用心脏磁共振可检测心腔容量、心肌质量和室壁运动,其准确性和可重复性,被认为是金标准。同时对检出炎症性和浸润性病变和预测有这类病变患者的预后,特别有价值。该检查为复杂性先天性心脏病患者的首选成像方法。

（七）其他检查

1.心导管和心内膜心肌活检　应用漂浮导管测量肺毛细血管楔嵌压,能较好地反映左心室功能状态,正常值为 6~12mmHg,增高提示肺淤血,>30mmHg 提示出现肺水肿。对疑似缩窄性或限制性心肌病的患者,心导管与非侵入性成像技术联合应用可能有助于确立正确的诊断。对疑似心肌炎和浸润性疾病,可能需要心内膜心肌活检以证实诊断。

2.运动试验　运动试验可客观评估运动能力和劳力性症状,如呼吸困难和疲劳。6 分钟步行试验和各种平板和脚踏车检查都是可用的。对一个没有接受有效治疗的患者,运动能力正常可排除症状性心衰的诊断,

3.基因检测　推荐对扩张型心肌病、肥厚型心肌病、高度房室传导阻滞、心源性晕厥史或早发意外猝死家族史的患者,进行基因检测,因为患者可能有预防性植入式心脏复律除颤器(ICD)的适应证。

四、诊断和鉴别诊断

(一)诊断

1.射血分数降低的心衰或收缩性心衰诊断标准

(1)典型的心衰症状;

(2)典型的心衰体征;

(3)LVEF≤40%。

2.射血分数保留的心衰或舒张性心衰诊断标准

(1)典型的心衰症状;

(2)典型的心衰体征;

(3)LVEF 正常或仅轻度降低,且左心室未扩大;

(4)存在相关的结构性心脏病(如左室肥厚、左房增大)和/或舒张性功能障碍。

3.心力衰竭严重程度分级标准　美国纽约心脏病学会(NYHA)的分级方案,主要是根据患者自觉的活动能力划分为心功能四级。同时应该根据心电图、负荷试验、X线检查、超声心动图等的检查结果进行客观评价,见表 4-1。

表 4-1　心功能分级及客观评价

分级	功能状态	客观评价
第Ⅰ级	患者有心脏病,但体力活动不受限制。一般的体力活动不引起过度的疲劳、心悸、呼吸困难,或心绞痛	A 级无心血管病的客观证据
第Ⅱ级	患者有心脏病,体力活动稍受限制。休息时感觉舒适,但一般的体力活动会引起疲劳、心悸、呼吸困难,或心绞痛	B 级有轻度心血管病变的客观证据
第Ⅲ级	患者有心脏病,体力活动大受限制。休息时尚感舒适,但比一般为轻的体力活动就会引起疲劳、心悸、呼吸困难或心绞痛	C 级有中度心血管病变的客观证据
第Ⅳ级	患者有心脏病,体力活动能力完全丧失。休息时仍可存在心力衰竭症状或心绞痛。进行任何体力活动都会使症状加重	D 级有重度心血管病变的客观证据

(二)鉴别诊断

1.心源性哮喘与肺源性哮喘鉴别　心源性哮喘有心脏病史,多见于老年人,有心脏病症状及体征,发作时强迫端坐位,两肺以湿性啰音为主,可伴有干性啰音,甚至咳粉红色泡沫痰;而支气管哮喘多见于青少年,有过敏史,咳白色黏痰,肺部听诊两肺满布哮鸣音。采用支气管扩张剂治疗有效则支持诊断支气管哮喘,对强心、利及扩血管药有效则支持心源性哮喘。BNP/NT-proBNP 升高提示心源性哮喘。

2.右心衰竭与心包积液、缩窄性心包炎、肝硬化等引起的水肿和腹水的鉴别　心包积液、缩窄

性心包炎可引起颈静脉充盈,静脉压增高,肝大,腹水;但心尖搏动弱,心音低,并有奇脉,超声心动图有助于鉴别。腹水也可由肝硬化引起,但肝硬化无颈静脉充盈和肝颈静脉返流征阳性。

五、治疗

（一）辨证论治

本病病性本虚标实,虚中有气虚、阳虚、阴虚之别,实中有血瘀、水饮、痰湿之异。根据临床表现,可分为急性加重期和慢性稳定期。心衰失代偿的急性加重期多表现为本虚不支,标实邪盛,甚至阴竭阳脱,常需住院治疗,既要积极治本,更需加强活血、利水、化痰、解表、清热以治标,必要时需急救回阳固脱;代偿阶段的慢性稳定期多表现为本虚明显,标实不甚,应以益气、养阴或温阳固本调养,酌情兼以活血化瘀、化痰利水治标。

1.急性期

（1）气虚血瘀水停

【证候】 主症为神疲乏力,气短,动则加剧,心悸怔忡,水肿以下肢为甚,尿少。次症为唇暗,颈部及舌下青筋显露。兼症为咳嗽咳痰,咳白痰或黄痰。舌质淡暗或有瘀斑瘀点,苔白或腻,脉沉无力或兼促、涩、结代。

【治法】 益气活血利水

【方药】 五苓散合桃红饮加减:茯苓30g、桂枝10g、泽泻30g、猪苓15g、白术15g、红参10g（炖服）、黄芪30g、桃仁15g、红花10g、丹参20g。

加减:若痰多稀白者,加苏子15g、法半夏15g、北杏仁15g、白前10g;痰稠难咳者,加黄芩10g、鱼腥草30g;气虚较轻者,红参可以党参代替,服黄芪觉滞气者,黄芪改为五爪龙30g,气虚明显可加五爪龙30g;兼呕吐者,加用竹茹10g、生姜3片、法半夏15g;小便不利,水肿者加车前子30g、大腹皮30g,或加麻黄附子细辛汤。

中成药可用黄芪注射液、参芪扶正注射液等补气者,或用丹红注射液、血栓通注射液等活血者,口服可加参松养心胶囊、芪参益气滴丸、通心络胶囊等。

（2）阳虚水泛,瘀血阻络

【证候】 主症为心悸气喘,畏寒肢冷,腰酸膝冷,肢体浮肿,水肿以下肢为甚,尿少,面色苍白或青紫。次症为唇暗,颈部及舌下青筋显露,腹胀便溏。兼症为咳嗽咳痰,咳白痰或黄痰。舌淡暗、紫暗,舌胖大,齿痕,苔白滑,脉弦细数无力或促、涩、结代、散。

【治法】 温阳利水,活血化瘀

【方药】 真武汤合葶苈大枣泻肺汤加减:茯苓15g、芍药15g、生姜15g、白术10g、熟附子15g（先煎）、葶苈子15g、大枣15g。加减:阳虚明显,可加桂枝、淫羊藿等;水湿明显可合五苓散;若大汗淋漓,四肢厥冷,加煅龙骨30g、煅牡蛎30g、山茱萸20g;若气虚较甚者,加人参10g、黄芪30g;若寒痰喘咳者,加苏子10g、法半夏15g、北杏仁15g、鹿衔草15g;痰热难咳者加浙贝母15g,瓜蒌15g,黄芩10g、鱼腥草30g。

中成药可用参附注射液等益气回阳者,及选用血栓通、丹红注射液等活血者。口服药可选可选用芪苈强心胶囊、心宝丸、肾气丸等。

2.稳定期

（1）气虚血瘀

【证候】 主症为神疲乏力,心悸,劳则气喘。次症为面部暗红,唇暗。舌质暗或有瘀斑瘀点,舌苔薄白,脉沉无力或促、涩、结代。

【治法】 益气活血

【方药】 黄芪 30g、红花 10g、党参 15g、当归 5g、桃仁 15g、丹参 30g、白术 15g、川芎 10g、茯苓 15g、炙甘草 5g、白芍 15g。加减：气虚明显，加红参 10g；纳食不进者加木香 10g、砂仁 10g、麦芽 30g、鸡内金 30g；水肿者加茯苓皮 15g、猪苓 20g；失眠者加酸枣仁 20g、合欢花 15g；血瘀者加丹参 12g、田七 10g 等。

中成药可用黄芪注射液、参芪扶正注射液等补气者，或用丹红注射液、血栓通注射液等活血者，口服可加参松养心胶囊、芪参益气滴丸、通心络胶囊等。

（2）气阴两虚血瘀

【证候】 主症为心悸，气短，乏力，自汗或盗汗。次症为头晕心烦，口干，面颧暗红，唇暗。舌质紫暗，少苔，脉细数无力或兼涩、结代。

【治法】 益气养阴活血

【方药】 生脉散合血府逐瘀汤加减。麦冬 20g、五味子 10g、黄芪 15g、太子参 15g、柴胡 5g、桔梗 10g、枳壳 10g、赤芍 15g、川牛膝 15g、川芎 10g、当归 5g、桃仁 15g、红花 10g。加减：阴虚明显，加黄精 20g、山萸肉 20g，石斛 15g；气虚明显，太子参可换为人参。

中成药可用生脉注射液、益气复脉注射液等益气养阴者，或用丹红注射液、血栓通注射液等活血者，口服可加生脉胶囊、滋心阴口服液、稳心颗粒等。

（3）气阳两虚血瘀

【证候】 症为心悸，短气乏力，身寒肢冷。次症为尿少，腹胀便溏，唇紫，爪甲紫暗。舌淡暗，有齿印，脉沉细或迟。

【治法】 益气温阳活血

【方药】 参附汤合血府逐瘀汤加减。熟附子 5g、红参 10g、桂枝 10g、茯苓 15g、柴胡 5g、桔梗 10g、枳壳 10g、赤芍 15g、川牛膝 15g、川芎 10g、当归 5g、桃仁 15g、红花 10g。加减：此型加减可参考急性期阳虚水泛相关加减。

中成药可用参附注射液等益气回阳者，及选用血栓通、丹红注射液等活血者。口服药可选可选用芪苈强心胶囊、心宝丸、肾气丸等。可配合艾灸等具有温振阳气之外治法。

（二）西医治疗

1.一般治疗

（1）休息和适当运动：失代偿期需卧床休息，多做被动运动以预防深部静脉血栓形成。临床情况改善后在不引起症状的情况下，鼓励体力活动，以防止肌肉"去适应状态"（废用性萎缩）。NYHAⅡ～Ⅲ级患者可在康复专业人员指导下进行运动训练，能改善症状、提高生活质量。

（2）限钠：对控制 NYHAⅢ～Ⅳ级心衰患者的充血症状和体征有帮助。心衰急性发作伴有容量负荷过重的患者，要限制钠摄入 <2g/d。关于每日摄钠量及钠的摄入是否应随心衰严重程度等做适当变动，尚不确定。

（3）限水：严重低钠血症（血钠<130mmol/L）患者液体摄入量应<2L/d。严重心衰患者液量限制在 1.5～2.0L/d，有助于减轻症状和充血。轻中度症状患者常规限制液体并无益处。如需要补液，补液量宜限制在 500mL/日以下，补液速度限制在 30 滴/分以下。

（4）电解质、酸碱平衡管理：注意电解质平衡，特别对于使用利尿药的患者，注意低钾、低钠、低氯血症，及时予以补充电解质。对于合并呼衰或肾衰的病人，注意酸碱平衡的监测。

（5）营养和饮食：宜低脂饮食，戒烟，肥胖患者应减轻体重。严重心衰伴明显消瘦（心脏恶病质）者，应给予营养支持。

（6）氧气治疗可用于急性心衰，对慢性心衰并无指征。无肺水肿的心衰患者，给氧可导致血液动力学恶化,但对心衰伴睡眠呼吸障碍者,无创通气加低流量给氧可改善睡眠时低氧血症。

(7)抑郁、焦虑和孤独在心衰恶化中发挥重要作用,也是心衰患者死亡的重要预后因素。综合性情感干预包括心理疏导可改善心功能,必要时酌情应用抗焦虑或抗抑郁药物。

2.病因治疗

(1)基本病因的治疗:对所有有可能导致心脏功能受损的常见疾病如高血压、冠心病、糖尿病、代谢综合征等,在尚未造成心脏器质性改变前即应早期进行有效的治疗。如控制高血压、糖尿病等;药物、介入及手术治疗改善冠心病心肌缺血;慢性心瓣膜病以及先天畸形的介入或换瓣、纠治手术等,均应在出现临床心衰症状前进行。对于少数病因未明的疾病如原发性扩张型心肌病等亦应早期干预,从病理生理层面延缓心室重塑过程。

(2)消除诱因:常见的诱因为感染,特别是呼吸道感染,应积极选用适当的抗菌药物治疗。对于发热持续 1 周以上者应警惕感染性心内膜炎的可能性。心律失常特别是心房颤动也是诱发心力衰竭的常见原因,对心室率很快的心房颤动应尽快控制心室率,如有可能应及时复律。

3.药物治疗

(1)利尿剂:利尿剂是心力衰竭治疗中最常用的药物,通过排钠排水减轻心脏的容量负荷,对缓解淤血症状,减轻水肿有十分显著的效果,是其他药物充分起效的基础,但单用利尿剂治疗不能维持长期的临床稳定。对于所有心力衰竭患者,有液体潴留的证据或原先有过液体潴留者,可使用利尿剂。如液体潴留明显,特别当有肾功能损害时,宜选用襻利尿剂。若患者平时正接受口服襻利尿剂治疗,则静脉起始剂量应等同于或超过每日的口服剂量。应连续评估尿量及充血性症状和体征,相应调整利尿剂用量。一旦病情控制,即可改为口服用药,出院时根据情况减为最小有效量长期维持,一般需无限期使用。常用的利尿剂有:

1)噻嗪类利尿剂:以氢氯噻嗪为代表,作用于肾远曲小管,抑制钠的再吸收。噻嗪类为中效利尿剂,轻度心力衰竭可首选此药,开始 25mg 每日 1 次,逐渐加量。对较重的患者用量可增至每日 75～100mg 分 2～3 次服用,同时补充钾盐。

2)襻利尿剂:以呋塞米为代表,作用于髓襻的升支,在排钠的同时也排钾,为强效利尿剂。口服用 20mg,2～4 小时达高峰。对重度慢性心力衰竭者用量可增至 100mg 每日 2 次。效果仍不佳者可用静脉注射,每次用量 100mg,每日 2 次。

3)保钾利尿剂:常用的有:①螺内酯(安体舒通):作用于肾远曲小管,干扰醛固酮的作用,使钾离子吸收增加,同时排钠利尿,但利尿效果不强。在与噻嗪类或襻利尿剂合用时能加强利尿并减少钾的丢失,一般用 20mg,每日 3 次。②氨苯蝶啶:直接作用于肾远曲小管,排钠保钾,利尿作用不强。常与排钾利尿剂合用,起到保钾作用,一般 50～100mg,每日 2 次。保钾利尿剂,可能产生高钾血症。一般与排钾利尿剂联合应用时,发生高血钾的可能性较小。

电解质紊乱是长期使用利尿剂最容易出现的副作用,特别是高血钾或低血钾均可导致严重后果,应注意监测。

(2)血管紧张素转换酶抑制剂与血管紧张素受体阻滞剂:ACEI 是被证实能降低心衰患者病死率的第一类药物,也是循证医学证据积累最多的药物,是公认的治疗心衰的基石和首选药物。所有 LVEF 下降的心衰患者必须且终身使用,除非有禁忌证或不能耐。此类药物的禁忌证为:曾发生致命性不良反应如喉头水肿,严重肾功能衰竭和妊娠妇女。对双侧肾动脉狭窄,血肌酐＞265.2mmol/L,血钾＞5.5mmol/L,伴症状性低血压(收缩压＜90mmHg),左心室流出道梗阻(如主动脉瓣狭窄,肥厚型梗阻性心肌病)等情况应慎用。

ACEI 应从小剂量开始,逐渐递增,直至达到目标剂量,一般每隔 1～2 周剂量倍增 1 次。滴定剂量及过程需个体化。调整到合适剂量应终生维持使用,避免突然撤药。应监测血压、血钾和肾功能,如果肌酐增高＞30％,应减量,如仍继续升高,应停用。

ACEI 目前种类很多,各种 ACE 抑制剂药理学的差别如组织选择性、ACE 结合部位不同等,对临床应用影响不大,均可选用。卡托普利为最早用于临床的含巯基的 ACE 抑制剂,用量为 12.5～25mg 每日 2 次;贝那普利半衰期较长并有 1/3 经肝脏排泄,对有早期肾功损害者较适用,用量为 5～10mg 每日 1 次;培哚普利亦为长半衰期制剂可每日用 1 次 2～4mg。其他尚有培哚普利、雷米普利、福辛普利、咪达普利、赖诺普利等长效制剂均可选用。

ACE 抑制剂的副作用有低血压、肾功能一过性恶化、高血钾及干咳。

血管紧张素受体阻滞剂(ARBs),其阻断 RAS 的效应与 ACE 抑制剂相同甚至更完全,但缺少抑制缓激肽降解作用。当心衰患者因 ACE 抑制剂引起的干咳不能耐受者可改用 ARBs,如坎地沙坦、氯沙坦、缬沙坦等。与 ACE 抑制剂相关的副作用,除干咳外均可见于应用 ARBs 时,用药的注意事项也类同。

(3)β 受体阻滞剂:临床越来越多的试验已证实 β 受体阻断剂对扩张性心肌病、缺血性心肌病的心衰有改善心功能、提高远期预后的作用。常用药如美托洛尔、比索洛尔、卡维地洛。此类要开始使用量宜小,如美托洛尔 6.25mg 开始,以后逐步增加剂量以期达目标剂量,通常心率降至 55～60 次/分的剂量为目标剂量或最大可耐受剂量。对于因心衰加重住院的患者,如果患者已长期口服 β 受体阻滞剂治疗,在无禁忌证或无血流动力学不稳定的情况下可以继续服用。对于未口服 β 受体阻滞剂的患者,待病情稳定(4 天内未静脉用药,已无液体潴留并体重恒定)后,从极小剂量开始加用,2～4 周加量。

(4)醛固酮受体拮抗剂:醛固酮对心肌重构,特别是对心肌细胞外基质促进纤维增生的不良影响独立和叠加于 An 克Ⅱ的作用。衰竭心脏心室醛固酮生成及活化增加,且与心衰严重程度成正比。长期应用 ACEI 或 ARB 时,起初醛固酮降低,随后即出现"逃逸现象"。因此,加用醛固酮受体拮抗剂,可抑制醛固酮的有害作用,对心衰患者有益。新指南建议:MRAs 适用于已接受 ACEI/ARB 及 β 受体阻滞剂治疗而仍然持续存在症状(心功能Ⅱ-Ⅳ级)、LVEF≤0.35 的所有心力衰竭患者(Ⅰ类推荐,证据水平 A 级)。起始剂量为螺内酯 25mg/d 或依普利酮 25mg/d,靶剂量为螺内酯 25～50mg/d 或依普利酮 50mg/d。血钾＞5.0mmol/L、肾功能受损者(肌酐＞221mmol/L)不宜应用。

(5)伊伐布雷定:伊伐布雷定是首个高度特异性超极化激活通道(If)阻滞剂,以剂量依赖性方式抑制 If 电流降低窦房结节律,由此减慢心率,而对心内传导、心肌收缩力或心室复极化无影响。适用于窦性心律的 HF-REF 患者。使用 ACEI 或 ARB、β 受体阻滞剂、醛固酮受体拮抗剂,已达到推荐剂量或最大耐受剂量,心率仍然≥70 次/分,并持续有症状(NYHAⅡ～Ⅳ级),可加用伊伐布雷定,不能耐受 β 受体阻滞剂、心率≥70 次/分的有症状患者,也可使用伊伐布雷定。起始剂量 2.5mg、2 次/日,根据心率调整用量,最大剂量 7.5mg、2 次/日,患者静息心率宜控制在 60 次/分左右,不宜低于 55 次/分。

(6)正性肌力药

1)洋地黄类药物:①洋地黄适应证:洋地黄苷能增强心肌收缩力,改善心室排血功能,增加心排血量和射血分数,促进利尿作用,降低衰竭心脏中较高的舒张末压和容积以及收缩末期容积,最后减小肺淤血和体循环压力升高带来的症状。对慢性缺血性心脏病、高血压、瓣膜病或先天性心脏病所带来的容积或压力负荷所致的心功能不全均甚有益。尤其在那些合并房颤、房扑和心室率增快者,更为有效。对心肌病、脚气性心脏病、单纯二尖瓣狭窄、甲亢、肺心病(肺部疾病未治前)、慢性缩窄性心包炎等病的疗效较差,需慎用。②给药方法:对慢性心衰病人多采用缓慢的给药方法,即以地高辛的一般维持剂量(0.125mg/d)持续给药,约 5 个半衰期(7 日)即可达到稳定的血药浓度,发挥其强心作用。在此基础上,根据心衰控制的情况可增减用量。③洋地黄中毒:最早的表现是食欲不振、恶心、呕吐。洋地黄中毒心律失常以室性早搏为最常见,往往呈二联律。非阵发性房性心动过速伴不同程度的房室传导阻滞是洋地黄中毒表现。慢性洋地黄中毒可以逐渐发生,表现为心衰的加重、体重减轻、恶液质、神经痛、男性乳房发育增生、黄视和谵语等。④洋地黄中毒的治疗:出现洋地黄中毒引起心律失常时,首先应停药,口服或静脉钾盐补充,并给予苯妥英钠、利多卡因或心得安治疗。但在有房室传导阻滞和高钾血症时,禁用钾盐。有严重心衰和房室传导阻滞时不能用心得安。有完全性房室传导阻滞出现时,应及时安装临时起搏器。纯化的洋地黄抗体或其 Fab 片段的抗体均为治疗洋地黄中毒的有效武器。

2)非洋地黄类正性肌力药物:肾上腺素能受体兴奋剂:多巴胺是去甲肾上腺素的前体,其作用随应用剂量的大小而表现不同,较小剂量[2～5μg/(kg·min)]表现为心肌收缩力增强,血管扩张,特别是肾小动脉扩张,心率加快不明显。这些都是治疗心衰所需的作用。如果用大剂量[5～10μg/(kg·min)]则可出现不利于心衰治疗的负性作用。多巴酚丁胺是多巴胺的衍生物,可通过兴奋 β_1 受体增强心肌收缩力,扩血管作用不如多巴胺明显,对加快心率的反应也比多巴胺小。起始用药剂量与多巴胺相同。

磷酸二酯酶抑制剂:其作用机制是抑制磷酸二酯酶活性促进 Ca^{2+} 通道膜蛋白磷酸化,Ca^{2+} 通道激活使 Ca^{2+} 内流增加,心肌收缩力增强。目前临床应用的制剂为米力农,用量为 50μg/kg 稀释后静注,继以 0.375～0.75μg/(kg·min)静脉滴注维持。

此类药物仅限于重症心衰完善心衰的各项治疗措施后症状仍不能控制时短期应用。

4.器械治疗

(1)心脏再同步化治疗(CRT):是通过双心室起搏的方式治疗心室收缩不同步的心力衰竭患者。2005 年公布的欧洲心脏病协会慢性心力衰竭治疗指南中,推荐 CRT 作为患者心衰治疗的 I 类指征,适应证如下:QRS≥120ms,左室的射血分数 EF≤35%,NYHA 分级 III-IV 级心衰,充分药物治疗无效的患者。2012 年欧洲心脏病协会慢性心力衰竭治疗指南扩展了心脏再同步化治疗(CRT)的适应证,推荐 CRT 也可用于 NYHA II 级患者。

(2)植入性心律转复除颤器(ICD):心衰病人常有心律不齐,约 78% 的病人有室性早搏或二联律,45% 有短阵室速。室速有猝死的危险,猝死占心衰病人死亡原因的 50%。因此,对这些病人要给以预防措施,防止猝死。现临床上已将体内除颤仪预防性用于慢性心衰病人。多中心 ICD 植入经验表明,ICD 对有心肌梗死史和左室射血分数小于 0.30 的心衰病人有益。

(3)体外超滤治疗(CRRT):一些晚期心衰和肾功能不全患者对利尿剂不敏感,CRRT 能够在较短的时间内安全排除大量液体,既能改善血流动力学又能增加运动高峰氧耗从而缩短住院时间,降低医疗费用。

(4)左室辅助装置(LVAD):终末期心衰患者生活质量较差,死亡率非常高,是植入左室辅助装置(LVAD)的潜在人群。虽然心脏移植(CTX)有高达 1 到 10 年的存活率,但器官供体有限。由于技术进步和成功植入的可靠性,使 LVAD 无论是作为进行 CXT 的过渡治疗或最终的治疗,都成为这些患者的合理选择。

六、专家经验

(一)施今墨辨治心衰经验

施今墨认为本病以心气心阳不足为多,或有心气心阴(血)虚者。其临床发作症状,则呈气逆

（滞）血瘀（郁）、水气泛滥为要。若以心脾两虚之证为主，而呈心悸气短、纳差肢肿、失眠神疲者，则用归脾汤、柏子养心丸以益气养血、补心健脾。若以水肿为主，当判断证候虚实。虚证为心气（阳）不足，肾阳虚衰。轻则益气强心、通阳利水，药如黄芪、党参、桂枝、茯苓，只从心阳治疗即可收效；重则宜温肾壮阳、利水消肿，以附子、白术、桂枝、黄芪、防己为主，并用金匮肾气丸、滋肾通关丸，必须心肾同治，方有作用。水肿重症，拟活血、行气、利水之法，以气滞血瘀、水气泛滥为标实图治；若水道通利，腹水见消，即改用桂附八味丸缓补脾肾而效。

（二）赵锡武以强心扶阳、宣痹利水为主，配合"治水三法"论治心衰

赵锡武认为本病证属心肾阳衰，水气上逆，凌心犯肺。肺满、喘促、心悸诸症较为常见。其心悸之治非补益气血、养心复脉之所能，当取强心扶阳、宣痹利水之真武汤为主，辅佐"开鬼门""洁净府""去菀陈莝""治水三法"，方能奏效。临床上，病人多见水肿消而复现，究其原因在于盖因水肿之为病，虽然在水，而根本矛盾是由于心功能不全所造成。"治水三法"只是治水之标，故水消而复肿，所以必须以强心温肾利水之真武汤为主，辅佐上述利水三法，心肾同治，方能水消而不复肿，以符合治病必求其本之意。

（三）周仲瑛"益阴助阳，活血通脉"为主治疗心衰

周老认为慢性心衰属于本虚标实，气（阳）虚而瘀，水饮上犯心肺。由于气（阳）虚血滞，脏腑气化功能障碍，水液输布失常，使体内水湿痰饮潴留，以致本虚与标实互为因果，且尤以血瘀为其主要病理因素。由此确立以"益阴助阳、活血通脉"为主要治法，温养心肾以治本，注意阴中求阳；活血通脉以治标，血行则痰化、饮祛、水行。周老强调慢性心衰辨证的脏腑整体观：心衰不仅要治"心"，还要兼顾心与其他脏腑的密切联系，如肺心同病、脾虚水停、肝血瘀滞，但尤以心肾为重点。

（四）张琪益气温阳，利水化瘀论治心衰

张琪认为心衰病机以心肾阳虚为本，血瘀水停为标。心阳鼓动无力，心气不能正常推动血液运行为病之本；瘀血、水饮等病理产物阻滞为病之标。心阳虚衰、血络瘀阻证治以益气温阳、活血通络，方予调心饮子加减，药用人参15g，黄芪25g，甘草20g，小麦50g，红枣5枚，附子（先煎）、桂枝、麦冬、五味子、红花各15g，丹参20g，鸡血藤30g，赤芍15g。心肾阳衰、水气凌心、血络瘀阻证治以益气温阳利水，方予温阳益心饮加减，药用人参、附子各15g，茯苓20g，白术15g，白芍20g，桂枝、生姜各15g，泽泻、丹参各20g，红花15g，葶苈子20g，甘草15g。

（五）颜德馨从气血平衡论治心衰

颜老认为心衰病程缠绵，是本虚标实之证，病机关键点是心气阳虚，心血瘀阻，提出"有一分阳气，便有一分生机""瘀血乃一身之大敌""久病必有瘀，怪病必有虚，气为百病之长，血为百病之胎"的辨证观点，善用气血辨证进行治疗，或从气治，或从血治，或气血同治，随证而施。临床上把握心气阳虚、心血瘀阻的治疗原则即可把握心衰的辨证规律。心气阳虚为主者，以温运阳气为重要法则。心血瘀阻为主者，行气活血是关键。据此制定温运阳气方、行气活血方。温运阳气方药物组成为熟附子6g，炙麻黄9g，细辛4.5g，生蒲黄9g（包煎），丹参15g，葛根15g。行气活血方药物组成为桃仁9g，红花9g，赤芍9g，当归9g，川芎9g，生地黄12g，柴胡4.5g，枳壳6g，牛膝9g，桔梗6g，降香2.4g，黄芪15g，每于辨证论治基础上加以下药对：①附子配半夏：两药合用，同气相求，具温阳化饮，降逆散结之效。②黄芪配葶苈子：攻补相兼，一升一降，升则补宗气以扶正，降则泻肺气以消水，用治心水证有固本清源之效。③泽兰配益母草：两药相配，相须而施，活血利水，瘀水同治，用治"血不利则为水"之证，有"菀陈则除之"之功效。

（六）邓铁涛"五脏相关，阴阳分治"心衰

邓老认为心衰为本虚标实之证，以心阳亏虚为本，瘀血水停为标。五脏相关，心为本，他脏为

标。治疗上阴阳分治,以温补阳气为上。心衰主要可分为两大类型,即心阳虚型与心阴虚型,故立温心阳和养心阴为治疗心衰的基本原则,代表方为暖心方(红参、熟附子、薏苡仁、橘红等)与养心方(生晒参、麦冬、法半夏、茯苓、田三七等)。在此基础上,血瘀者加用桃红饮(桃仁、红花、当归尾、川芎、威灵仙)或失笑散,或选用丹参、三七、鸡血藤等;水肿甚者加用五苓散、五皮饮;兼外感咳嗽者加豨莶草、北杏仁、紫菀、百部;喘咳痰多者加紫苏子、白芥子、莱菔子、胆南星、海浮石;湿重苔厚者加薏苡仁。喘咳欲脱之危症则用高丽参合真武汤浓煎频服,配合静脉注射丽参针、参附针,或参麦针,以补气固脱。在心衰用药方面,邓老补气除参、芪、术、草之外,喜用五爪龙,且用量多在30g以上。对于心衰的辨治,强调病证结合,灵活变通。根据心衰的不同病因,适当调整治疗方案。病因为冠心病者,多见气虚夹痰、痰瘀互结,可用温胆汤加人参、白术、豨莶草、田三七等,以益气祛痰、温阳通脉。若属阴虚,则多用温胆汤合生脉散加减。病因为风湿性心脏病者,每有风寒湿邪伏留,易反复发作,治疗则在原基础上加用威灵仙、桑寄生、豨莶草、防己、鸡血藤、桃仁、红花以祛风除湿。病因为肺源性心脏病者,可配合三子养亲汤、猴枣散,鹅管石、海浮石等温肾纳气,降气平喘。病因为高血压性心脏病者,大多数肝阳偏亢,则需配合平肝潜阳法,常用药物有草决明、石决明、代赭石、龟板、牡蛎、钩藤等 6 原有糖尿病或甲亢的患者,证候多属气阴两虚,治疗一般以生脉散加味。糖尿病患者可加山茱萸肉、桑螵蛸、玉米须、仙鹤草、怀山药等,怀山药用量宜大,一般 60～90g;甲亢者则加用浙贝母、生牡蛎、山慈菇、玄参等,以化痰软坚、散结。

（七）陈可冀从"虚""瘀""水"统领心衰病机

陈可冀院士认为慢性心力衰竭的病机可用"虚""瘀""水"三者概括,并强调了气血失调是人体疾病产生的重要病理基础,故有"百病皆生于瘀"之说,提示多种疾病在其发展过程中均可贯穿着气血失调的病理变化,从而出现"血瘀"的共同征象。在治疗心衰时病证结合,方中寓法,法中有方,治疗时常中达变,灵活变通,切中病机,善用活血化瘀法。①气虚血瘀型运用加味保元汤(由人参、黄芪、甘草、肉桂、丹参、川芎、赤芍组成)。②中阳虚衰、水湿内停型运用苓桂术甘汤加味(基本方:茯苓、桂枝、白术、炙甘草、丹参、桃仁)。③肾阳虚衰、水饮凌心型运用真武汤化裁(基本方为:茯苓、芍药、生姜、白术、附子、丹参、桃仁)。

（八）李可倡导扶阳论治心衰

李可擅于运用破格救心汤救治心衰垂危重症,该方以附子 30～200～300g,干姜 60g,炙甘草 60g,高丽参 10～30g,山茱萸净肉 60～120g,生龙骨粉、生牡蛎粉、活磁石粉各 30g,麝香 0.5g组成。本方以四逆汤合参附龙牡救逆汤及张锡纯氏来复汤重用附子、山茱萸肉加麝香而成。方中使用大剂量附子,以大剂量甘草兼制附子的毒性。重用山茱萸肉、生龙骨、生牡蛎,认为山茱萸肉一味,"大能收敛元气,固涩滑脱。收涩之中,兼条畅之性,故又通利九窍,流通血脉,敛正气而不敛邪气"。

七、难点和关键

（一）如何有效的控制心衰的复发、降低再次住院率

心衰的复发不但加重心衰的进程,而且导致医疗费用的增高。虽然目前中西医在治疗心衰方面取得较大进展,患者在住院期间心衰症状控制,但出院后由于心衰患者抵御能力差,感染难以控制,心律失常药物的致心律失常作用,及利尿剂导致电解质失衡等,均可引起心衰的复发,导致再次住院率增高,导致医疗费用持续攀高,给患者、家庭和社会带来沉重的负担。问题解决关键:

1.重视心衰缓解期"脾土生金"心病日久,脏腑之气渐衰。肺为娇脏,不耐寒热,易受邪侵。肺主皮毛,而皮毛又是防御外邪的主要屏障。肺气虚,不能宣发卫气外达以卫外,则抵抗力差,每易招致外邪而致病。临床常见心衰者易因外感而诱发或加重,脾肺又是母子之脏,调理脾胃以"培土生金",又可增强肺主皮毛,卫外为固的作用,从而抵御外邪入侵,消除心衰发作的诱因,起到"未病先

防"的作用。

2.重视"心脾同治" 李东垣说:"心主神,真气之别名也,得血则生,血生则脉旺。"临床上,常见于缺血性心脏病、心肌病、先天性心脏病等引起的慢性心功能衰竭,患者表现为面色㿠白,胸闷喘促,心悸而烦,善忘神怯,气短,失眠,舌质淡红,苔薄白,脉细弱或结代。治当心脾同治,健脾益气,以补血养心。心衰患者常因心律失常而诱发,心律失常的发生除与原发病有关外,还与心衰患者胃肠道淤血致电解质摄入不足,以及利尿剂导致电解质失衡有关。我们认为,心病及脾,脾虚不能运化水谷,可见胃纳差,腹胀,脾之功能失司,则周身气血运行不畅,生化无源,必然会诱发和加重心衰的发生。我们通过调理脾胃,促进胃肠消化吸收功能,从而截断心律失常之源。

3.适当锻炼身体 但不能过劳,因"劳则气耗";提倡坚持气功、太极拳、八段锦等运动,这些运动不但能促进气血周流,增强抗病能力,而且能锻炼心脏,提高心脏储备力,起到"治本"作用。

(二)射血分数保留的心力衰竭的治疗

由于引起射血分数保留的心力衰竭的病理生理机制与射血分数降低的心力衰竭不相同,临床上主要应针对引起舒张功能不全的影响因素和发病机制进行治疗。问题解决关键:

1.缓解肺淤血的症状主要是减轻前负荷,减少回心血量。应低盐饮食,适量地应用中西药利尿剂(如泽泻、猪苓、茯苓以及双氢克尿噻、呋塞米等),活血通脉中药如川芎、丹参、桃仁等,硝酸盐类的静脉扩张剂(如硝酸甘油静滴)。但应避免过度用药,致使前负荷降得太低,左室舒张末期容量过低,心排出量受影响。

2.维持窦性心律及正常的心房收缩功能,尽可能地积极纠治心房纤颤,维持正常的心房心室激动顺序。

3.控制心室率,增加心室充盈时间心率控制在 60～90 次/分。钙拮抗剂硫氮酮等可减少钙离子进入细胞内,具有负性肌力作用,并能扩张冠状动脉,增加等容舒张期时间及等容舒张期时的冠脉充盈量。中药防己、川芎、藁本、海金沙、葶苈子、丹参、赤芍、桃仁、红花、牡丹皮、桑白皮、柴胡、绵茵陈、薏苡仁等亦有钙离子拮抗作用,故可在辨证用药的基础上选加以上中药以提高疗效。

4.针对基本病因的治疗高血压病者,应早期治疗,并在降压治疗过程中,设法预防和逆转左心室的肥厚。临床上常选用血管紧张素转换酶抑制剂(如卡托普利、依那普利等)、钙拮抗剂(如硫氮酮等)以及 β 肾上腺素能受体阻滞剂(如美托洛尔等)。双氢克尿噻虽可降压,但无逆转左心室肥厚的作用。肥厚型心肌病患者常被推荐使用的有钙拮抗药。冠心病者常采用钙拮抗药及 β 受体阻滞药,并合用活血通脉中药以及硝酸盐类药物,前两者能减慢心率,延长舒张期心室充盈时间,改善充盈量,并降低心肌耗氧量,减轻心肌负担,预防和治疗心肌缺血。对于主动脉瓣狭窄、心包缩窄者建议早期手术治疗,改善心脏的舒张功能。现代药理研究显示,中药黄芪、何首乌、白芍、泽泻、海金沙、胆南星、法半夏等具有抑制血管紧张素作用,防己、川芎、藁本、海金沙等有钙离子拮抗剂样作用,中药淫羊藿、佛手、葛根、灵芝等有阻滞 β 肾上腺素能受体的作用。因此,我们应在辨证的基础上根据以上原则适当选用上药,既体现了中医辨证施治的原则,又能发挥现代医学的特长,攻克难点。

5.避免使用动脉扩张剂及正性肌力作用的药物。

6.改善左室舒张功能的中药的应用药理研究表明,肉桂(水提物及挥发油)、丹参、当归、益气活血方(党参、黄芪、川芎、丹参等)可改善心脏舒张功能,故可在辨证用药精神指导下参考选用。

(三)如何早期干预,预防心衰进展

现代医学除心功能分级外,目前又把心衰分为 ABCD 四个阶段,新指南更加突出四阶段的划分,认为心衰处理上应兼顾预防与治疗,针对 AB 阶段无症状的患者进行提前治疗的预防新观点。

　　问题解决关键:心衰是一种慢性、自发进展性疾病,很难根治,但可预防。心衰的阶段划分正是体现了重在预防的概念,其中预防患者从阶段 A 进展至阶段 B,即防止发生结构性心脏病,以及预防从阶段 B 进展至阶段 C,即防止出现心衰的症状和体征,尤为重要。因此,现代医学越来越强调预防在心血管疾病上的作用,对各种病因导致的心衰而言,预防心衰仍有积极意义,这种将干预心衰发展能提前到尚未出现明显的"充血性"症状之前的思路,与中医学理论"治未病"思路不谋而合,可以发挥中医药"未病先防、已病防变"的优势。目前冠心病、高血压已成为心衰的两大基础病因,针对此两大病因治疗,加强中医药干预是现阶段临床研究的重大课题。大量研究已提示中医药在干预心室重构心肌细胞肥大、凋亡和心肌纤维化等方面有一定作用,可推测中医药在 AB 阶段进行干预,是否可阻断或延缓心衰的进程。因此,可考虑针对心衰发生发展的全过程开展基础研究,明确中医药早期干预的作用和靶点,为临床研究提供基础证据;在临床上也需进行循证医学的探索。

　　(四)顽固性心力衰竭的治疗

　　顽固性或称难治性心力衰竭,一般指经过常规的抗心力衰竭治疗,但疗效不佳或心衰的临床表现继续恶化者。临床上常有显著水肿,甚至各浆膜腔积液;利尿剂效果不明显或无效;对洋地黄类药物耐受性很差,极易出现中毒表现。

　　问题解决关键:

　　1.评估治疗措施是否恰当有力

　　(1)是否严格控制水盐摄入:严格控制病人饮食的水盐以及补液量是控制心衰的首要措施。尤其是遇有稀释性低钠血症时,应严格限制水的入量。

　　(2)利尿剂是否应用恰当:我们通过临床实践发现,坚持服用小剂量利尿剂能较好地控制心衰的反复发作。除非是水肿严重,我们一般不主张使用大剂量的利尿剂。因为通常小剂量利尿剂即可达到疗效,且能避免引起水电解质紊乱以及由此所致的心律失常。一般常用剂量为双氢克尿噻12.5～25mg,每日 1 次,注意适当补钾,或合用安体舒通 10～20mg,每日 1 次。亦可配合使用利尿作用较强的中药如茯苓皮、猪苓、泽泻、车前草等,在心衰水肿明显时,可以短时大剂量使用上述药物,均可用至 30g,亦可按照证型的需要选取不同的利尿中药,如:心衰水肿脾肾两虚选用黄芪、白术、肉桂、山茱萸等;心衰水肿肺热咳嗽选用黄芩、鱼腥草、半边莲、桑白皮、葶苈子等。

　　(3)洋地黄的使用:传统的洋地黄药物依然不可被其他药物取代,因为近年发现洋地黄类能改善神经内分泌紊乱,对心衰远期死亡率的影响正在观察中,提倡小剂量,谨防中毒。具有类洋地黄样的中药有很多,如黄花夹竹桃、万年青、羊角拗、杠柳、福寿草、八角枫、铃兰、北五加皮、葶苈子等皆含有强心苷,虽然其强心作用很强,但毒副反应也很大,故应用时应慎重,其中鹿衔草 10～15g、福寿草 9～15g、北五加皮 3～6g、葶苈子 10～15g,药性相对较缓和,常用剂量也是安全的。此外,白薇、玉竹也含有少量强心苷,可按常规剂量应用于心衰而有阴虚征象者。

　　(4)血管扩张剂:既可降低后负荷增加心排血量,又能改善淤血症状,但过度使用反而有害,尤其是影响了重要脏器的血液灌流时。一般情况可在辨证用药的基础上选加具有扩张血管作用的中药例如人参、天麻、白术、川芎、肉桂、益母草、鹿衔草等,在紧急情况下可以选用酚妥拉明、硝普钠、硝酸甘油静滴,但疗程不宜长。

　　(5)RAS 转换酶抑制剂:是目前唯一被证实能改善心衰远期预后的药物,因其有防止心室重构、抑制心血管局部 RAS 系统的作用,而且不伴交感激活,并改善低钠血症,故备受重视,具有ACEI 样作用的中药有黄芪、何首乌、白芍、泽泻、海金沙、青风藤、胆南星、法半夏、板蓝根、海风藤、瓜蒌、青木香、野菊花、细辛等,可辨证选用,在心衰的前期使用可能病人获益更大。

　　(6)适当使用改善心肌代谢的药物:在一般治疗的基础上,酌用改善心肌代谢的药物,如养心的生脉液以及极化液、辅酶 Q10、万爽力和维生素 B、C 等。

(7)近年来,小剂量的 β 受体阻滞剂也被鼓励用于顽固性心衰患者,尤其是扩张型心肌病患者。因 p 受体阻滞剂可增加心肌的 β 受体密度,从而改善心衰症状,且能延长病人生命。具有 β 受体阻滞剂作用的中药如佛手、淫羊藿、葛根、灵芝等,可辨证使用。

2.其他特殊措施的运用　重度水肿或稀释性低钠血症难以纠正时,可用人工肾超滤去除过多的水分。对某些肥厚性心肌病,双腔起搏可部分改善心衰症状,人工心脏和机械辅助循环只能暂时过渡以维持生命。心脏移植可能是心脏极度扩大,保守治疗无效者唯一的生存希望,但供体来源十分困难,且手术费用昂贵,限制了使用。在阐明了心衰发生发展的分子细胞学机制后,基因治疗前景诱人,已有转换 β 肾上腺素能受体基因心肌细胞使收缩力大增的报道。临床医师应尽量防止心衰由代偿向失代偿转变,纠正心肌细胞功能异常,才能改变目前对顽固性心衰无满意治疗方法的局面。

(五)心衰合并症或并发症的中医药干预环节

对于心衰患者出现利尿剂抵抗、肺部感染、低血压状态、胃肠功能紊乱、心律失常等并发症,如何寻求中医药干预环节,早期介入,发挥中医药优势,亦是一大难点。临床实践表明,中医药可能在以下一些并发症上的某些阶段存在优势,值得进一步研究。

1.心衰合并利尿剂抵抗　利尿剂抵抗是指在足量应用利尿剂的条件下,心衰患者水肿持续存在,在心衰患者中的发生率约为 1/3,这与利尿剂的药效学和药动学改变都有关系。利尿剂抵抗与总死亡率、猝死和泵衰竭导致的死亡独立相关。对于心衰合并利尿剂抵抗,大量利尿剂效果不佳,同时容易出现电解质失衡。通过中药治疗,效果显著。心力衰竭利尿剂抵抗以阳虚水泛,瘀血内停较为常见。原有心系疾患且症见肢体或全身水肿,心悸胸闷,喘促,四肢沉重疼痛,食欲差,小便短少,舌质淡胖,苔白或有瘀斑,脉沉迟无力或结代。治宜温阳益气,活血利水。加用温阳活血利水药物:猪苓、茯苓、葶苈子、车前子、桂枝等。方剂可选用疏凿饮子或导水茯苓汤。

2.心衰合并肺部感染　肺部感染加中药可减轻症状、化痰,促进炎症吸收,减少抗生素使用。轻度肺部感染可以纯中医治疗,一般以夹痰证为主,在原方基础上加用化痰中药,痰热加黄芩、瓜蒌皮、桑白皮、鱼腥草、浙贝母等,痰湿加杏仁、苏子、白芥子等。

3.心衰合并低血压状态　低血压状态,因心衰患者需要长期服用 ACEI、β 受体阻滞剂等药物,均有降压作用。心衰合并低血压,西药使用受限,可加强回阳救逆、益气固脱中药:红参、熟附子、黄芪、枳壳、山萸肉等。

4.心衰合并胃肠道症状　胃肠道症状因心衰患者胃肠淤血,西药效果不佳,予以中药治疗改善症状。维持原来心衰的辨证,在原方基础上加用降气止逆类中药:川朴、法半夏、生姜、木香、旋覆花、代赭石。

5.心衰合并心律失常　指既有心力衰竭又合并有室上性及室性心律失常,包括房颤、室上性心动过速、房室传导阻滞、室性早搏、非持续性室性心动过速、持续性室性心动过速、室扑及室颤等。心衰合并心律失常,西药抗心律失常副作用大,予以中药治疗可减轻心律失常,改善症状。当心衰患者出现非致命性心律失常时,维持原来心衰的辨证,在原方基础上加减:快速性心律失常加养阴镇静药物:珍珠母、黄连、苦参、酸枣仁、柏子仁;缓慢性心律失常加温阳药物:炙麻黄、熟附子、细辛。

治疗重症心律失常,我们主张采用综合疗法。因重症心律失常,病理环节复杂,单一治疗势必不利疗效的提高,如采用温阳益气、活血化瘀、养阴复脉等这些治法的综合应用。除此之外,给药途径、治疗手段的多样化,也有助于疗效的提高。中西医结合,取长补短,协同作用,提高疗效已为各地医家达成共识。

八、预后、预防与调护

(一)预后

慢性心力衰竭一旦发生,其预后较差,心衰的病死率仍然很高,3年内病死率约30%,5年病死率约50%,对于病情严重者(纽约心脏协会分级Ⅳ级者)1年内病死率可高达50%～70%,病死者约有一半死于进行性泵衰竭,另一半死于心律失常所致的猝死。据2010年美国心脏协会更新报告显示,心力衰竭患者30天的标化危险死亡率和再住院率分别为10.8%和24.5%,国外其他研究也提示,心力衰竭患者3～6个月内的再入院率27%～50%或6个月的联合再住院或死亡率为41.2%～52.8%,而1年的全因死亡率高达30%。

(二)预防

1.去除或缓解基本病因 心衰是各种心脏疾病发展至严重阶段的一种综合表现,其原发病因大多可以查找,原发病因未能消除,是心衰难以解除的根本原因。先天性心脏病、风湿性心瓣膜病、老年性瓣膜病、室壁瘤等,内科治疗难以生效,须借助手术方能根治。缺血性心肌病心力衰竭患者伴心绞痛,左室功能低下但证实有存活心肌的患者,冠状动脉血管重建术可望改善心功能。但高血压性心脏病、甲亢性心脏病、贫血性心脏病、病毒性心肌炎、风湿性心肌炎等既可以是心衰的原发病因,亦可成为心衰的诱因,若能及时有效地治疗,其效果大多良好。因此,降压、抗甲状腺药物的应用、输血、肾上腺皮质激素的使用等是非常必要的。

2.去除诱发因素 病者精神情绪紧张、作息安排不当、过度的体力劳动、未能充分有效地休息、过咸饮食致水钠潴留加重心脏负担,使心衰难以缓解。教育病人正确认识疾病,使精神情绪松弛下来,让脑神经得到充分休息。轻度心衰者仍可作轻度活动,但以不引起心悸气短为原则;重度心衰者虽然强调卧床休息,但亦要注意肢体活动,以防肌肉萎缩、盆腔及下肢静脉血栓形成,否则一旦发生栓塞,将会加重心脏负担,使心衰变得顽固难治。适当限制食盐,适当控制入水量。感染是各种诱因中最为常见的一种,任何部位的感染都可以诱发和加重心衰。因此,防治感染对心衰治疗有其重要意义。另外,治疗心律失常特别是心房颤动并快速心室率,纠正贫血、电解质紊乱,防治并发肺梗死等亦具有重要意义。

(三)调护

1.生活调护 临床稳定的心衰患者进行心脏康复治疗是有益的,心衰患者应规律的进行有氧运动,以改善心功能和症状。心衰Ⅰ级者不宜参加较重的体力劳动和体育活动,心衰Ⅱ级者应该限制其体力活动,心衰Ⅲ级者,则应卧床休息,但要鼓励病人作肢体运动以防血栓形成。

2.饮食调养

(1)饮食宜易于消化富于营养,例如鳙鱼、花斑鱼、甲鱼、兔肉、猪瘦肉、母鸡肉等。

(2)忌食肥腻、难消化的食物,如动物内脏、蛋黄、墨鱼、章鱼等高脂食品,忌食辛辣刺激物品,以及浓茶、咖啡等,戒烟戒酒。少食多餐,多食水果蔬菜。

(3)适当限制食盐,对于心衰水肿者,食盐可限制在2～5g之间,对含盐高的食品,例如咸菜、咸蛋、咸肉、酱油等亦应限制。

(4)可作饮食治疗的中药材有人参、西洋参、党参、黄芪、灵芝、茯苓、莲子、山药、冬虫夏草、地黄、黄精、麦门冬、沙参、玉竹、百合、陈皮、当归、川芎、三七、天麻、杜仲、薏苡仁、车前草、荠菜、茅根、葫芦、山楂等。

3.精神调理 保持室内环境清静,避免精神刺激,解除病人思想顾虑,增强战胜疾病的信心,保持良好的精神状态,以利疾病康复。

九、研究进展

中医药在防治心衰方面积累了丰富经验,然而一直未受到足够的重视。随着2013年9月当我国抗心衰中成药芪苈强心胶囊的循证医学研究成果第一次在《美国心脏病学会杂志》发表之后,中医药干预心衰的有效性才得到现代医学的充分肯定,如该杂志编辑部表示:"中医药让衰竭的心脏更加强劲,该研究开启了心力衰竭治疗协同作用的希望之门。"此后,新指南首次提到中药治疗心衰的研究,认为应重视和加强该领域的深入探索,更进一步显示了在CHF防治方面的良好前景。兹简要将心衰中医药临床诊疗情况介绍如下:

(一)心衰证候及证候要素研究

辨证分型是中医药防治慢性心衰的基础,但由于CHF病机复杂,辨证者的思路和方法不完全一致,目前尚没有形成慢性心衰证候的金标准,对慢性心衰深入研究带来了一定困难。一些学者通过现代文献,收集分析其病例资料中的证候频次等,在"病证结合"的框架下探索其证型分布的规律,所得到的研究结果对中医证候的规范化起到积极的作用。如邹旭等对心衰的证候调研后认为,CHF病机特点为本虚标实,以气虚、阴虚、阳虚为本,血瘀、痰浊、水饮为标;病位在五脏,以心、脾为主,与肺、肾、肝相关.中医证型以气虚痰瘀证为主,并随着病情加重呈现一定的演变规律。李小茜等对心衰症候进行调研后认为,与本病相关的证候要素分布主要有:病位类证素为心、肾、肺、脾;病性类证素按频次由多到少依次为:气虚、血瘀、阳虚、阴虚、阳脱、水停、痰、饮、阴竭、热、血虚。虚证单因素以心气虚证最为多见;虚证双因素则多见气阴两虚证;实证单因素以心血瘀阻证多见;实证双因素则以血瘀兼水停证为多;虚实夹杂证双因素则以气虚血瘀证为最常见证候;虚实夹杂证三因素以气虚血瘀兼水停证为多;虚实夹杂证四因素则以心脾阳虚兼血瘀水停证多见。收集全国17家中医医院924例CHF患者,对其中915例患者证候要素(证素)分布进行描述性统计分析并探讨其分布规律。结果认为:从不同心功能CHF患者的证素频率分布可以看出,气虚、血瘀贯穿CHF病变过程的始终,总体病性证素分布以气虚、血瘀、水饮、阴虚、痰浊、阳虚为主,随着心功能的恶化,CHF患者证素分布由气虚、血瘀、阴虚、痰浊为主向气虚、血瘀、阳虚、水饮为主转化。我国华北地区10家医院的340例慢性心衰急性加重期患者进行现场调查,虚证证素出现频次由高到低依次为气虚339(99.7%)、阴虚193(56.8%)、阳虚147(43.2%);实证证素出现频次由高到低依次为血瘀340(100%)、水饮298(87.6%)、痰浊190(55.9%)。出现最多的中医证候为气虚血瘀证339例(99.7%),在此基础上合并水饮或痰浊者为314例(92.4%)。累及病位按照频数排序分别为心(100%)、肾(100%)、肺(98.2%)、脾(75.0%)、肝(66.8%),累及3脏者占98.2%以上、累及4脏者占74.4%以上、累及5脏者占50.6%。

由以上证候调查研究结果不难看出,心衰总体上属本虚标实,以气虚血瘀为主要病机,虚证中除气虚外,尚有阳虚、阴虚,标实证上以血瘀为主,其他如痰浊、水饮等亦为常见标实证,虚实之间可互相为患,形成复杂的心衰病临床症候。因此,2014年慢性心力衰竭中医诊疗专家共识指出:心衰的基本中医证候特征为本虚标实、虚实夹杂。本虚以气虚为主,常兼有阴虚、阳虚;标实以血瘀为主,常兼痰、饮等,每因外感、劳累等加重。本虚是心衰的基本要素,决定了心衰的发展趋势;标实是心衰的变动因素,影响着心衰的病情变化,本虚和标实的消长决定了心衰发展演变。心衰中医基本证候特征可用气虚血瘀统驭,在此基础上可有阴虚、阳虚的转化,常兼见痰、饮。

(二)辨证分型研究

以"虚""瘀""水"统领充血性心力衰竭中医病机,分为3型,结合中药进行辨证论治:气虚血瘀,加味保元汤;中阳亏虚、水饮内停,苓桂术甘汤加味;肾阳虚衰、水饮泛滥,真武汤化裁。

心衰心气虚是病理基础,心阳虚是疾病发展的标志,心肾阳虚是疾病的重度阶段,瘀血水停是病程中必然出现的病理状态。养心补肺、温阳利水、益气活血为治疗心衰的基本法则,根据不同病理阶段可具体分为养心补肺、益气养阴法,常用药物人参、党参、黄芪、麦冬、五味子、炙甘草、川芎、知母、酸枣仁、当归、茯苓、远志、生地黄、桂枝等,益气活血法,常用补阳还五汤、血府逐瘀汤等,温阳利水、补肾纳气法,常用真武汤。

心衰病理无外乎阳(气)虚、饮停、瘀血3种,故立温补阳气、化饮逐水、活血化瘀之法,其中温补阳气法基本方为补中益气汤、真武汤,旨在强心、扩血管、抗心肌缺血、调节物质代谢;化饮逐水法基本方为苓桂术甘汤,旨在利尿、扩血管、减轻心脏前后负荷;活血化瘀法基本方为补阳还五汤、血府逐瘀汤,旨在改善微循环、扩张血管、增强心脏耐受低氧及缺血的能力。

心力衰竭以本虚标实、虚实夹杂的证候为最多,本虚常以气阴虚、气阳虚两型统驭,标实均可兼血瘀,和(或)水饮,和(或)痰浊。治疗时气阳亏虚者宜益气温阳,附子、桂枝是常用中药,气阴亏虚者则多用麦冬、黄精、山萸肉等不致碍胃的益气养阴之品为佳。

本心衰按病情轻重分为稳定期和急性加重期。稳定期以气虚血瘀,气阴两虚、心血瘀阻,气虚血瘀、痰浊内阻,心阳亏虚、心血瘀阻,心阳亏虚、血瘀水停5个证型多见。急性加重期以阳虚水饮上犯、正虚喘脱两证常见。

经文献调研及全国专家问卷调查后总结心衰分为急性加重期和稳定期两个阶段进行中医辨证。急性加重期辨证为气虚血瘀水停,阳虚水泛、瘀血阻络2个证型;稳定期辨证为气虚血瘀、气阴两虚血瘀、气阳两虚血瘀3个证型。

(三)专病专方研究

以补益强心片治疗心衰90例,发现中医证候改善总有效率观察组为83.3%,对照组为83.3%,心功能改善总有效率为80%以上(P<0.05),说明补益强心片对心衰患者气阴两虚血瘀水停证有一定改善作用。

对华心素颗粒治疗心衰的有效性和安全性进行评价。采用多中心、双盲、双模拟设计,观察治疗前后纽约心功能分级、西医症状计分、中医证候计分、生活质量计分及安全性指标的改变。结果发现经治疗后两组指标均有显著改善,两组间差异无统计学意义;安全性指标无显著性改变。说明华心素颗粒可有效、安全地治疗心衰,效果与地高辛相当。

心宝丸(洋金花、鹿茸、人参、附子、肉桂、田七、麝香)是由广东省研究院研制的一种中药复方制剂,该药对病态窦房结综合征、心衰、心肌缺血和心律失常有很好的疗效,它在广泛的临床实验研究中都得到了医生和患者的肯定。对171例慢性心功能不全患者,口服心宝丸后心功能提高有效率为90.12%。研究结果表明,心宝丸对治疗冠心病、心衰和缓解心绞痛方面有显著的疗效。

运用益气强心饮治疗慢性心力衰竭患者,共选取56例,均在持原有西药治疗基础上,其中中药治疗组29例给予益气强心饮口服,8周后进行疗效评价。中药治疗组在改善慢性心衰中医证候、心功能等方面明显优于对照组(P<0.05)。提示益气强心饮可显著改善慢性心力衰竭患者症状,提高心功能。

运用参草通脉颗粒治疗慢性心力衰竭气虚血瘀水停证。本研究为多中心、随机、双盲、安慰剂平行对照研究。280例气虚血瘀水停型慢性心力衰竭患者以1:1比例随机分为试验组和对照组,两组在血管紧张素转化酶抑制剂、利尿剂和地高辛等西药治疗基础上,分别服用参草通脉颗粒或安慰剂,疗程12周。比较两组NYHA心功能分级、中医证候积分和左室射血分数(LVEF),并进行安全性评价。结果共有265例患者完成试验(试验组138例,对照组127例)。治疗后试验组NYHA心功能分级总有效率和中医证候积分总有效率均明显高于对照组(分别为94.2%vs55.90%,97.83%vs70.08%,P<0.01)。两组患者治疗前LVEF比较,差异无统计学意义(P>0.05);与本组治疗前比较,治疗后两组 LVEF 均明显增加(P<0.05),且试验组 LVEF 增加值明显大于对照组[(6.55±6.23)%vs(3.14±4.99)%,P<0.05]。两组不良反应发生率均为 0.71%(1/140)。结论参草通脉颗粒对 NYHA 分级属Ⅱ、Ⅲ级的气虚血瘀水停型慢性心力衰竭患者具有良好的疗效,且安全性良好。

运用九味强心汤治疗慢性心力衰竭。采用随机对照方法,对照组采用西医常规治疗,治疗组在对照组基础上加服九味强心汤,观察心功能 NYHA 评级、6min 步行试验(6MWT)距离来做比较。结果治疗组疗效优于对照组(P<0.05),提示九味强心汤治疗慢性心力衰竭疗效显著。

由于中西医是建立在不同理论体系之上,所以在很多方面存在很大的不同。中医药在逆转心衰进程、抑制心肌重构、改善患者预后方面具有良好治疗作用,在心衰合并低血压状态等情况的时候,则往往有其优势。此外,中医药干预心衰从宏观整体把握,又可随时根据患者具体情况实行个体化治疗,这个也是其优势之一。随着越来越多的研究投入及循证医学研究结果的出现,中医药防治心衰的有效性日益得到承认。2014 年芪苈强心胶囊在权威杂志 JACC 上的发表,标志着中医药的有效性及安全性完全可以接受循证医学的质疑,正像《美国心脏病学会杂志》所评价的"开启了心力衰竭治疗协同作用的希望之门"。因此,在临床实践过程中,我们应当努力寻找这样的切入点,拓宽中西医结合的契机,扬长避短,更好地发挥中医在心衰治疗中的作用。

第二节　急性心力衰竭

急性心力衰竭是指在静脉回流正常的情况下,由于心肌收缩或(和)舒张功能障碍,使心排血量绝对或相对低于全身组织代谢需要的综合征。急性心力衰竭临床上以急性左心衰竭最为常见,急性右心衰竭则较少见。急性左心衰竭指急性发作或加重的心功能异常所致的心肌收缩力明显降低、心脏负荷加重,造成急性心排血量骤降、肺循环压力突然升高、周围循环阻力增加,引起肺循环充血而出现急性肺淤血、肺水肿并可伴组织器官灌注不足和心源性休克的临床综合征。急性右心衰竭是指某些原因使右心室心肌收缩力急剧下降或右心室的前后负荷突然加重,从而引起右心排血量急剧减低的临床综合征。

慢性心力衰竭患者出现心衰加重是急性心衰的一种表现形式。慢性心衰的急性失代偿可以在短时间内急剧恶化,心功能失代偿,其促发因素中较多见为药物治疗缺乏依从性、严重心肌缺血、重症感染、严重的影响血流动力学。

急性心肌损伤或坏死可导致脏器功能障碍和末梢循环障碍,发生心源性休克。左心室收缩功能障碍可导致左心室舒张末压和肺毛细血管楔压(PWCP)升高,可发生低氧血症、代谢性酸中毒和急性肺水肿。右心室充盈压升高,使体循环静脉压升高、体循环和主要脏器淤血、水钠潴留和水肿等。神经内分泌激活交感神经系统和 RAAS 的过度兴奋原是机体在急性心衰时的一种保护性代偿机制,但长期的过度兴奋就会产生不良影响,使多种内源性神经内分泌与细胞因子激活,加重心肌损伤、心功能下降和血流动力学紊乱,这又反过来刺激交感神经系统和 RAAS 的兴奋,形成恶性循环。

急性心衰的流行病学过去 10 年中,美国因急性心衰而急诊、就医者达 1 千万例次。急性心衰患者中 15%～20%为首诊心衰,大部分则为原有的心衰加重。随着慢性心衰患者数量逐渐增加,慢性心功能失代偿和急性心衰发作已成为心衰患者住院的主因,每年心衰的总发病率为 0.23%～4.27%。

急性左心衰属于中医学心衰、心悸、怔忡、喘咳、痰饮、心痹等病证的范畴,其病名统一为"心衰病"。

一、病因病机

中医认为,心力衰竭是因邪毒侵袭、肺病日久、情志失调、饮食不节、年老体衰等共同作用而致,其中反复外感、过度劳累、情志不调是常见诱因,可使患者心气、心阳受到不同程度损伤,脏腑功能紊乱,血脉运行不畅,血液停滞,最终导致心力衰竭。

1.体质虚弱　先天禀赋不足,精气不充,或发育不全,可致心气虚损;或年老体衰,肾气已虚,心失温养至心气虚;或久患心疾,耗伤心气,至心气亏虚。

2.外邪入侵　以风寒湿及瘟疫之邪最常见,风寒湿邪反复侵袭而为痹,久痹则邪由脉络内舍于心;温邪上犯,顺传或者逆传于心,均可耗伤心气而发病。

3.饮食不节　嗜食肥甘厚腻、烟酒之品,导致痰浊内生,痰蕴日久,可阻于脉络,伤筋腐脉,致心脉不畅,日久因实致虚,心失充养而致心气亏虚。

4.久咳伤肺损心　肺主气,心主血;肺朝百脉,心主血脉。久咳损伤肺气,因"气为血帅",气虚无力运血,则肺络瘀阻,累及于心,心气亏虚而发病。

此外,情志失调、房事不节、劳倦、中毒等因素均可致心气受损而发为本病。

心衰为本虚标实之证,本虚为气虚、阳虚,标实为血瘀、水饮、痰浊。而急性心力衰竭的病理特点为标本俱病、虚实夹杂,其发病关键环节为"阳虚水泛"。心、肺、肾阳气不足,水湿不化,聚生痰饮;阳气亏虚,血脉流行无力,血行缓慢而瘀滞。水为阴邪,影响脾的运化功能,导致阳气化生和津液输布代谢障碍。水瘀互结,水饮凌心射肺。则引发严重的呼吸困难,如端坐呼吸和咳吐泡沫痰。水饮阻塞经脉,阳气不能布达于四末和肌肤,则汗出肤冷、四肢不温。

二、临床表现

国际上尚无统一的急性心衰临床分类。根据急性心衰的病因、诱因、血流动力学与临床特征做出的分类便于理解,也有利于诊断和治疗。

急性心衰可以突然起病或在原有慢性心衰基础上急性加重;大多数表现为收缩性心衰,也可以表现为舒张性心衰。发病前患者多数合并器质性心血管疾病。对于在慢性心衰基础上发生的急性心衰,经治疗后病情稳定,不应再称为急性心衰。

(一)症状

1.急性肺水肿　为急性左心衰竭的主要表现,多因突发严重的左心室排血不足或左心房排血受阻引起肺静脉及肺毛细血管压力急剧升高所致。当肺毛细血管压升高超过血浆胶体渗透压时,液体即从毛细血管漏到肺间质、肺泡甚至气道内,引起肺水肿。典型发作为突然、严重气急;每分钟呼吸可达30～40次,端坐呼吸,阵阵咳嗽,面色灰白,口唇青紫,大汗,常咳出泡沫样痰,严重者可从口腔和鼻腔内涌出大量粉红色泡沫液。发作时心率、脉搏增快,血压在起始时可升高,以后降至正常或低于正常;两肺内可闻及广泛的水泡音和哮鸣音;心尖部可听到奔马律,但常被肺部水泡音掩盖。

2.心源性休克　由于心脏排血功能低下导致心排血量不足而引起的休克,称为心源性休克。心排血量减少突然且显著时,机体来不及通过增加循环血量进行代偿,但通过神经反射可使周围及内脏血管显著收缩,以维持血压并保证心和脑的血供。临床上除一般休克的表现外,多伴有心功能不全,体循环静脉淤血,如静脉压升高、颈静脉怒张等表现。

(二)体征

急性左心衰一般可伴有左室扩大,二尖瓣听诊区可闻及收缩期吹风样杂音,听诊心率增快,可闻及舒张期奔马律,肺动脉瓣听诊区第二心音亢进。肺部听诊可闻及细小湿啰音。双肺听诊可闻及广泛的湿啰音及哮鸣音时则提示急性肺水肿。心源性休克发生时可出现血压下降,少尿,意识模糊,皮肤湿冷,面色苍白,四肢末端及口唇黏膜发绀。

三、实验室检查

（一）X线

可见心影增大,搏动减弱,肺淤血程度可判断左心功能损害的程度。

（二）心电图

心力衰竭本身无特异性心电图变化,但有助于心脏基础病变的诊断,如提示房室肥大、心肌缺血、心肌梗死、心律失常的诊断。

（三）超声心动图

超声心动图可用以了解心脏的结构和功能、心瓣膜状况,是否存在心包病变、急性心肌梗死的机械并发症以及室壁运动失调;可测定左室射血分数（LVEF）,检测急性心衰时的心脏收缩/舒张功能相关的数据。超声多普勒成像可间接测量肺动脉压、左右心室充盈压等,有助于快速诊断和评价急性心衰。

（四）心衰标志物

BNP/NT-proBNP的测定有助于心衰诊断和预后判断。BNP＜100ng/L时不支持心衰的诊断,NT-proBNP＜300ng/L,可排除心衰,其阴性预测值为99％。BNP/NT-proBNP浓度增高已成为公认诊断心衰的客观指标。心衰临床诊疗过程中这一标志物持续走高,提示预后不良。

（五）动脉血气分析

急性心衰常伴低氧血症,肺淤血明显者可影响肺泡氧气交换。应检测动脉氧分压（PaO_2）、二氧化碳分压（$PaCO_2$）和氧饱和度,以评价氧含量（氧合）和肺通气功能;还应检测酸碱平衡状况。

（六）心肌生物标志物

旨在评价是否存在心肌损伤或坏死及其严重程度。心肌肌钙蛋白T或I（cTnT或cnl）检测心肌受损的特异性和敏感性均较高。重症有症状心衰存在心肌细胞坏死、肌原纤维不断崩解,血清中cTn水平可持续升高。

（七）放射性核素造影术

应用放射性核素进行心血池动态显像测定左右心室功能,包括心室容量、射血分数、高峰充盈率。

（八）其他检查

常规实验室检查包括血常规和血生化检查,如电解质（钠、钾、氯等）、肝功能、血糖、白蛋白,以及高敏C反应蛋白（hs-CRP）。研究表明,hs-CRP对于评价急性心衰患者的严重程度和预后有一定的价值。

四、诊断与鉴别诊断

（一）诊断

1.诊断依据　应根据基础心血管疾病、诱因、临床表现（病史、症状和体征）以及各种检查（心电图、胸部X线检查、超声心动图和BNP/NT-proBNP做出急性心衰的诊断,并做临床评估包括病情的分级、严重程度和预后。

2.常见的临床表现　急性左心衰竭所致的呼吸困难,系由肺淤血所致,严重患者可出现急性肺水肿和心源性休克。

3.急性左心衰竭严重程度分级标准　急性左心衰竭严重程度分级主要有Killip法、For-rester法和临床程度分级这三种。Killip 法主要用于急性心肌梗死或其他原因所致的患者,根据临床和血流动力学状态来分级。Forrester 法可用于急性心肌梗死或其他原因所致的急性心衰,其分级的依据为血流动力学指标如 PWCP、CI 以及外周组织低灌注状态,故适用于心脏监护室、重症监护室和有血流动力学监测条件的病房、手术室内。临床程度分级根据 For-rester 法修改而来,其各个级别可以与 For-rester 法对应,由此可以推测患者的血流动力学状态;由于分级的标准主要根据末梢循环的望诊观察和肺部听诊,无须特殊的监测条件,适合用于一般的门诊和住院患者。这三种分级法均以Ⅰ级病情最轻,逐级加重,Ⅳ级为最重。

（二）鉴别诊断

1.急性左心衰竭的鉴别　急性左心衰应与可引起明显呼吸困难的疾病如支气管哮喘发作和哮喘持续状态、急性肺栓塞、肺炎、严重的慢性阻塞性肺病(COPD)尤其伴感染等相鉴别,还应与其他原因所致的非心源性肺水肿(如急性呼吸窘迫综合征)以及非心源性休克等疾病相鉴别。

2.急性右心衰竭的鉴别　急性右心衰竭的诊断需根据病因。急性右心衰竭临床上应注意与急性心肌梗死、肺不张、急性呼吸窘迫综合征、主动脉夹层、心包压塞、心包缩窄等疾病相鉴别。

五、治疗

（一）辨证论治

本病的基本病机为阳气虚衰、水瘀互结,水饮凌心射肺,因此益气温阳、活血利水为本病的基本治法。病情危重、阴阳欲脱时,当以救阴固脱、回阳救逆为主。

1.气虚血瘀水停

【证候】　神疲乏力,气短,动则加剧,心悸怔忡,水肿以下肢为甚,尿少,唇暗,颈部及舌下青筋显露,可见咳嗽咳痰。舌质淡暗或有瘀斑瘀点,苔白或腻,脉沉无力或兼促、涩、结代。

【治法】　益气活血利水

【方药】　五苓散合桃红饮加减,桂枝、茯苓、白术、泽泻、猪苓、桃仁、红花、当归、川芎、黄芪、党参。

加减:若咳嗽痰多,加苏子、桑白皮、葶苈子;气虚较重者党参改人参,若兼见舌红、苔少、口干等阴虚者,可加生脉散。有呕吐者,加用竹茹、生姜。若因风湿诱发,加威灵仙、稀莶草、防己以祛风除湿。若因肝阳暴亢诱发,加天麻、钩藤、石决明、代赭石、龟甲等。

益气类(生脉注射液、黄芪注射液等)与活血类(丹参注射液、丹红注射液等)中药注射剂等可以选用。

2.阳虚水泛,瘀血阻络

【证候】　心悸气喘,畏寒肢冷,腰酸膝冷,肢体浮肿,水肿以下肢为甚,尿少,面色苍白或青紫,唇暗,颈部及舌下青筋显露,腹胀便溏,有时咳嗽咳痰白稀。舌质淡暗、紫暗,舌胖大,齿痕,苔白滑,脉弦细数无力或促、涩、结代、散。

【治法】　温阳利水,活血化瘀

【方药】　真武汤合葶苈大枣泻肺汤加减,熟附子、人参、干姜、白芍、茯苓、白术、葶苈子、大枣、桂枝、泽泻、猪苓、丹参。

加减:若咳嗽痰多,加桑白皮、瓜蒌皮,若兼见舌红、苔少、口干等阴虚者,可加生脉散。若大汗淋漓,四肢厥冷,加煅龙骨、煅牡蛎、山茱萸。若出现面色潮红等虚阳外越,加肉桂。若饮邪暴盛加己椒苈黄丸。若因心脉痹阻诱发,加用三七、生蒲黄等。

益气温阳类(如参附注射液)与活血类(丹参注射液、丹红注射液等)中药注射剂等可以选用。

3.阴竭阳脱,水饮凌心

【证候】　气逆咳喘、面色苍白、口唇发绀,冷汗淋漓如油,手足逆冷,舌淡暗,苔白滑,脉结代或疾数无力。

【治法】 救阴固脱,回阳救逆。

【方药】 参附汤、生脉散合桂枝甘草龙骨牡蛎汤等加减,红参、附子、肉桂、干姜、麦冬、五味子、桂枝、白芍、当归、黄芪、煅龙骨、煅牡蛎、炙甘草。

加减法:大汗不止者加山茱萸、五味子;喘促欲绝加服黑锡丹。

益气回阳固脱类中药注射剂,如参附注射液、参麦注射液等可以选用。

(二)西医治疗

1.临床评估 根据患者病情及相关辅助检查,做出合理的临床评估。临床评估应包括基础心血管疾病、急性心衰发生的诱因、病情的严重程度和分级,并估计预后以及治疗的效果。

2.消除诱因 常见的诱因为感染,特别是呼吸道感染,应积极选用适当的抗菌药物治疗。对于发热持续 1 周以上者应警惕感染性心内膜炎的可能性。心律失常特别是心房颤动也是诱发心力衰竭的常见原因,对心室率很快的心房颤动应尽快控制心室率,如有可能应及时复律。贫血的患者血红蛋白低于 60g/L,可输注浓缩红细胞悬液。高血压患者尽快控制血压,糖尿病患者尽快控制血糖。

3.一般治疗

(1)体位:患者取坐位,双腿下垂,以减少静脉回流。

(2)吸氧:立即高流量鼻管给氧,对病情特别严重者应采用面罩呼吸机持续加压或双水平气道正压(BiPAP)给氧,使肺泡内压增加,一方面可以使气体交换加强,另一方面可以对抗组织液向肺泡内渗透。

4.药物治疗

(1)吗啡:吗啡 3～5mg 静脉注射不仅可以使患者镇静,减少躁动所带来的额外的心脏负担,同时也具有小血管舒张的功能而减轻心脏的负荷。老年患者可酌减剂量或改为肌肉注射。伴 CO_2 潴留、明显和持续低血压、休克、意识障碍、COPD 等患者禁忌使用。

(2)快速利尿:呋塞米 20～40mg 静注,于 2 分钟内推完,10 分钟内起效,可持续 3～4 小时,4 小时后可重复 1 次。

(3)血管扩张剂:如硝酸甘油、硝普钠,持续静脉泵入给药,剂量个体化并根据血压调整。重组人脑钠肽为重组的人 BNP,具有扩管、利尿、抑制 RAAS 和交感活性的作用,有望成为更有效的扩管药用于治疗 AHF。

(4)正性肌力药:如小剂量多巴胺、多巴酚丁胺,磷酸二酯酶抑制剂(米力农等),洋地黄类药物可考虑用西地兰静脉给药,最适合用于心房颤动伴有快速心室率并已知有心室扩大伴左心室收缩功能不全者。

(5)左西孟旦:新型钙离子增敏剂,其正性肌力作用独立于 β 肾上腺素能刺激,可用于正接受 β 受体阻滞剂治疗的患者,适用于传统治疗疗效不佳且需要增加心肌收缩力的急性失代偿心力衰竭的短期治疗。

(6)ACEI:该药在急性心衰中的应用仍有诸多争议。急性心衰的急性期、病情尚未稳定的患者不宜应用。急性心肌梗死后的急性心衰可以试用,口服起始剂量宜小。在急性期病情稳定 48h 后逐渐加量,疗程至少 6 周,不能耐受 ACEI 者可以应用 ARB。

5.非药物治疗

(1)主动脉内球囊反搏(IABP):主动脉内气囊通过与心动周期同步的放气,达到辅助循环的作用。可增加大脑及冠状动脉血流灌注,轻度增加外周灌注,降低心脏后负荷、左心室舒张末期容积及室壁张力,减少心脏做功及心肌氧耗,增加心输出量。

（2）心室机械辅助装置：急性心衰经常规药物治疗无明显改善时，有条件的可应用。包括体外模式人工肺氧合器（ECMO）、心室辅助泵（如可置入式电动左心辅助泵、全人工心脏）。

（3）外科手术：不稳定性心绞痛或心肌梗死并发心源性休克：经冠状动脉造影证实为严重左主干或多支血管病变，并在确认冠状动脉支架术和溶栓治疗无效的前提下，可进行冠状动脉旁路移植术，能够明显改善心衰。

六、专家经验

李可老中医应用破格救心汤治疗急性左心衰的经验。

急性心力衰竭病机以心阳亏虚为本，瘀血水停为标，心之阳气亏虚，鼓动无力，血行滞缓，血脉瘀阻，从而出现心衰。破格救心汤对气虚和阳虚为主要病机的急性左心衰均有疗效。破格救心汤方剂组成：附子30～100～200g，干姜60g，炙甘草60g，高丽参10～30g（另煎浓汁兑服），山萸净肉60～120g，生龙牡粉、活磁石粉各30g，麝香0.5g（分次冲服）。煎服方法：病势缓者，加冷水2000mL，文火煮取1000mL，5次分服，2小时一次，日夜连服1～2剂；病势危急者，开水武火急煎，随煎随喂，或鼻饲给药，24小时内部分昼夜频频喂服1～3剂。该方脱胎于《伤寒论》四逆汤类方，由四逆汤合参附龙牡救逆汤及张锡纯氏来复汤，破格重用附子、山萸肉加麝香组成，强化扶正固脱、活血化瘀、开窍醒脑的功能。李老运用此方突破了古代医籍所载五脏绝证、绝脉等必死之症的禁区，成功救治百余例现代医院放弃治疗的垂死病人。破格救心汤可挽垂绝之阳，救暴脱之阴，正适合急性左心衰发作时回阳救逆之用。

李可老中医的破格救心汤中附子用量多为30～300g，临床应用中应注意观察患者心电情况，询问其服药时唇、舌有无麻木感。如有中毒情况，中西医结合救治，可服下方解毒：生大黄、防风、黑小豆、甘草各30g，蜂蜜150g，煎汤送服生绿豆粉30g。

七、难点和关键

（一）急性肺水肿的治疗

急性肺水肿是急性左心衰竭的最危重表现形式，通常采用利尿减轻心脏负荷、扩血管、洋地黄增加心肌收缩力、改善低氧血症等治疗，然而在紧急救治过程中因为血压的耐受程度、肝肾功能基础状态及对利尿剂的敏感程度等，使得急性肺水肿的治疗仍存在很大的困难。血管扩张剂能够改善患者全身的血流动力学，增加患者的血氧含量。但在静脉给予患者血管扩张剂时需要注意药物的降低血压作用，若患者本身的基础血压较低则需要注意给药的剂量。中药人参、天麻、白术、川芎、肉桂、益母草、鹿衔草等具有扩张血管作用，可在辨证用药的基础上选用。正性肌力药能够降低交感神经的活性，近年发现洋地黄类能改善神经内分泌紊乱，对心衰远期死亡率的影响正在观察中，提倡小剂量，谨防中毒。

急性肺水肿合并低血压时使西药使用受限，对此中医药治疗可加强回阳救逆、益气固脱，静脉应用中成药如参附注射液、参麦注射液、生脉注射液等，中药以红参、熟附子、黄芪、山萸肉等为主。此外，可在辨病的基础上选用具有类洋地黄等作用的中药，如黄花夹竹桃、万年青、羊角拗、杠柳、福寿草、八角枫、铃兰、北五加皮、葶苈子等皆含有强心苷，因毒副反应较大，故应用时应慎重，其中鹿衔草10～15g、福寿草9～15g、北五加皮3～6g、葶苈子10～15g，药性相对较缓和；白薇、玉竹也含有少量强心苷，可按常规剂量应用于心衰而有阴虚征象者。

急性肺水肿时需要加强利尿处理，利尿药有引起电解质紊乱的不良反应，或存在利尿剂抵抗导致利尿效果欠佳。中药温阳利水活血对此具有较好的临床疗效，可选择利尿作用较强的中药如茯苓皮、猪苓、泽泻、车前草等。在心衰水肿明显时，可以短时大剂量使用上述药物，均可用至30g；亦可按照证型的需要选取不同的利尿中药，如心衰水肿脾肾两虚选用黄芪、白术、肉桂、山茱萸等；心衰水肿肺热咳嗽选用黄芩、鱼腥草、半边莲、桑白皮、葶苈子等。选方则以五苓散、苓桂术甘汤及真武汤为主。

（二）急性右心衰竭的治疗

急性右心衰竭的射血分数保留，主要出现体循环瘀血的症状及体征。缓解肺淤血的症状主要是减轻前负荷，减少回心血量。应低盐饮食，适量地应用中西药利尿剂（如泽泻、猪苓、茯苓以及呋塞米、托拉塞米等）。但应避免过度用药，致使前负荷降得太低，左室舒张末期容量过低，心排出量受影响。急性右心衰竭中医辨证及临床表现以阳虚水泛为主，中医治疗应以温阳利水为法，可选用茯苓皮、猪苓、泽泻、车前草等利水作用较强的药物与附子、肉桂、桂枝等温通药物。此外，因肺为水之上源，可提壶揭盖，酌情加用宣肺利水中药如炙麻黄。

八、预后、预防与调护

（一）预后

预后很差，住院死亡率 3％～4％，严重者达 20％，6 个月的再住院率约 50％，5 年病死率高达 60％。在急性发作阶段改善患者症状，病情稳定后进行综合治疗，可以降低病死率。

（二）预防

慢性心衰和非心源性急性心衰患者避免诱发因素，可以预防急性心衰发作。如存在基础心脏疾病的患者可因各种诱因而诱发急性心力衰竭，而可控诱因包括感染、贫血、电解质紊乱、心律失常、液体管理失衡等。对于急性心肌损害尽早针对病因治疗，可以减少急性心衰的发生、发展。如急性 ST 段抬高型心肌梗死患者，尽早进行再灌注治疗，可以挽救濒死心肌，保护和维持心脏功能，预防心脏泵衰竭的发生。

（三）调护

1.生活调护　应卧床休息，制动。

2.饮食调养　饮食宜易于消化富于营养。限制食盐，对于心衰水肿者，食盐可限制在 2～5g 之间。可作饮食治疗的中药材有人参、西洋参、黄芪等。

3.精神调理　保持室内环境清静，避免精神刺激，解除病人思想顾虑，增强战胜疾病的信心，保持良好的精神状态，有利于疾病的康复。

九、研究进展

观察 64 例心肾阳虚型难治性心力衰竭患者，NYHA 心功能评级Ⅲ级 35 例，Ⅳ级 29 例，在应用常规西药治疗无效时加用破格救心汤。治疗 2 周后，心功能改善（$P<0.05$），临床症状、左室射血分数、心输出量较治疗前有显著提高（$P<0.01$），提示心肾阳虚型难治性心衰在常规治疗的基础上加用破格救心汤可能提高疗效。于占文等将中医辨证属气虚血瘀、阳虚水泛的急性心力衰竭患者随机分为治疗组和对照组各 40 例，对照组常规西药治疗，治疗组在常规治疗基础上加具有益气温阳、活血利水作用的强心合剂口服，7 天后观察疗效。结果提示两组患者中医证候积分和血浆 BNP 水平具有显著性差异，治疗组疗效优于对照组。

述评：现有的关于急性心衰中医干预的研究较少，研究质量不高。因急性心力衰竭是心血管方面的危急重症，治疗手段单一难以取得良好的疗效。应在循证的基础上，制定急性心衰的中医综合救治方案，治疗原则当以温阳利水为根本大法，救治方法包括中药注射剂、针灸、中药汤剂等。同时在辨证的基础上辨病治疗，如急性肺水肿合并高血压时可采用针刺方法降压、合并低血压时加强益气温阳升提等。

第五章　心律失常

第一节　缓慢性心律失常

缓慢性心律失常是指在多种病因影响下心率下降,无法满足生理需求的心脏疾病。按照心脏传导系统分类,可以分为窦房结功能异常、房室结功能异常;从病理生理机制分类,可以分为变时性减弱、传导功能减弱。目前,该病流行病学研究资料较为匮乏,《2013 年欧洲心脏起搏器指南》有关欧洲起搏器置入的数据可间接反映发病情况,发病平均年龄约为 75～78 岁,每 100 万人口首次置入及更换起搏器的数量约有 938 人。发病机制方面,目前认为主要与窦房结、房室结细胞离子通道、缝隙连接蛋白功能相关,其病因包括离子通道蛋白基因突变、老龄化、心脏缺血、感染(螺旋体感染、细菌感染、病毒感染等)、电解质紊乱(低钾、高钾等)、甲状腺功能减退、神经肌肉疾病、阻塞性睡眠呼吸暂停综合征、浸润性疾病(淀粉样变、结节病等)以及药物等。例如窦房结功能障碍,有家族聚集性的特点,近年来遗传病学研究认为与 Nav1.5 以及 HCN4 等离子通道蛋白基因的突变有关。而随着年龄的增长,窦房结可出现进行性的纤维化,动物研究可见动作电位上升速率下降,以及钠离子通道密度下降。中医方面并未确立该病名,但较早的文献资料已有描述,《素问》有"胃之大络,名曰虚里,贯膈络肺,出于左乳下,其动应衣,脉宗气也。盛喘数绝者,则病在中;结而横,有积矣;绝不至曰死""其脉迟者病,脉不往来者死"等论述。《伤寒杂病论》有"伤寒脉结代,心动悸,炙甘草汤主之",其中的脉结,即指"往来缓,时一止,复来",与西医学所指的缓慢性心律失常颇为相符。可见中医学在诊治本病具有悠久的历史。结合患者脉来沉迟,心悸、疲倦、乏力,甚则胸闷、气短、晕厥等特点,当属于中医学有关心悸、迟脉、胸痹、厥脱等范畴。

一、病因与病机

《濒湖脉学》对迟脉症有"迟来一息至惟三,阳不胜阴气血寒"的论述,体现了该病阳虚阴盛的病理特点。目前认为本病病因为外感邪气、禀赋不足、劳倦及七情内伤。病性以本虚为主,与心肾阳虚、心气亏虚、气阴两虚、阴阳两虚相关;久虚则生痰、瘀,故又与气滞血瘀、痰瘀互阻相关。

(一)心肾阳虚

本病多见于老年患者,年事渐高,阳气渐虚。心主血脉,心脏搏动及脉的舒缩有赖于心阳的促进、兴奋功能。心阳为君火,肾阳为相火,心肾阳气正常则君火与相火互济,心阳充盛。心脏搏动正常才能鼓动血液运行周身,滋养诸脏腑。

(二)心气亏虚

心气具有推动和调控心脏搏动及精神活动的作用。心主神明,心神失养,则见神疲、失眠、健忘等症。心气衰弱则心搏无力,血运失常,可见心悸、气短,动则益甚,脉弱或结代。

(三)气阴两虚

阴阳互根,阳气不足,久则损及阴,轻者气阴两虚,甚则阴阳两虚,久则心脏搏动难以接续,甚则停搏,五脏功能受损,气血难以运行。病情危重时,则阴阳难以顺接、气血逆乱而引起厥脱,甚则阴阳离决。

（四）气滞血瘀

患者久病，情志失和，久则伤肝，肝主疏泄，具有调畅气机的作用，气机不畅，血液瘀滞，则生血瘀，阻于脉道，故脉见结代或涩脉等；而气郁生痰，痰瘀互结，心脉受阻，加重病情。

（五）痰阻心脉

心气心阳不足，久则可致血行不畅，年老脾虚，运化失司，则内生痰湿，痹阻心脉。痰阻心脉则可见胸闷、胸痛；痰邪阻滞经脉，则肢体困重；痰蒙心窍则眩晕、恶心，甚则昏不识人。

综上所述，本病以本虚为主，标实为辅，以迟脉、结代脉为主要表现，早期常为心气不足、气阴两虚，久则可见心肾阳虚、阴阳两虚，标实多为气滞、血瘀、痰凝等。

二、临床表现

（一）症状

本病起病较为隐匿，部分患者可无症状，早期可见乏力、运动耐量下降、头晕、胸闷、气短等，当病情较重时，可出现短暂眼前黑蒙，晕厥，阿－斯综合征，严重者可猝死。

（二）体征

窦性心动过缓者主要表现为心率减慢，长期低于 60 次/分，即使是运动后也难以达到年龄预计心率的 80% 以上。Ⅰ度房室传导阻滞可闻及第一心音减弱。Ⅱ度房室传导阻滞可闻及第一心音减弱及心搏脱漏。Ⅲ度房室传导阻滞偶可在颈静脉出现巨大的 a 波（大炮波）。若合并有"慢-快综合征"则可见心律绝对不齐，心音强弱不等。

（三）合并症

1.快速性心律失常　病态窦房结综合征常常合并有快速性心律失常，其中以阵发性心房纤颤、房性心动过速、阵发性室上性心动过速较为常见。

2.脑血管疾病　缓慢性心律失常合并阵发性心房颤动是脑梗死的高危因素，注意定期随访，及时发现新发的阵发性房颤，根据 CHA2DS2-VASc 评分，必要时口服抗凝药物进行预防。

三、实验室检查

（一）多导联心电图

1.病态窦房结综合征　心电图长时间的心率在 45～50 次/分，可伴有窦性停搏、窦房传导阻滞，或快速性心律失常心电图表现。窦性停搏可见较平常的 PP 间期显著延长的时间内未见 P 波，或 P 波与 QRS 波均未出现，且长的 PP 间期基本与窦性的 PP 间期之间无公倍数规律；窦房传导阻滞则常见长 PP 间期与窦性 PP 间期成公倍数关系。合并有"慢-快综合征"，则常在缓慢性心律失常的基础上出现多种快速性心律失常，如室上性心动过速、心房扑动、心房颤动等。

2.房室传导阻滞

（1）一度房室传导阻滞：每个 P 波后均紧随着 QRS 波，但 PR 间期>0.20 秒。

（2）二度Ⅰ型房室传导阻滞：PR 间期进行性延长直到 QRDS 波脱落；相邻 RR 间期进行性缩短；包含受阻 P 波在内的 RR 间期小于正常窦性 PP 间期的两倍。

（3）二度Ⅱ型房室传导阻滞：P 波规律出现，发生周期性的 QRS 波群脱漏；P-R 间期固定；QRS 波群脱漏无规律性。

（4）三度房室传导阻滞：完全性房室分离，心房率快于心室率；心室率缓慢而均匀，约 30～45 次/分，心电图表现为 P-P 与 R-R 维持各自的频率，P 波频率较 QRS 波频率快，且 P 波与 QRS 波群之间无固定关系。

3.室内传导阻滞

(1)完全性右束支阻滞:QRS 时限达 0.12 秒以上;V_1 导联呈 rsR,R'波粗钝,V_5、V_6 呈 qRS,S 波宽阔;T 波与 QRS 主波方向相反。

(2)完全性左束支阻滞:QRS 时限达 0.12 秒以上;V_5、V_6 导联 R 波宽大,顶部有切迹或粗钝,其前方无 q 波;V_1 导联呈宽阔的 QS 波或 rS 波形;T 波与 QRS 主波方向相反。

(3)左前分支阻滞:QRS 电轴左偏,在 −30°至 −90°之间;Ⅰ、aVL 的 QRS 波群呈 qR 型、q 波<0.02s,Ⅱ、Ⅲ、aVF 的 QRS 波群呈 rS 型;QRS 波群时间正常或轻度增宽,一般不>0.11s。

(4)左后分支阻滞:QRS 电轴右偏,在 +110°以上,Ⅰ、aVL 的 QRS 波群呈 rS 型,Ⅱ、Ⅲ、aVF 的 QRS 波群呈 qR 型;QRS 波群时间正常,一般<0.11s。

(5)双分支阻滞与三分支阻滞:常见右束支合并左前支或左后支阻滞。两者均见 V_1 呈 rsR 型或 R 波,前者 QRS 电轴左偏,在 −30°至 −90°之间;QRS 波群>0.12s;后者 QRS 电轴右偏,在 +110°至 +130°之间,Ⅰ的 QRS 波群呈 rS 型,Ⅱ、Ⅲ、aVF 的呈 qR 型。三分支阻滞则常表现为完全性房室传导阻滞。

(二)动态心电图

动态心电图对于评估缓慢性心律失常具有重要意义,特别是病态窦房结综合征,若具有①24小时总心搏<80000 次;②24 小时平均心率<50bpm;③最高心率<100bpm,时间≥1min;④最低心率<40bpm;⑤窦性停搏>2.0s 或频发窦房传导阻滞;⑥慢-快综合征;⑦"双结"病变等特征,则诊断为病态窦房结综合征的可能性较大。动态心电图有利于捕捉到间歇出现的长间期,评估症状与缓慢性心律失常的相关性,特别是 R-R 间期>3s,常可引起患者头晕、黑蒙等症状,甚则出现阿-斯综合征,以指导临床干预。

(三)阿托品试验

阿托品试验常用于鉴别迷走神经亢进导致的心动过缓。其方法是,以阿托品 1.5～2.0mg(0.04mg/kg),不加稀释后 20 秒内静脉注射,记录注射阿托品后 0、1、2、3、5、7、10、15、20 分钟心电图的表现,若患者心率仍小于 90 次/分,或出现交界性、室性逸搏,心房颤动或房室传导阻滞则为阳性。其诊断病态窦房结综合征的特异性约为 93%,特异性约为 68%。

(四)食道心房起搏与调搏术

1.窦房结恢复时间(SNRT)　指每一次刺激最后脉冲信号开始至恢复的第一个窦性 P 波开始的时距,正常值为 800～1500ms,目前认为该指标判断窦房结功能不全敏感性达 80%～90%,特异性达 85%～95%,当>1500ms 则为阳性,若 SNRT>2.0s,则可诊断病态窦房结综合征。

2.房室结传导功能评估　主要是通过测定房室传导阻滞点,当病变较重时普通心电图便可诊断,当病变较轻微时采用该检查以诊断隐匿性房室传导阻滞。当起搏心率<120 次/分出现Ⅰ度房室传导阻滞点;起搏心率<130 次/分出现文氏阻滞点;起搏心率<150 次/分出现 2∶1 阻滞点,在采用阿托品静脉注射排除迷走神经亢进的前提下,则提示房室结功能低下。更深入的检查可采用心内电生理检查,采用希氏束电极,记录不同起搏频率下 H 波与 V 波的关系。

(五)运动平板

若患者在运动时出现黑蒙、晕厥等症状,必要时可采用运动平板以了解窦房结的变时功能。若患者运动耐受力较差,实际心率无法增加到年龄预测最大心率的 80%,则提示心脏变时功能不全。

(六)睡眠呼吸监测

根据病史、体重及睡眠呼吸监测可诊断睡眠呼吸暂停综合征。临床上存在典型的夜间睡眠打鼾及呼吸不规律、白天过度嗜睡,经睡眠呼吸监测提示每夜 7 小时睡眠中呼吸暂停及低通气反复发作在 30 次以上,或 AHI≥5 次/小时。

（七）血清学检验

缓慢性心律失常注意排除继发性病因,可完善心肌损伤标志物检查以排除急性心肌缺血;完善甲状腺功能检查以排除甲状腺功能低下;完善电解质水平检查以了解离子水平功能。口服地高辛的患者,注意完善地高辛血药浓度检查以排除洋地黄中毒。对于有家族聚集趋向的患者,可建议进行基因筛查。

四、诊断与鉴别诊断

（一）诊断

本病患者发病的年龄较高,确诊的平均年龄约为 78 岁,男女比例均等,常无明显诱因情况下发病,病变可呈进行性加重,若患者出现相应症状,怀疑本病者,则通过常规心电图进一步筛选,症状间竭发作者,采用动态心电图或住院心电监测进行筛选。若患者常在运动期间出现相关症状,则可采用运动平板检查进行筛选。若有心电图的相关证据,并排除继发性病因导致的心律失常,则不难确诊。

（二）鉴别诊断

1.功能性缓慢性心律失常　功能性心律失常与自主神经功能紊乱相关,迷走神经张力亢进时可见窦房结、房室结功能低下,心电图可出现窦性心动过缓、一度及二度Ⅰ型房室传导阻滞,通过静脉注射阿托品后可恢复正常。若患者长期坚持耐力运动,则应考虑与运动相关性的心动过缓,一般仅须定期监测,减少运动量。

2.冠状动脉粥样硬化性心脏病　冠心病患者若出现间隔支供血不足可引起房室传导阻滞,该类患者常于运动、饮食、受寒等情况下出现胸闷胸痛、左肩臂放射痛等症状,心电图可出现病理性 Q 波或 ST 段的动态变化,严重者有心肌损伤标志物水平增高,行冠状动脉 CTA 或冠状动脉造影可进一步确诊。

3.病毒性心肌炎　病毒性心肌炎多急性起病,发病前 1～3 周常有呼吸道或胃肠道感染史,患者随后出现心悸、胸闷、乏力等症状,心电图可见有房室传导阻滞,常有 CRP、ESR、心肌损害标志物等水平增高,咽拭子及病毒抗体滴度等病原学检查亦有利于诊断。

4.风湿性心脏病　该病初发年龄多在 5～15 岁,复发多在初发后 3～5 年内。早期常可累及房室结而引起一度房室传导阻滞,偶尔因病变累及窦房结而引起病态窦房结综合征。随着病情的发展,心房扩大,而后可发展为阵发性房颤。

5.其他常见疾病　临床上常见由于内分泌紊乱、水电解质失衡和缺氧而引起心脏传导系统功能异常,包括甲状腺功能减退,尿毒症所致高血钾,利尿剂所致的低钾,心衰患者服用过量的 β 受体阻滞剂或洋地黄类药物。各种疾病病情危重,临床终前均可出现缓慢性心律失常,应以治疗原发病为主。

五、治疗

（一）辨证论治

1.心肾阳虚

【证候】　心悸不安,面色淡白,畏寒肢冷,腰膝酸软,头目眩晕,精神萎靡,舌淡胖,苔白滑,脉沉迟、细微或结代或涩。

【治法】　温补心肾,振奋心阳

【方药】　麻黄附子细辛汤合桂枝甘草汤加减。熟附子、麻黄、细辛、桂枝、炙甘草、仙灵脾、补骨脂。加减法:肾阳虚明显者,可合用右归丸以补肾助阳;若服药后出现频发期前收缩者,可加用苦参。若虚阳欲脱厥者,用通脉四逆汤以温阳复脉,回阳救逆;若见大汗淋漓、脉微欲绝者,急用参附注射液静推以温阳益气固脱。中成药方面可选用心宝丸。

2.心气亏虚

【证候】　心悸怔忡,易疲倦,胸闷气短,活动后加重,或有自汗,舌淡苔白,脉迟。

【治法】　益气养心

【方药】　养心汤加减。黄芪、茯苓、茯神、当归、川芎、炙甘草、半夏、柏子仁、酸枣仁、远志、五味子、人参、肉桂。加减法:自汗多者重用炙黄芪;人参以红参或高丽参以加强补益心气。

3.气阴两虚

【证候】　心悸怔忡,疲乏气短,头昏目眩,口干舌燥,心烦失眠,自汗盗汗,舌红苔少,脉细数或涩、结代。

【治法】　益气养阴

【方药】　生脉散加减。西洋参、麦冬、五味子。加减法:肝肾阴虚者可加用熟地黄、枸杞子、龟甲或送服六味地黄丸以滋养肝肾;虚烦难眠者,可加用珍珠母、琥珀以宁心安神。中成药方面可加用参松养心胶囊或稳心颗粒。

4.阴阳两虚

【证候】　心动悸,虚羸少气,虚烦失眠,大便干结,自汗盗汗,舌光少苔,或质干而瘦小者,脉结代或迟。

【治法】　益气滋阴,通阳复脉。

【方药】　炙甘草、大枣、桂枝、生姜、麻仁、麦冬、生地黄、阿胶。加减法:阳虚明显者可加炮附子、补骨脂以温补肾阳;若服药后出现便溏者,可加苍术、炒神曲以运脾和胃。

5.气滞血瘀

【证候】　心悸不安,胸闷不舒,心前区刺痛,发作时胸胁满闷,舌质紫暗或瘀斑,脉涩或结代。

【治法】　疏肝理气,活血祛瘀

【方药】　血府逐瘀汤加减。桃仁、红花、赤芍、熟地黄、川芎、柴胡、枳壳、牛膝、桔梗、丹参、当归、三七末、青皮、甘草。加减法:气虚血瘀者,用养心汤合桃红四物汤加减以益气活血;兼阳虚则加用麻黄附子细辛汤以温通阳气。

6.痰扰心脉

【证候】　心悸胸闷,眩晕恶心,头重身倦,痰多咳嗽,舌苔浊腻,脉弦滑或涩、结代。

【治法】　涤痰复脉。

【方药】　涤痰复脉汤加减。法半夏、陈皮、佛手、胆南星、党参、茯苓、石菖蒲、甘草。加减法:若气虚者,加党参、黄芪以益气祛痰;痰浊蕴久化热而见心悸失眠,胸闷烦躁,口干口苦者,加黄连、竹茹、枳实以清热祛痰。

(二)西医治疗

缓慢性心律失常的治疗强调先针对可逆的病因进行干预,如对甲状腺状功能减退患者给予甲状腺素替代治疗,对感染患者积极控制炎症及感染情况;对睡眠呼吸暂停的患者予正压辅助通气等。在此基础上再考虑给予药物或是植入起搏器以提高心率。

1.病态窦房结综合征　药物治疗可采用 M 胆碱受体拮抗剂,如阿托品 0.3mg,qid,可采用 β 受体激动剂,如舒喘灵吸入进行治疗,病情较轻者也可尝试用氨茶碱片 0.1g,tid 口服。对于症状明显者,建议采用起搏器治疗,其适应证包括:有症状的心动过缓;变时性功能不全;心率小于 40 次/分的症状性心动过缓;可能因窦性心动过缓引起的晕厥。对于药物引起的继发性心动过缓,予停用药物,若心率长时间小于 40 次/分,可置入临时起搏器以提高心率。

2.房室传导阻滞　药物治疗可采用静推阿托品,取 0.5～2.0mg 溶解于 10mL 葡萄糖溶液后静脉推注,必要时 1～2 小时可重复 1 次,或取异丙肾上腺素 0.5mg 溶解于 500mL 5％的葡萄糖溶液中以 1～4μg/min 的速度静滴。具有指征的患者建议植入起搏器;有症状的Ⅱ度或Ⅲ度房室传导阻滞;Ⅱ度或Ⅲ度房室传导阻滞伴逸搏心率<40 次/分;Ⅱ度或Ⅲ度房室传导阻滞伴房颤和室性停搏≥5 秒;Ⅲ度房室传导阻滞伴有结构性心脏病;运动诱发的Ⅱ度或Ⅲ度房室传导阻滞;Ⅱ度房室传导阻滞伴双束支传导阻滞;颈动脉窦高敏及停搏>3.0 秒;与神经肌肉疾病相关的Ⅱ度或Ⅲ度房室传导阻滞。

六、专家经验

(一)黄春林教授倡温补肾阳治心动过缓,兼用祛痰化瘀及行气

黄春林教授认为该病虽然病位在心,但其病本则在肾。因肾阳为元阳的根本,心推动血脉循行周身全赖于肾阳的鼓动。肾阳不足则无以温煦心阳,心肾阳虚,阴寒内盛,痰瘀内生是发病的主要机制。该证的患者在临床上,常常表现为眩晕、晕厥发作、胸闷、心悸、畏寒喜暖、气短无力、夜尿频数等,舌质淡或淡暗,脉见迟细、沉迟或沉缓,可伴有结代脉。临证上常以温阳药为基础方:制附子、仙灵脾、补骨脂、桂枝、干姜、仙茅、肉桂。依据气虚、痰、瘀、气滞程度不同,气虚甚者加党参、北黄芪、五味子、麦冬、炙甘草;痰浊明显者,加用胆南星、法半夏、陈皮;血瘀明显者,加丹参、红花、赤芍、当归;气滞明显者,则加用延胡索、砂仁、郁金。经过上述治疗,临床上患者心率常可提高约 15～20 次/分,从而明显改善患者病情,减轻眩晕、晕厥发作次数,以及胸闷、心悸、畏寒喜暖的程度。

(二)张伯礼教授重视温煦上焦阳气在缓慢性心律失常的应用

张伯礼教授,参考《金匮要略·胸痹心痛短气病脉证治》:"夫脉当取太过不及,阳微阴弦,即胸痹而痛,所以然者,责其极虚也",认为缓慢性心律失常,多因上焦之阳气不振,遂至阴邪乘之,阳虚则痰饮、瘀血等阻遏心脉,虚而郁者常见,患者常见胸闷、头晕,面色黑淡,治宜温通。张伯礼教授主张使用瓜蒌薤白白酒汤、枳实薤白桂枝汤等治疗,特别是心率过缓患者,于方中加用麻黄,一般用量为 4～6g,取麻黄有温通发散的作用。麻黄现代研究具有拟肾上腺素能神经的作用,可使心率增快、血压增高,应用得当一般可使患者心率提高约 10～15 次/分,从而避免植入起搏器。

(三)郭子光教授"三步法"治疗心动过缓

窦性心动过缓以脉迟、肢冷、畏寒、心悸、眩晕,甚则晕仆为主要表现,郭子光教授认为该病为少阴心肾气虚,阴寒凝结为主,在治疗上以益气温通为基础,又根据病变之标本缓急分为三步治疗。第一步,益气温通提速法,本阶段患者心率每分钟在 50 次/分以下为标志,治疗以提高心率为主,重用麻黄附子细辛汤加减为主。第二步,益气养血稳率法,本阶段患者心率在 55～70 次/分之间,患者临床症状缓解,治疗上以稳定心率为主,治疗于益气温阳基础上加用养阴益血活血法,可于前方加入生脉饮及玉竹、黄精、丹参、当归等。第三步,益气培元固本法,以心率 65～70 次/分为标志,由于心阳靠肾阳支撑,故当培补肾中元阳,可考虑应用右归丸加仙灵脾、黄芪、丹参等。

(四)朱良春注重识脉辨治心动过缓

朱良春老中医认为心动过缓多为心阳亏虚,但也应注意心阴亏虚的辨证,并强调识脉的重要。凡阳虚者,脉多见濡细、迟缓或结代;阴虚者,脉多见细数或促;阴阳两虚者,脉多呈微细或结代。《伤寒论》有讲"心下悸,欲得按者,桂枝甘草汤主之"。朱良春老中医常用桂枝、炙甘草、黄芪、丹参为基本方。桂枝能和营通阳,炙甘草养营补虚,宣通经脉,黄芪补益心气,丹参养血活血。朱老一般从 10g 开始,最多加至 30g,服至心率接近正常或口干舌燥时,则略减少剂量约 2～3g,续服以巩固疗效。若兼有阴虚者,则当加用柏子仁、麦冬、玉竹等,而炙甘草补中兼通,无论阴虚、阳虚均应重用。

七、难点与关键

(一)难点一

慢-快综合征处理。

慢-快综合征是指在病态窦房结的基础上出现各种房性快速性心律失常(常为心房颤动、房性心动过速以及阵发性室上性心动过速)。当快速性心律失常发作时,应用抗心律失常药物,在转律后可能加重缓慢性心律失常的病情。目前现代医学建议采用植入起搏器联合抗心律失常药物进行治疗。中医在该难点上的对策,广东省中医院老中医认为可以通过:①使用对心率具有双向调节作用的中药,如人参、刺五加、甘草等;②联合用药,用中药心宝、麻黄附子细辛汤等提高高位节律点(窦房结及希氏束以上)的兴奋性,用西药心律平抑制低位节律点的兴奋性。另外,近期文献提示参松养心胶囊治疗慢-快综合征患者,与空白对照组相比,患者的 24 小时动态心电图结果可见平均心率提高约 7 次/分钟,同时快速性心律失常持续明显缩短,因此,可在治疗原发病的基础上,加用参松养心胶囊 3 粒,日 3 次口服。最后,我们的经验认为可在温阳通脉中药的基础上,加用具有抗快速性心律失常的中药,五参汤是其代表方。五参汤最早来源于孙思邈的《千金翼方》,原方又名"五参丸",由人参、沙参、苦参、玄参、丹参组成,治疗心经虚热,不能饮食等症,近来被应用于治疗缓慢性心律失常,可将原方人参改用红参为君药,并加入桂枝、肉桂、补骨脂等作为臣药,而苦参常用至30g 以制约其热性,同时抑制异位起搏点电活动。

(二)难点二

缓慢性心律失常与脑卒中发病率具有相关性,如何预防降低脑卒中的发病率是目前的治疗难点。

近来研究表明缓慢性心律失常患者,特别是合并了房性心律失常时,其脑卒中的发生率是一般人的 2 倍。西医认为其机制与血流运行缓慢有关、房性心律失常所致的非生理性心脏收缩有关。治疗上,西医主张及时发现新发的房颤,根据 CHA2DS2-VASc 评分,必要时口服抗凝药物进行预防。中医早在秦汉时期便认识到心脑相系,并主张心脑同治。中医认为心阳不足则鼓动血脉无力,遂易至痰、瘀、气滞等实邪内生,邪气扰心则可引起情志、意识异常。可见,对于缓慢性心律失常的患者,临床上要注意观察其神志、意识的变化,如新出现的头晕、眼前黑蒙、晕厥、语言不利等症状,若有相应指征,必要时应完善头颅 CT 或 MR 检查。广东省中医院老中医认为在温补肾阳的基础上,兼活血祛痰行气的治法,或许有用,如加用胆南星、法半夏、陈皮以祛痰;加丹参、红花、赤芍、当归以活血;加玄胡索、砂仁、郁金以理气。可见中医与西医的认识及治疗其实是并行不悖的。

(三)难点三

如何预防缓慢性心律失常出现猝死。

心脏停搏超过 5 秒,由于在大脑供血不足,可出现晕厥,当时间达到 5 分钟,便可对大脑产生不可逆的损伤。缓慢性心律失常具有较高的猝死风险,如何预防出现心搏骤停是治疗该病的难点。对策:①通过动态心电图评估患者心律,对于存在长间歇的患者要加强心电监测;②评估患者心脏起搏点的稳定性,如通过心内电生理检查评估起搏点的位置,一般而言,起搏点位于希氏束以下则危险性较大;③对于逸搏心律的患者,通过阿托品试验以评估,静推阿托品后若逸搏心律增加,则提示起搏点位于希氏束以上位置,具有较好的稳定性。对于轻危的患者,可常规给予温阳益气复脉中药,及心宝丸 5 粒,日 3 次口服;对于高危者,重点提高心率,可予麻黄剂,如麻黄附子细辛汤,并予参附注射液 60mL 配 250mL 葡萄糖溶液静脉滴注,必要时配合异丙肾上腺素静滴。若发现患者出现心搏骤停,则应该立即行心肺复苏,可予肾上腺素 1mg 配 0.9% 氯化钠溶液 10mL 静脉推注,予参附注射液 20mL 配 20mL 葡萄糖溶液静脉推注,有条件者立即床旁行临时起搏治疗。

八、预后、预防与调护

(一)预后

功能性的以及有明确可逆病因的缓慢性心律失常,通过治疗一般预后较好。病态窦房结综合征的患者,随着病程的进展,心率多进行性下降,通过中医药干预有可能延缓病情进展,安装起搏器能改善心率,但不能降低脑卒中、心功能不全及房颤发生率。病态窦房结综合征的患者每年约有1.8%的患者发展为双结病变。二度Ⅱ型房室传导阻滞常发展为完全性房室传导阻滞。三度房室传导阻滞通常合并有基础心脏疾病,提示病情危重,具有较高的死亡风险。通过起搏器治疗可以提高心率,但近年来研究提示右室心尖起搏由于心室收缩不同步可引起心室肌重构,发展为起搏相关的心肌病。

(二)预防

适当运动,改善营养,预防感染。对于有家族史的患者,注意进行筛选,高危风险者应预防心源性猝死。植入心脏起搏器的患者,应在出院后12周返院随访,此后6至12个月随访一次,在邻近电池耗竭时每月随访一次,评估自主心律情况,决定是否更换电池,防止因起搏器电池耗竭而出现心搏骤停。

(三)调护

确诊本病后,应积极配合医生诊疗,采用药物保守治疗应注意定期评估病情,特别是有反复晕厥史的患者,应该注意避免剧烈运动,以及从事高危职业。注意植入起搏器一侧的手臂避免作剧烈活动及负重;尽量避免手机靠近起搏器,尽量使手机与起搏器的距离保持在15cm以上。当起搏器受到低频(100Hz左右)震动时,可能导致感知功能异常,应避免打开引擎盖修理汽车发动机、驾驶摩托车或乘坐剧烈颠簸的汽车。尽量远离电台发射站、电视发射台、转播车、发射机、雷达、马达、内燃机、高压电场、变压器、发电厂的发电车间、电弧焊接、医院的磁共振仪等强磁场和强电场。

九、研究进展

随着中医学界有关"病证结合"辨证论治体系的建立,中医学界对心悸病病机、证候、临床表现进行深入的研究,有了更深的认识。任宝琦等采用横断面调查法对缓慢性心律失常的证候进行总结,认为缓慢型心律失常的中医主要证候可分为心阳虚衰证、寒凝心脉证、痰浊阻滞证3类。李大锋等对缓慢性心律失常的证候调查,认为功能性的心动过缓以心气虚为主,病态窦房结综合征以心肾阳虚证和阴阳两虚证为主;房室传导阻滞中以痰湿阻络证和气虚血瘀证为主。可见,缓慢性心律失常其本虚标实的特点,本虚以气虚、阳虚为主,标实以寒邪、痰浊、血瘀较为多见。

随着循证医学的发展,中医学界也与时俱进,应用现代科学的研究方法尝试证明中医治疗缓慢性心律失常疗效稳定,具有可重复性。黄春林教授认为肾阳虚弱是缓慢性心律失常的发病的关键,刘淑娟等基于该观点采用温补肾阳法治疗缓慢性心律失常,总有效疗为76.7%,治疗前患者总心搏次为64762.4 ± 8365.3,治疗后总心搏次增加至83611.5 ± 9126.6($P<0.05$)。刘如秀等以口服阿托品片为对照组,以干姜、黄芪、甘草、丹参、桂枝等组成的强心复脉合剂治疗病态窦房结综合征,其总有效率达到90%,而对照组仅30%。通过对现代技术的应用,例如动态心电图,中药对缓慢性心律失常的疗效是可以被客观的衡量,从而减少了个人的主观因素的干扰,大规模随机双盲临床对照研究以及真实世界研究将更好地证明中医中药的临床疗效,也是今后发展的趋势。

中药的研究方面,通过细胞膜片钳技术、心脏电生理技术,许多中药被认为可能具有增强心肌细胞自律性的作用,如附子含有多种生物碱及微量元素具有改善窦房结功能以及缩短房室传导的作用,细辛具有增强快钠通道电流的作用,其他的药物包括补骨脂、红参、淫羊藿、黄芪、肉桂、枸杞子、干姜、仙茅、桂枝等。但是如何辨证地使用这些中药,及不同性味的药物其改善心肌细胞功能的机制,目前尚有待更深入的研究。

　　缓慢性心律失常是心血管疾病的常见病、多发病,缓慢性心律失常的患者因心搏量下降可出现疲倦、乏力,反复晕厥、眼前黑蒙以及活动耐量的下降,严重影响了患者正常的生活与工作,如何更好的治疗是目前研究热点。虽然起搏器能快速缓解症状,但费用昂贵,且需定期更换电池,这种非生理性的起搏并可能增加患者脑卒中的发生率。目前西医治疗缓慢性心律失常的研究热点之一即是人工培养心脏自律性细胞并进行移植,但是否能移植成功,移植后是否能长期存活仍是该项技术的难点。可见是否能通过中医中药的干预保护心脏自律细胞以及传导系统,至今仍具有重要的意义。通过严谨的临床研究来证明中医中药的疗效,那么对其机制的研究才更具意义及说服力,多中心合作开展临床研究将是今后发展趋势。

第二节　快速性心律失常

　　心脏在正常情况下冲动起源于窦房结,以一定范围内的频率发生有规律的搏动并传布于心房与心室,引起收缩。心律失常是指心律起源部位、心搏频率与节律以及冲动传导等任何一项异常。快速性心律失常包括窦性心动过速,过早搏动(或称期前收缩、期外收缩)、阵发性心动过速,心房颤动与扑动,心室扑动与颤动等。

　　据调查我国 30 岁以上人群心房颤动的患病率为 0.77%,根据中国 1990 年标准人口构成标准化后患病率为 0.61%,男性房颤患病率高于女性(0.9%比 0.7%)。按照美国威斯康星州的 Marshfield 流行病调查区的资料,阵发性室上速的年发病率为 35/10 万。急救医学的发展使人们对猝死的心律失常分类有了较明确的认识,Myerburg 等总结了美国迈阿密地区 352 例院外猝死的特点发现,62% 为室颤,7% 为持续性室速,31% 为心动过缓或心脏停搏。我国人群 1 年心脏性猝死率为 42/10 万人,估计每年心脏猝死 54 万人。

　　我国中医药学的古典著作中,类似快速性心律失常证候的描述很多,散见于心悸、怔忡、眩晕、昏厥、虚劳以及有关脉律失常(数、疾、促、涩以及各种怪脉)等病篇中。

一、病因病机

(一)中医

1.病因　本病的病因很多,主要有外邪侵袭、七情刺激、饮食不节、体质虚弱等。其病位在心,但与其他脏腑密切相关。心失所养、心脉瘀阻、脏腑功能失调是其基本病变,心悸、怔忡、脉律失常是其共同表现。现将其常见病因病机概述如下。

(1)外邪侵袭:外邪之中以热毒之邪以及风寒湿热之邪最易犯心。温邪上受,首先犯肺,病邪可以顺传由卫入气,由气入营血,热传心脉,心脉受邪而致病;温邪上受亦可以逆传直犯于心或者由于热邪羁留不去,耗伤气阴,内损于心而成本病。风寒湿热之邪亦可合而为痹,痹阻于经脉、肌肉、关节的病邪,在一定条件下也可内犯于心,正如《内经》指出的"脉痹不已,复感于邪,内舍于心。"

(2)七情刺激:七情太过可以致病,可以伤心。除过喜可以直接伤心之外,过于忧愁思虑可以损伤脾胃,脾胃虚弱则聚湿成痰;郁怒伤肝,木盛化火,火热灼津,炼津为痰。肝郁脾困或肝郁脾虚,亦会引起湿聚痰生。痰阻气机,血脉不畅,心失所养而发病。

(3)饮食不节:饮食不节,过食膏粱厚味、醇酒乳酪,损伤脾胃,脾胃失健,痰湿由生,痰浊上扰心肺或阻碍气机,痹阻脉道,发为本病。

(4)体质虚弱:体质虚弱的原因有先天禀赋不足,也有因年老体弱,心脉不通,或因病体虚弱,心失所养。此外也有因服药不当,损害于心而发病者。

上述病因均可直接或间接损伤于心、全心之气血、阴阳亏虚,或全心之血脉瘀阻,心失濡养而发生心悸、怔忡、脉律失常。

2.病机 本病的临床表现很多,但不外虚实两端,虚证之中通常有心气不足、心血不足、心气阴两虚、心阳不足、心阳虚脱、心神不宁等;实证之中通常有痰扰心脉、心脉瘀阻等。证型可以变化发展,心气不足,帅血无力,可以造成心脉瘀阻;痰浊血瘀可以阻塞脉道,令心失濡养,心气不足,心血不通,气阴两虚,心阳不足,甚致心阳虚脱。本病的基本证型可以单独出现,但更多的是混合相见。因此心气不足往往与心脉瘀阻并见,心阳不足往往与痰浊扰心共存,心阴不足往往与心火上炎相伴。

(二)西医

1.窦性心动过速 迷走神经张力降低或交感神经兴奋性加强均能引起之。生理性因素包括情绪激动、体力劳动、运动、进食、饮酒、喝茶或咖啡等。病理性因素如贫血、发热、血容量不足、缺氧、感染、休克、甲状腺功能亢进、心功能不全、心肌炎等。另外麻黄素、肾上腺素、异丙肾上腺素、阿托品等药物也可引起窦性心动过速。

2.期前收缩(或称过早搏动、期外收缩) 可发生在任何年龄,以老年人为多见。功能性早搏见于情绪激动、精神紧张、过度疲劳、消化不良,或吸烟、饮酒、喝浓茶、饮咖啡等均可引起;器质性心脏病如冠心病、风湿性心脏病(简称风心病)、心肌炎、心肌病、心功能不全等引起;药物如洋地黄、奎尼丁、普鲁卡因酰胺、锑剂、肾上腺素、异丙肾上腺素、麻黄素、咖啡因等引起;心脏介入、心脏手术刺激也可以引发;各种感染如上呼吸道感染、泌尿系感染、白喉、猩红热、布氏杆菌等及电解质紊乱如低血钾、低血钙等都可引起各种早搏。

3.阵发性心动过速

(1)阵发性室上性心动过速:功能性引起者多见于青年人,常因情绪激动、体力劳动、恶梦、吸烟过多、喝浓茶、饮酒或饱餐等激发。器质性心脏病如冠心病、高血压性心脏病、风心病、心肌病、甲状腺功能亢进性心脏病、先天性心脏病、肺心病等均能引发。其他如预激综合征、低钾血症、洋地黄中毒等也能引发。

(2)阵发性室性心动过速:最常见的原因为严重的心肌损害,如冠心病尤其是急性心肌梗死、风心病、急性心肌炎、心肌病等。许多药物如洋地黄、奎尼丁、锑剂的毒性作用,心脏手术、心导管检查的刺激,电解质紊乱,如高血钾、低血钾症等,均可引起之。偶见无器质性心脏病者因重体力劳动引起。

4.心房颤动与扑动 多数由于器质性心脏病如风心病、冠心病、甲状腺功能亢进性心脏病、高血压性心脏病、缩窄性心包炎等引起。其他如洋地黄中毒、急性感染、心脏创伤、心导管检查、胸腔手术、纵隔肿瘤等也能引起。个别无器质性心脏病而发生者称为特发性心房颤动。

5.心室扑动与颤动 心室扑动时,心室有快而微弱无效的收缩。心室颤动则是心室内各部分纤维发生更快而不协调的乱颤,常为心脏病和其他疾病临终前的心律,也是猝死常见的表现之一。

二、临床表现

(一)症状

1.窦性心动过速 心率在100~150次/分范围内,可无症状,或有心悸、乏力、易激动等。

2.过早搏动 偶发者可无症状或自觉心跳不规则、心跳停歇感或增强感。频发者有心悸、胸闷、乏力,甚则有心绞痛发作。

3.阵发性室上性心动过速　发作时有心悸、头晕、心前区不适、乏力,发作时间长而严重的病例可出现心绞痛、呼吸困难、血压下降。

4.阵发性室性心动过速　发作时患者突然头晕、血压下降、心绞痛发作,甚至昏厥、休克、猝死。

5.房扑与房颤　发作时患者可心悸、胸闷,严重者可出现昏厥、心绞痛或心衰。

6.室扑与室颤　一旦发生,瞬即出现意识丧失、抽搐,继之呼吸停止。

(二)体征

1.窦性心动过速　心率在100～150次/分范围内,可有心尖部搏动和颈部血管搏动增强,心音响亮,或可在心尖部听到收缩期杂音,脉数。

2.过早搏动　可听到提前发生的早搏和其后较长时间的间歇,早搏的第一心音常增强,第二心音减弱或消失,脉结代或脉促。

3.阵发性心动过速　室上性心动过速发作时心率在150～250次/分,心律绝对规则,不因呼吸和运动而变化,第一心音强弱不变。心脏原有杂音减弱或消失。阵发性室性心动过速心率在150～250次/分,心律略不规则,心尖部第一心音强弱不等并可有心音分裂,脉数疾。

4.心房扑动与颤动　心房扑动时心率快而规则,如压迫一侧颈动脉窦或眼球,能使心率暂时减慢,压迫解除后,恢复原来房扑的心率。心房扑动伴有不规则房室传导时,心跳不规则。心房颤动心律绝对不规则,心音强弱不一,脉搏短绌。房扑之脉象多表现为脉促,心室率缓慢者亦可表现为结代脉,快速房颤之脉象多表现为促涩,缓慢房颤亦可表现为迟涩或结代,房颤合并Ⅲ度房室传导阻滞者可表现为脉迟。

5.心室扑动与颤动　病人意识丧失,血压下降,大动脉搏动消失,听不到心音,脉涩微或怪乱。

三、实验室检查

(一)心电图

1.窦性心动过速　心电图P波为窦性,P-R间期大于0.12秒,P-P间距短于0.6秒,心率一般在100～150次/分,P波可能与前面的T波重叠。

2.过早搏动

(1)房性早搏:有提早出现的P波,形态与窦性心律不同。常重叠于T波上,P-R间期>0.12秒,提早出现的QRS波群形态大多与窦性心律者相同。早搏后代偿间歇不完全。

(2)结区性早搏:QRS波群形态与窦性者相同,逆行P波可出现于QRS之前,P-R间期<0.12s,或出现于QRS之后,R-P间期<0.20s,或埋藏于QRS之中,早搏后多有完全性代偿间歇。

(3)室性早搏:有过早出现的QRS波群,形态异常,时限大于0.12s,T波与QRS波主波方向相反,S-T段随T波方向移位,其前无相关的P波。早搏之后多有完全性代偿性间歇。

(4)阵发性心动过速:室上性者有连续3次或3次以上房性或结区性早搏,频率多在150～250次/分,节律规则。P波形态与窦律不同,QRS波形态一般正常。P波也可与T波重叠,或在QRS波后见逆行P波。室性心动过速有3次或3次以上连续室性早搏,QRS波群增宽超过0.12s,心室率150～250次/分,节律可略不规则,P波与QRS波群无固定关系。

3.心房扑动与心室颤动

(1)心房扑动时:P波消失,代之以规则形状一致的房扑波(F)波,频率在250～350次/分。QRS波群形状大致与窦性相同,房室传导比例为2:1至4:1不等。

(2)心房颤动时:P波消失,代之以大小形态不一的,且不整齐的房颤波(f)波,频率在350～600次/分,心室律绝对不规则,QRS波群大致与窦性相同。

4.心室扑动与颤动

(1)心室扑动时:规则而连续的大扑动波,频率为 150～250 次/分,QRS-T 波相互融合而无法区别。

(2)心室颤动时:QRS-T 波群完全消失,代之以频率为每分钟 150～500 次的大小不等、形状不同、极不均匀的颤动波形。室颤开始时,其波幅常较大,以后逐渐变小,频率变慢,终于变为等电位线。

(二)动态心电图(Holter 监测)

是心律失常诊断的重要方法,能记录 24 小时心电活动,能发现短暂、隐性的心律失常,评价患者活动、症状与心律失常的关系,鉴别良性与恶性心律失常,确定心律失常的诊断,观察药物的作用等。

(三)希氏束电图

是有创性的心腔内心电图,用于研究心律失常的发生机制,鉴别室上性或室性心动过速等。

四、诊断与鉴别诊断

(一)诊断

根据明确的心电图表现及相应的临床表现,各种类型的心律失常可做出相应诊断。

(二)鉴别诊断

各种类型的心律失常主要通过心电图来鉴别。室性早搏与伴有室内差异传导的房性早搏、结性早搏鉴别如下(见表 5-1)。

表 5-1 室性早搏与伴有室内差异传导的房性早搏、结性早搏鉴别

	P 波形态波群	P-R 间期	R-P 间期	宽大 QRS	波形形态	同导联上	QRS 波形	室性融合波	代偿间期
室性早搏	无 P 波	≥0.20s		起始向量与窦性不同	V₁多呈三位相	除多源性外	多固定不变	可见	多完全
房性早搏伴有室内差异传导	位于 QRS 波群之前	>0.12s		V₁多与 RBBB 同	多与 RBBB 同	常有改变		无	多不完全
结性早搏伴有室内差异传导	可位于 QRS 波群之前、中、后	<0.12s	<0.20s	V₁多与 LBBB 同	V₁多与 LBBB 同	常有改变		无	多完全

五、治疗

快速性心律失常的治疗主要根据不同的病因、不同的心律失常类型以及它的严重程度来确定其治疗方向。对于比较轻型的心律失常,例如窦性心动过速、偶发的期前收缩、短暂的偶发的房颤等,一般不急于转复心律,而主要治疗目标在于消除原发病因和诱因。但对于比较严重的心律失常,如混乱性房性心律、快速房扑、房颤、室性期前收缩出现 4 种急险征象者(频发、联发、多源、R-on-T 室性早搏),特别是室性心动过速出现心源性脑缺血者,要立即处理,转复心律或维持心室率,保证心脏的有效搏出量。对发生室扑、室颤者要立即抢救、复苏心脏,待心律转复后或心室率大体恢复正常后,再针对病因治疗。

(一)辨证治疗

1.心气不足

【证候】 心悸气短,疲倦乏力,头晕自汗,动则加剧,舌质淡红,舌苔薄白,脉虚无力或兼促、涩。

【治法】 益气复脉。

【方药】 益气复脉汤加减。人参(另炖)10g,黄芪25g,麦冬15g,五味子10g,炙甘草12g,当归15g,熟地黄15g。方中人参通常用东北红参或高丽人参,若有阴虚表现则选用西洋参,若无人参,可用党参25g代替,每日1剂,水煎服。

加减法:若兼有血瘀,症见胸憋闷痛,口唇发绀者,加丹参15g、三七末(冲服)3g以活血通脉;若兼脾虚,腹胀纳呆者,加木香(后下)12g、砂仁(后下)10g以行气健脾开胃;嗳气吐酸者加海螵蛸12g、法半夏12g以抑酸降气;睡卧不安者加茯苓15g、合欢皮18g以和胃安神。

2.心阳虚脱

【证候】 心悸气短,四肢厥冷,冷汗淋漓,面色苍白,表情淡漠,脉疾数微弱欲绝或疾数怪乱或促涩无力。

【治法】 回阳固脱复脉。

【方药】 固脱复脉汤。人参(另炖)20g,熟附子(先煎)15g,干姜10g,肉桂(焗服)3g,黄芪30g,麦冬15g,五味子10g,煅龙骨(先煎)30g,煅牡蛎(先煎)30g,炙甘草30g。方中人参用高丽参或东北人参。每日1~2剂,水煎服。

加减法:若兼有阴伤舌红少苔者,人参改为西洋参并加麦冬15g以养阴生津;兼见痰浊阻滞,心胸闷痛,舌苔浊腻者加石菖蒲12g、法半夏15g、佛手12g以理气豁痰。

心阳虚脱为急重病症,紧急之时,首先用参附芪注射液20mL加5%葡萄糖生理盐水20mL静脉注射,继而用该注射液40mL加入5%葡萄糖注射液250mL静滴,之后再服汤药。

3.心血不足

【证候】 心悸眩晕,乏力,面色无华,唇色淡白,舌质淡红,脉细。

【治法】 养血复脉。

【方药】 养血复脉汤加减。当归12g,熟地黄15g,阿胶(烊化)10g,党参20g,黄芪20g,远志10g,柏子仁10g,酸枣仁15g,木香(后下)10g,炙甘草12g。每日1剂,水煎服。

加减法:若兼有阴虚、潮热、盗汗、心烦、口干者,则采用西洋参去当归,熟地黄改生地黄,并加麦冬15g、五味子6g,以滋养心阴;兼心虚胆怯、善惊易恐者,加生龙齿30g、珍珠末(冲服)0.3g以养心安神。

4.心脉瘀阻

【证候】 心悸不安,胸闷不舒,心前区刺痛,入夜尤甚,或见唇甲青紫,舌质紫暗或有瘀斑、瘀点,脉涩。

【治法】 活血复脉。

【方药】 活血复脉汤。桃仁12g,红花10g,赤芍12g,生地黄18g,香附12g,丹参20g,当归12g,延胡索12g,三七末(冲服)3g,青皮12g,甘草9g。每日1剂,水煎服。

加减法:若兼气虚,心悸乏力者,可去香附、青皮,加党参、黄芪各20g,以益气养心;兼阳虚胸闷气短、畏寒肢冷者,可去青皮、生地黄、红花,加淫羊藿15g、熟附子(先煎)12g、肉桂(焗服)3g以温心通阳。

5.痰扰心脉

【证候】 心悸胸闷,眩晕恶心,头重身倦,痰多咳嗽,舌苔浊腻,脉弦滑或涩。

【治法】 涤痰复脉。

【方药】 涤痰复脉汤加减。法半夏15g,陈皮10g,佛手12g,胆南星12g,党参18g,茯苓15g,石菖蒲12g,甘草6g。每日1剂,水煎服。

加减法:若气虚者,加党参、黄芪各 18g 以益气豁痰;痰浊蕴久化热而见心悸失眠,胸闷烦躁,口干口苦者,加黄连 9g、竹茹 12g、枳实 12g 以清热豁痰。

6.阴虚火旺

【证候】 心悸不宁,心烦易怒,失眠多梦,或有低热,或五心烦热,口舌干燥,小便黄短,大便干结,舌红少津,脉细数或促涩。

【治法】 清心复脉。

【方药】 清心复脉汤。珍珠末(冲)0.3g,生地黄 18g,酸枣仁 18g,当归 6g,麦冬 15g,柏子仁 12g,莲子心 2g,苦参 12g,龙齿(先煎)30g,甘草 6g。每日 1 剂,水煎服。

加减法:若心气虚弱,心悸气短,疲倦乏力者,加西洋参 10g 或太子参 25g;若心火炽盛,低热口苦者,去当归,加黄连 9g。

7.气阴两虚

【证候】 气短乏力,心悸怔忡,虚烦多梦,或自汗盗汗,或五心发热,舌淡苔薄白,脉虚数或促涩。

【治法】 益气养阴复脉。

【方药】 生脉散。西洋参(另炖)10g,麦冬 15g,五味子 10g。若无西洋参改太子参 25g。每日 1 剂,水煎服。

加减法:若气虚偏甚,气短乏力较甚者,加黄芪 20g 益气补心;若阴虚而有低热者加天冬 15g、干地黄 18g、黄连 6g、莲子心 2g、苦参 10g 以养心清热宁心;若心烦失眠明显者加酸枣仁 20g、柏子仁 12g 以安神助眠;若肾阴不足,症见腰酸膝软,目眩耳鸣者,加冬虫夏草 5g、龟甲(先煎)20g、鳖甲(先煎)20g 以滋肾养心;若兼心脉瘀阻,胸闷刺痛,舌有瘀点者,加丹参 15g、三七末(冲服)3g 活血通脉。

8.心神不宁

【证候】 心悸怔忡,善恐易惊,稍受惊吓则坐立不安,失眠多梦,梦中容易惊醒,舌淡苔白,脉虚数或涩。

【治法】 养心安神,镇惊定悸。

【方药】 安神复脉汤。磁石(先煎)30g,龙齿(先煎)30g,琥珀末(冲服)1.5g,茯神 15g,石菖蒲 12g,人参(另炖)6g,远志 10g,柏子仁 12g,炙甘草 12g,麦冬 15g。每日 1 剂,水煎服。

加减法:方中通常可用东北红参或高丽参,不能耐受红参者则改用西洋参。若无人参则用党参 20g 代替。若有自汗、盗汗者,可加黄芪 25g、煅牡蛎 30g 以益气敛汗;胃肠不适便溏者去磁石、远志、柏子仁,加益智仁 12g、藿香 15g 以行气健脾。

(二)其他治疗

1.中成药

(1)黄杨宁片:每次 1～2mg(2～4 片),每日 2～3 次。适用于各种证型的快速性心律失常者。

(2)黄连素片:每次 0.6g,每日 3 次。适用快速心律失常而有湿热者,其中对房性早搏的疗效较佳。

(3)生脉饮:每次 1 支,每日 3 次。用于快速性心律失常气阴两虚者。

(4)步长稳心颗粒冲剂:每次 9g,每日 3 次。适用于快速心律失常,心气阴两虚者。

(5)天王补心丹:每次 6g,每日 3 次。用于心神不宁者。

2.针刺

(1)取穴内关、神门、心俞、厥阴俞,用平补平泻法,留针 10～15 分钟。适用于各种早搏。

(2)独取膻中,用平补平泻法,留针 10～15 分钟,适用于阵发性心动过速。

(3)针刺双侧内关穴,新发病及年轻体力尚强者用重刺激,留针 3～5 分钟;对久病体虚者用补法轻刺激,留针 15～30 分钟。适用于各种早搏。

3.耳针　选穴心、神门、交感点。用 5 分毫针刺入穴内,留针 30 分钟,10 分钟行针一次,中等刺激,适用于室上速及室速。对于反复发作者,可于发作终止之后,改用耳穴埋针或耳穴压药(用王不留行籽或保济丸),每 3 日更换 1 次。

(三)西医治疗

1.窦性心动过速　窦性心动过速的治疗主要针对病因。对低血压引起心动过速者,应补充血容量,贫血引起者应纠正贫血。心动过速也可是心力衰竭时的一种代偿反应,治疗的关键是改善心功能。嗜铬细胞瘤患者常有心动过速,有时频率可达 180 次/分,酷似阵发性室上性心动过速,但压迫颈动脉窦可使频率逐渐减慢,停止按压后又逐渐回复到原来的频率,根本的治疗措施是切除嗜铬细胞瘤。甲亢也是心动过速的常见病因,心得安一定疗效,但治疗甲亢是根本的。对原因不明的心动过速,若无明显症状,不需治疗,若有症状,可服用调整植物神经功能的药物和镇静剂,常可收到满意的疗效,也可服用小剂量 β 受体阻断药如心得安等。

2.过早搏动

(1)偶发房性早搏或结性早搏:一般只作病因治疗。如症状明显,适当给予镇静剂。

(2)频发房早或结性早搏:可选用下列药物治疗:①维拉帕米:40mg,每日 3 次,可阻断钙通道,减慢传导,延长不应期,降低慢反应纤维的自律性。②倍他乐克:25～50mg,每日 2 次,可降低起搏细胞的自律性,减慢传导,延长房室结的不应期。③普罗帕酮:150～250mg,每日 3 次,可减慢传导,延长不应期和动作电位时间。早搏减少或消失后减量。④乙胺碘呋酮:0.2g,每日 3 次,早搏消失后逐渐减量至 0.2g,每日 1 次维持,可延长动作电位时间和不应期,对传导影响较轻。

(3)室性早搏:室性早搏治疗的主要目的是防止引发室性心动过速、心室纤颤和猝死。抗心律失常药物可控制大多数室性早搏,但使用不当,也可诱发新的心律失常,因此室性早搏的治疗应严格掌握适应证,应针对不同情况,采取不同的治疗方案。

对无器质性心脏病病人的室性早搏,如无明显症状,无须治疗。有症状时,应先向病人解释,减轻其顾虑,并避免过度吸烟、饮酒及喝浓茶、咖啡等。对伴发器质性心脏病的室性早搏,应针对原发病治疗,有诱发心律失常的因素存在时,应采取措施消除。对有潜在危险性的室性早搏,应积极治疗。急需控制的室性早搏可静脉给药,并不很急的室性早搏可口服给药。急性心肌梗死早期出现的室性早搏,应静脉使用利多卡因或胺碘酮;急性心肌梗死晚期和陈旧性心肌梗死出现的室性早搏,在改善心肌供血的基础上,可使用 β 受体阻滞剂、胺碘酮。伴发心功能不全的室性早搏,主要是使用洋地黄、利尿剂和血管扩张剂,改善心功能,室性早搏常随心功能改善而消失,如心功能改善而仍有较多室性早搏,可选用抗心律失常的药物。伴发于洋地黄、奎尼丁等药物毒性反应的室性早搏,首先是停服这些药物,同时应补充钾盐,洋地黄中毒者还使用苯妥英钠。具体药物用法如下:①美西律:0.1～0.2g,每 6～8 小时 1 次;普罗帕酮或乙胺碘呋酮的用法同上。②心功能不全者,如近期未服用洋地黄者,可用西地兰 0.4mg,稀释后静注。或口服地高辛 0.25mg,每日 1 次。③对洋地黄中毒引起的室早,应立即停用洋地黄,用苯妥英钠 100～200mg,加注射用水 20mL 静注(不少于 10 分钟),无效者,隔 15 分钟后再用 100mg,总量不超过 500mg;轻者可口服苯妥英钠 0.1g,每日 3 次,并补充钾盐,心率缓慢者,用阿托品 0.3～0.6mg,口服,每日 3～4 次。④利多卡因:1～2mg/kg,静注 1 分钟,如不见效,隔 5～10 分钟再注射一次,直至总量 300mg,见效后再以 1～4mg/min 的速度维持。

3.异位快速性心律失常

(1)室上性心动过速:治疗原则为兴奋迷走神经,有迷走神经兴奋法、药物复律法、经食道快速心房起搏法及同步电复律法。

1)机械刺激:用力作呼吸运动;或用棉签刺激咽喉引起恶心、呕吐;或按摩颈动脉窦,先压右侧10～15s,无效时再压左侧,不可两侧同时压迫。或压迫眼球,嘱患者闭眼向下看,用手指在眶下按压眼球上部,先右后左,不可两侧同时压迫。在以上操作的同时,进行心脏听诊或记录心电图,一旦心动过速停止,立即停止按压。

2)药物治疗:在心电监护下,可选用下列药物复律:维拉帕米或普罗帕酮,经脉缓慢注入,室上速终止,立即停药,两药均有负性肌力、负性传导作用,因此,有器质性心脏病、心功能不全,传导阻滞者慎用。腺苷或三磷酸腺苷静脉快速注入,往往在10～40s内能终止心动过速。地尔硫草、胺碘酮也可使用,但效率不高。

3)经食道心房调搏:将食管电极插入食道近左心房处,用高于心动过速心率20%的频率连续刺激4～8次,可迅速终止心动过速。

4)同步直流电转复:需要紧急终止发作者,可用同步直流电转复。使用低能量,50Ws足够。

5)射频消融治疗:可在心内电生理检查的基础上行射频消融治疗。旁道参与的房室折返性心动过速,射频消融为根治的最好方法,其治疗效果肯定,安全可靠,并发症少,根治率可达98%以上,对房室旁路尤其是并发有房颤或房扑的首选治疗。

(2)室性心动过速:室性心动过速的治疗原则为迅速终止发作,积极治疗原发病,防止复发。治疗措施有如下几种。

1)拳击与连咳:紧握拳头叩击病人心前区或让病人连续咳嗽几声,虽对大多患者无效,但快速、简便和安全,有时可终止室速。可能由于拳击或连咳产生10Ws左右能量中断折返所致。

2)无血流动力学障碍者常规用以下抗心律失常药物:①利多卡因:50～100mg静脉注射,1～2分钟注完,必要时,每5～10分钟再给50mg,共2～3次,负荷量总量<300mg,有效后以每分钟1～4mg的速度继续滴注维持。②胺碘酮:静脉5～7mg/kg,5分钟内注入,对利多卡因甚至电击无效者亦可试用。转复窦性心律后可用0.5～1mg/min维持点滴,后改口服维持。

3)同步直流电复律:病情严重伴血流动力学障碍药物治疗无效时,立即进行同步直流电复律,用低能量20～50Ws复律,若复律失败,可增加能量到100～200Ws。洋地黄中毒引起者不宜使用本方法。

4)射频消融治疗:对于合并有器质性心脏病患者的室速效果较差,如果其他方法无效或进行综合处理时可以一试,但对无器质性心脏病的室速如分支型室速或单形性室速或流出道起源室速效果较好,可作为首选方法之一。

5)埋藏式心脏复律除颤器(ICD):为各大指南推荐的治疗有危及生命的室性心律失常的首选方法,对持续性和反复发生的室速效果较好。目前对于心肌梗死所致LVEF<35%,且心肌梗死40天以上,NYHA心功能Ⅱ或Ⅲ级的患者ICD植入亦为ⅠA类适应证。

(3)房颤与房扑:除祛除病因和诱因治疗外,应以控制心室率、转复心律和预防复发为主。控制心室率用西地兰静脉注射,剂量同前。有效后可改地高辛0.125～0.25mg口服维持,每日1次。

复律指征:基本病因去除后,房颤持续存在而用洋地黄制剂控制心室率疗效欠佳者。二尖瓣分离术或人工瓣膜置换术后4～6周后仍有房颤者。

复律方法:药物或同步直流电复律。常用胺碘酮、奎尼丁等。胺碘酮,先0.2g/6～8h,口服,7～10天未能转复时停药。转复为窦性心律后改为维持量0.2g,每日1～2次,长期服用。同步直流电复律方法:药物治疗无效时,可采用低能量(50～75Ws)同步直流电复律。

射频消融治疗:对于没有手术禁忌证且药物治疗无效的患者均可考虑行射频消融治疗。环肺静脉线性消融肺静脉电隔离是房颤导管消融的核心技术,对于持续性房颤患者还需进行线性消融和复杂碎裂心房电位消融。

外科手术治疗:对于需行其他心脏外科手术(如瓣膜置换、冠状动脉搭桥手术等)的房颤患者,可同时行迷宫(Maze)手术或心外膜线性消融手术。

(4)室颤与室扑:立即按心跳骤停复苏处理,及时应用非同步直流电复律是室颤与室扑抢救成功的关键。常用电能为250～300Ws。除颤成功后继续使用胺碘酮或利多卡因等药物维持疗效。

六、专家经验

(一)刘渡舟——桂甘龙牡汤治心阳不振心律失常

组成:桂枝9g,炙甘草6g,龙骨(先煎)12g,牡蛎(先煎)12g。

主治:心悸不宁,坐立不安,烦躁乏力,舌淡苔白,脉弦缓无力。

加减:若心悸烦躁,手足厥冷,脉沉而舌淡者,治当心肾同温,上下兼顾,合茯苓四逆汤加减,桂枝9g,炙甘草6g,茯苓12g,人参6g,附子(先煎)12g,干姜6g。

(二)刘渡舟——温胆汤治痰热内扰心律失常

组成:法半夏12g,茯苓12g,竹茹12g,生姜12g,枳实9g,橘皮9g,甘草6g。

主治:口苦,呕吐,心悸且烦,胆小善惊,脉弦而舌苔白腻。

加减:若兼有易悲,失眠,口苦,时欲呕吐,脉弦滑,舌红苔腻者,加柴胡、黄芩以解郁化痰。若心下痞满,呕吐目眩,则上方改法半夏15g、生姜20g、茯苓30g以涤痰止呕除饮。

七、难点与关键

(一)难点:如何防止心律失常患者突发恶性心律失常的发生

对策:在猝死病人中,大多数由于心律失常所致。怎样防止心律失常者这些突发情况的发生,是临床工作中最重要的问题,尤其是从事中医心血管专业工作者,对此更为关注。我们的对策是:①提高认识水平;②掌握应急本领,做好应急准备;③发挥中西医特长,治疗难治性心律失常。对没有器质性心脏病只有心动过缓、窦性心律不齐以及偶尔有发生的期前收缩者,不必作处理。一般地说室性早搏较房性早搏病情严重。在急性心肌梗死时,室性早搏中有4种征象:多源室早、频发室早、两个室早联发以及早搏落在前一个心动周期的T波顶点上,被认为是危象,必须严密观察及时处理。室性心动过速及室性扑动是严重的心律失常,必须立即处理,以防室颤。室颤是快速性心律失常中最为严重的情况,心脏已经失去泵血作用,必须争分夺秒给予除颤。

另外,治疗重症心律失常,我们主张采用综合疗法。因重症心律失常,病理环节复杂,单一治疗势必不利于疗效的提高,如综合应用温阳益气、活血化瘀、养阴复脉等治法。除此之外,给药途径和治疗手段的多样化,也有助于疗效的提高。中西医结合,取长补短,协同作用,提高疗效已为各地医家达成共识。如在用可达龙治疗心律失常的同时,为防止心跳太慢,我们可辨证给予心宝以提快心率。当然要辨证施药,不可拘泥成见。

(二)难点:高龄房颤患者如何合理抗栓治疗

对策:与非房颤患者相比,房颤患者中风、血栓事件的发生风险明显增加,所以房颤患者抗凝治疗和抗血小板治疗会使患者获益。但高龄老年房颤患者因其同时有出血和血栓倾向的特殊性,不仅中风风险增加,其出血风险也增加,这就给临床医生增加了抗凝治疗难度。而且在发生了出血的高龄房颤患者中,约1/3患者将再发血栓事件。中西医结合对房颤的抗凝治疗,可取长补短。西医抗凝治疗作用机理明确,口服抗凝剂如华法林因需监测凝血酶原时间以及潜在出血副作用,使患者不易接受，且难以在基层医院普遍推广应用。阿司匹林为多数房颤患者所选择，但用药剂量偏小，实际抗凝效果差，大剂量时因胃肠道副作用难以长期服用。配合中药，可相对减少西药用量，不仅能调理气机，扶正固本，而且能够改善血液流变性，抑制心房(耳)附壁血栓形成，同时改善心肌血供，增强心功能。方药可选用血府逐瘀汤合生脉散化裁，也可静滴灯盏细辛注射液、复方丹参注射液、川芎嗪、葛根素、生脉注射液等。镇静安神药对改善症状和促进房颤的转律有一定作用，一般常用龙齿、牡蛎、琥珀、珍珠母等。若证属痰瘀互结、痰热内扰，宜在活血化瘀基础上佐以清热化痰通络，可选用温胆汤或瓜蒌薤白半夏汤加减。并可在活血化瘀基础上，佐以补肾养肝，以达到标本兼治目的。可口服复方丹参滴丸、活血通脉胶囊、血塞通胶囊、六味地黄丸，以及中药何首乌、酸枣仁、枸杞、杜仲、桑椹子、白芍、珍珠母等随症加减。

八、预后、预防与调护

(一)预后

快速性心律失常的预后与病因、诱因、发展趋势、血流动力障碍有关。例如窦性心律不齐，或偶发过早搏动，在正常人中相当多见而不影响健康。发生于器质性心脏病基础上的快速性心律失常包括早搏、室上性心动过速及心房颤动，大多预后良好。持久房颤，心房内容易形成血栓，血栓脱落可以造成梗死。室性快速心律失常(室性阵速、室性扑动等)可迅速导致循环功能障碍而危及生命。发生在器质性心脏病基础上的快速性心律失常，尤其是严重心功能不全或急性心肌缺血者，预后较差。

(二)预防

积极防治原发病，及时控制、消除原发病的病因和诱因是预防本病发生的关键。

(三)调护

1.生活调护　起居有常，切勿过劳。心律失常期间，通常不宜重体力劳动以及过度剧烈的体育活动，可以适当地散步、练气功、打太极拳，以使经脉气血流通，有益于健康。严重心律失常以及原发病为急性心肌梗死、风湿热活动期、心肌炎急性期等之患者，必须休息治疗。

2.饮食调养　饮食清淡，戒烟酒，忌浓茶、咖啡，宜以富含营养的、高蛋白饮食为主，辅以新鲜蔬菜、时令鲜果，避免过饱，保持大便通畅，并适当辅以中医食疗。有些中药既有助于心律失常的治疗，又可作食物使用，例如人参、黄芪、芡实、当归、川芎、冬虫夏草、鹿茸、黄精、麦冬、莲子(不去心)、三七、葛根、佛手、丁香、椒目、山楂、大枣、百合、茵陈蒿等，可以把这些中药与有关食物结合起来调配或烹调为美味食品，既可口又利于疾病的康复。

3.精神调理　避免精神刺激和疲劳，精神乐观、情绪稳定可减少本病的发作。

九、研究进展

心律失常是心血管系统疾病中的常见病和危重症。其病因复杂，病情急重，给患者带来很大的痛苦，严重影响病人的生活、工作，甚至危及生命。西药在抗心律失常方面虽能取得一定疗效，但近年来，抗心律失常药物导致心律失常副反应的情况日益得到证实与重视。因此从中医疗法寻找抗心律失常的药物，非常必要。

近二三十年来，动物试验筛选出防己、苦参、黄杨木等二三十种具有抗心律失常作用的中药，对其作用机制也作了部分探讨，临床资料中，亦发现不少方药具有良好的抗心律失常作用，这为抗心律失常中成药的开发，打下了一个良好的基础。不足之处是：临床研究大多停留在一般经验总结水平，缺乏现代的、前瞻性的、大样本的研究；药物研究大多停留在一般药理实验，而且没有把药理实验与新药开发紧密结合起来。因此目前医药市场上抗心律失常的中药一是品种少，二是疗效不够满意，不能满足患者的要求。

今后有必要在这一方面加强研究,加强开发。辨证论治要制订统一的规范,证候指标要量化、客观化,对照药物要选取公认有效的药物;观察方法要随机、双盲。

除了辨证治疗研究外,还应开展辨病治疗研究。中成药的研制方向最好还是按辨病的要求来做,一是适应现代临床的需要,二是适应国际市场的需要。

第三节　心脏骤停与心脏性猝死

心脏骤停是指各种原因所致的心脏突然停止有效搏动,泵血功能突然终止,造成全身循环中断、呼吸停止和意识丧失,引起全身严重缺血、缺氧,是最严重的心血管病急症,是危害人类健康、构成死亡的主要因素。以突然意识丧失,四肢抽搐,大动脉搏动消失为临床特征。心脏性猝死是指无法预料的自然死亡。患者过去有或无心脏病病史,在急性症状开始的 1 小时内(亦有规定为 24 小时)发生心脏骤停,导致脑血流的突然中断,出现意识丧失,患者如经及时救治可获存活,否则将发生生物学死亡。

导致心脏骤停的病理生理机制最常见的是心室颤动,其次为缓慢性心律失常或心室停顿、持续性室性心动过速,较少见为无脉搏性电活动。冠状动脉粥样硬化导致致命性快速性心律失常的机制尚未完全明了。冠状动脉病变时,心肌血流量恒定减少,心肌代谢变化与电稳定性丧失均可引起心律失常与猝死。左心室心肌因长期处于压力超负荷状态,以及缺血损伤后细胞电生理异常,也易发生心室颤动。急性缺血时心肌细胞膜被破坏,钾离子外逸、钙离子内流,酸中毒致肾上腺素能受体活性与自主神经调节改变,亦可致电不稳定性增加。同时,缺血增加病变与正常组织的复极弥散性,诱发部分除极组织内的慢通道触发活动,最终导致心室颤动。心动过缓与心搏停顿引起的心脏骤停常见于严重的心脏病患者。缺氧、酸中毒、休克、肾衰竭、损伤等导致细胞外钾浓度升高,使浦肯野系统细胞部分除极、4 相期自发除极速率降低,失去自律性。长时间的心搏停顿最终可演变为心室颤动或持续性心搏停顿。大脑组织耐缺氧时间约为 4～6 分钟,心肌耐缺氧约为 30 分钟,肺组织耐受的时间更长。如复苏超过上述时间,则可能造成各脏器不同程度的、不可逆性损害。心肺复苏的幸存者中,约有 20% 患者会出现不同程度的持久性脑损害。轻者可记忆力丧失、痴呆、木僵等,重者可出现脑水肿、脑死亡。可见,心肺复苏是决定预后的基础,而脑复苏成功与否决定着患者的生存质量,是决定预后的关键。从复苏伊始,既要争分夺秒,又要考虑不同脏器的特点而采取综合有效的措施,特别是有效的脑复苏。

心脏性猝死的发生率在工业化国家远高于中国国内。美国每年约有 30 万人发生心脏性猝死,占全部心血管病死亡的 50% 以上。北京地区发生心脏性猝死男性年平均 32/10 万,女性为 17/10 万。

本病应归属于中医"卒死""厥脱"范畴。

一、病因病机

本病的病因病机可分为虚实两个方面。邪实以痰浊、瘀血、热闭、寒凝为多见。正虚见于脱阴、亡阳、阴阳离决者。患者或因先天禀赋缺陷,或久病宿疾耗伤,致使心阳亏虚,血瘀痰浊积于体内。在此基础上,每当骤遇外邪侵袭,直犯心包,或为情志过极,引动瘀血宿疾,闭阻心之大脉,均可使心神失守,心阳暴脱而发为猝死。其基本病机为心阳暴脱,阴阳离决,一旦抢救不及,即可发展为一蹶不复之死证。

（一）心阳素虚

由于患者先天禀赋缺陷,致成人之后,心阳亏虚,心气不固,若遇外邪侵袭,每易直犯心包,致心神受伤,心阳暴脱而发为猝死。

（二）外邪侵袭

感受六淫或疫疠毒邪,或邪毒炽盛,正气耗伤,脏腑受损,或邪毒直犯心包,心神受损,若救治不及,均易致心阳暴脱,继而猝死。亦有猝然为电所击,或溺水窒息,使机体气机闭塞,气血逆乱,阴阳之气离决而发为猝死者。

（三）久病正虚

原有久病宿疾,正气暗耗,若失于调治,病情日重,终可致脏腑虚损至极,元气衰惫,阴精逐渐消亡而成心阳暴脱、阴阳离决之危候。

（四）瘀血痰浊

患者或伤于情志,或伤于饮食,致脏腑功能失调,血瘀痰浊逐渐聚于体内,心脉痹阻,胸阳不振,此后若不善调摄,终将致痰瘀闭于心之大脉,而使心神失守,心阳暴脱。

二、临床表现

中医临床上主要表现为各种脱证,症见猝然昏仆,不省人事,抽搐,息止,脉绝,虚里搏动不能扪及。部分患者还可出现面色苍白或晦暗,汗出如油或大汗淋漓,四肢逆冷,手撒口开,二便失禁,瞳神散大等证状。西医临床上大抵可分为四个时期,即:前驱期、发病期、心脏骤停期与生物学死亡期。不同患者各期表现可有明显差异。

（一）前驱期

许多患者患者在猝死前数天、数周甚至数月,可出现新的心血管症状,或原有症状进行性加重,如胸痛、气促、疲乏及心悸等。但亦可无前驱表现而突发心脏骤停。前驱期症状一般不敏感,特异性较差。

（二）发病期

一般是导致心脏骤停前的急性心血管改变时期,持续约 1 小时以内。此期内可出现心率加快、室性异位搏动与室性心动过速。

1.症状　在心脏骤停典型的临床表现出现之前,部分患者可能会出现某些先兆征象:

（1）神经精神症状:排除神经精神原发病以外而出现神经精神症状,如痴呆、凝视、眼球上翻、瞳孔散大、神志不清等,此表示心排血量降低,而致脑组织缺乏足够的血供。

（2）出现心律失常:有些患者可出现胸痛、气促、疲乏及心悸等症状,心电图表现为频发多源室性早搏以及 R-on-T 现象、室速、房室传导阻滞或心动过缓（心室率小于 50 次/分,Q-T 间期延长）等。

（3）病情危重:对有可能产生心排血量降低状态的患者,如急性心肌梗死、急性肺梗死、大出血等危重患者,容易出现心脏骤停,必须高度警惕。

2.体征　主要是神经精神和循环系统的症状和体征:

（1）心音:心音不可闻及;

（2）脉搏:摸不到脉搏,测不到血压;

（3）意识:突然意识丧失伴有短阵抽搐、眼球偏斜,持续时间长短不一,多发生于心脏骤停10秒内;

（4）呼吸:呼吸先断续不规则,呈叹息样,随后立即停止,多发生于心脏停搏后 20~30 秒内;

（5）昏迷:多于心脏停搏 30 秒后即可发生昏迷;

（6）瞳孔：瞳孔散大多于心脏骤停后 30～60 秒才出现。

（三）心脏骤停期

心脏骤停后脑血流量急剧减少，由于脑组织对缺氧最敏感，临床立即表现出以循环系统和神经系统为主的症状。下列体征有助于立即判断是否发生心脏骤停：意识丧失，颈、股动脉搏动消失，呼吸断续或停止，皮肤苍白或明显发绀，如听诊心音消失更可确立诊断。以上观察与检查应迅速完成，以便立即进行复苏处理。心脏骤停后罕见自发逆转者。

（四）生物学死亡期

从心脏骤停至发生生物学死亡时间的长短，取决于原来病变性质以及心脏骤停至复苏开始的时间。心室颤动发生后，患者将在 4～6 分钟内发生不可逆性脑损害，瞳孔散大，随后经数分钟过渡到生物学死亡。持续性室性心动过速引起者时间略长些，但如未能自动转复或被治疗终止，最终会演变为心室颤动或心搏停顿。心搏停顿或心动过缓导致的心脏骤停，进展至生物学死亡的时间更为短促。

三、诱因

心脏性猝死的高危患者目前主要从以下几方面加以考虑。既往有无发生过心脏骤停事件、有无发生过室性心动过速、心肌梗死后的患者、冠状动脉疾病患者、心衰患者、肥厚性心肌病、长 QT 综合征、Brugada Syndrome 等。

（一）心脏骤停

发生过心脏骤停事件是心脏性猝死的最危险因素，一年内，30％～50％的心脏骤停幸存者仍将发生心脏骤停事件。

（二）室性心动过速

室性心动过速（VT）伴晕厥或低左心室射血分数（left ventricular ejection fraction，LVEF≤40％）增加心脏性猝死的危险性，该类患者心脏性猝死的危险性是 20％～50％。

（三）心肌梗死后

研究表明 75％的心脏性猝死患者确认为心肌梗死后患者，心肌梗死后因素可提高其他单个危险因素的一年危险性 5％，心肌梗死后、非持续性、可诱发、不可抑制 VT、左室射血分数≤40％的患者患者的五年危险性为 32％。

（四）冠状动脉疾病

尸检显示 90％的心脏性猝死者存在冠心病，在突然死亡事件前，大于 50％的心脏性猝死者无明显冠心病表现。

（五）心衰

大约一半的心力衰竭患者死于突发的心律失常，左心室射血分数低下增加心脏性猝死的危险性，心功能Ⅱ～Ⅳ级患者的不明原因晕厥对心脏性猝死有预测作用。

（六）肥厚性心肌病

心脏性猝死是肥厚性心肌病患者死亡的最普遍的原因，肥厚性心肌病的人群发病率约为 0.2％，大约 10％～15％的肥厚性心肌病患者被认为具有心脏性猝死的危险性，最新研究表明，大于 50％的高危患者十年内将发生心脏性猝死，肥厚性心肌病是 35 岁以下运动员心脏性猝死的最主要原因。

（七）长 QT 综合征

原发性长 QT 综合征可导致不明原因晕厥和心脏骤停，患者表现为无症状或有症状的、潜在的、致命的心律失常事件,60%的长 QT 综合征患者表现为长 QT 综合征家族史或心脏性猝死,由于遗传因素,家庭其他成员同样具有危险性。

四、实验室检查

心脏骤停与心脏性猝死的实验室检查主要为心电图检查,临床常见三种表现形式:

(一)心室颤动或扑动

心室扑动心电图显示为连续的宽大而匀齐的正弦曲线状波形,P-QRS-T 波群相连无法辨认,其频率为 200 次/分钟左右。心室颤动心电图示 P-QRS-T 波群消失,代之形状不同、大小不一、极不均匀的颤动波,频率为 150～500 次/分钟。若振幅＜0.5mv 为细颤,若振幅＞0.5mv 为粗颤。

(二)心室停顿(心室停止)

心电图示 P-QRS-T 波群消失,基线稳定呈一直线状,称全心停搏;QRS 波群消失,仍有窦性活动,可出现整齐或不整齐的心房波;或如有房颤,只出现细小零乱的 f 波,称心室停搏。

(三)心肌电机械分离

心电图示宽而畸形、振幅较低、频率较慢(每分钟多在 20～30 次)、较为完整的 QRS 波群。此时不能产生有效的心肌机械性收缩,无排血功能。

上述三种情况中,以心室颤动最多见,特别是急性心肌梗死或急性心肌缺血患者的心搏骤停,绝大多数为心室颤动。上述三种类型以心室颤动抢救效果略好。

五、诊断与鉴别诊断

(一)诊断

诊断要点:①大动脉(颈动脉、股动脉)的搏动消失。②突然意识丧失。

检查者可用一手拍喊患者判断意识,用另一手触摸颈动脉,若无意识,颈脉无搏动,即可肯定心脏骤停,必须立即施行心肺复苏术。这是临床上最常用的方式方法。至于看不到心尖搏动,听不到心音,常受外界环境影响,因此不能作为可靠依据。瞳孔散大常较迟出现,也见于严重低心排血量、严重缺氧和应用某些使瞳孔散大药物和麻醉过深的患者,故也不是可靠的诊断依据。此外,心电图见到心室颤动(或心室扑动)、心室停顿、心肌电机械分离,脑电图呈低平脑电波,此只限于正在进行心电、脑电监护的患者才有诊断价值。

(二)鉴别诊断

1.中风　虽有突然昏仆、不省人事、四肢厥冷等症状,但伴口眼㖞斜,半身不遂,心音与脉搏存在。

2.单纯性昏厥　发作前多有诱因,有头晕,恶心,上腹不适等前驱症状。常发生于立位或坐位,很少发生于卧位,发作时血压下降,心率减慢或心音微弱,脉搏存在。年轻体弱之女性多见。

3.癫痫　有癫痫发作史,发作时心音,脉搏存在,血压可测到,易在夜间入睡后发作。

大动脉搏动消失是诊断心脏骤停最重要的依据。其他突然意识丧失尚可见于癔病、颅脑外伤、低血糖性昏迷、糖尿病酮症酸中毒、高渗性昏迷等多种原因,但以上均可扪及大动脉搏动,可测及血压,心电监护可见室上性心律。

六、治疗

(一)中医辨证论治

心脏骤停一证由于多发生于临床危重末期,来势急剧,所以治疗应按不同的临床表现和不同阶段进行。急性期宜先以益气、回阳、固脱为主,采用静脉用制剂为主,以尽量争取时间,待心脏复跳、病情稍稳定后可进一步采用各种中医疗法辨证施治。

1.急性期　"回阳救逆法"是临床上抢救阳气衰亡、正气虚脱危重患者的重要手段,如运用及时、得法常能使病情好转。"回阳救逆"并不单指回阳,亦应包括救阴。由于阴阳互根,汗、血、精、津液均为阴液,故高热、大汗、吐泻、出血或其他慢性消耗病的发展,都能使阴液消亡,而出现亡阴证;阴液耗竭,则阳气往往失其依附而散越,表现亡阳的危重证候。故临床上应权衡病情,辨证处理。回阳后,阳衰未复,仍须继续补阳,若阳回后,呈热像,则阳已回,即转为救阴,如仍继续补阳,则更速耗竭其阴。后世医者通过临床经验总结,强调津液和机体生命的内在联系:"留得一分津液,便有一分生机"。说明津液在人体内的重要性。所以阳回并出现热象时,必须注意补阴。正如张景岳所云:"善补阳者,必于阴中求阳,以阳得阴助,则生化无穷;善补阴者,必于阳中求阴,以阴得阳升,则泉源不竭。

(1)阳气暴脱

【证候】　颜面青暗,冷汗淋漓,四肢厥逆,舌淡苔白。

【治法】　益气回阳救逆。

【方药】　四逆汤加减。炙甘草 6g,干姜 9g,附子生用,去皮,破八片,15g。

加减:通脉四逆汤在四逆汤的基础上加重干姜、附子用量,即可阳回脉复,主治少阴病,阴盛格阳证。

四逆汤证原有下利,若利止而四逆证仍在,是气血大伤之故。所以于四逆汤中加大补元气之人参,益气固脱,使阳气回复,阴血自生。

白通汤即四逆汤去甘草,减少干姜用量,再加葱白而成。阴寒盛于下焦,急需通阳破阴,以防阴盛逼阳,所以用辛温之葱白,合干姜、附子以通阳复脉。

另可选用参附注射液或参附芪注射液,10～20mL 静脉注射,无效可重复注射 1～2 次,有效后取 40～60mL 用 5% 葡萄糖注射液稀释后静脉滴注。

(2)气阴虚脱

【证候】　面色灰白,汗出如油,身热烦躁,舌红少苔。

【治法】　益气养阴。

【方药】　生脉散加减。人参 9g,麦冬 9g,五味子 6g。

加减:本方中人参为补气之要药,气虚重症必用之;若阴虚有热者,宜用西洋参代之。兼血虚者,酌加当归以补血养血;兼有瘀滞者,宜加丹参等活血祛瘀;疼痛者加三七粉、元胡以活血止痛。

另可用参麦注射液 20～40mL 静脉内注射,无效可重复注射 1～2 次,有效后取 40～60mL 用 5% 葡萄糖注射液 250mL 稀释后静脉滴注。也可采用生脉注射液或丽参注射液,用量和用法同参麦注射液。

2.稳定期　中医学在此阶段具有很好的治疗作用。心肺复苏后早期患者所表现的临床症状仍属元气虚衰,元阴欲竭的真气欲脱病症,临证中根据呼吸气弱,烦躁不安,面色苍白,四肢逆冷,汗出淋漓,神志淡漠或昏迷,尿少,脉微欲绝,血压下降等表现,辨证属中医厥脱证范畴,可分为阳气暴脱型,真阴衰竭型和气阴耗伤型,见于休克、心律失常、心功能不全、电解质紊乱和酸碱代谢失衡等。在脑复苏阶段主要属痰湿蒙闭清窍型或痰热闭阻清窍型;急性肾衰竭主要属肾阴阳失调,浊邪壅塞三焦,正气不得升降,使肾关开合失度所致。

进一步的治疗可按虚实辨证,属正虚者有气虚、阳虚、阴虚、气阴两虚和阴阳两虚之分,一般虚证都有病史较长,面色苍白,气息微弱等特点。治疗上以补益气血阴阳为原则。属邪实者以痰浊、瘀血、热闭、寒凝较多见。痰浊又可分为热痰壅滞和寒痰内闭,前者伴有神昏高热,喉中痰鸣,舌红,苔黄腻,脉滑数;后者常伴有神昏,喉中痰涎稀薄色白,舌淡苔白腻,脉濡缓。血瘀则伴有面色晦暗,舌有瘀点,手足青紫或有出血,脉涩或结代。热闭则伴有高热神昏,面红,气粗,舌红苔黄,脉洪数。

寒凝则伴有四肢厥冷,手足口唇发绀,舌黯淡,苔白滑,脉沉迟。治疗上分别治以祛痰、活血、泻热和散寒等法。

(二)西医治疗

大多数心脏骤停都发生在医院外的不同场合,因此,开展群众性心肺复苏知识与技术的普及教育,建立完善的社区性急救体系显得格外重要。一旦确诊后,必须争分夺秒进行心肺复苏,迅速建立有效的人工循环和气体交换,并在心脏恢复搏动后巩固和稳定复苏后的节律,并防治心脏骤停后造成的后果。

心肺复苏按不同阶段的特点,分为三级复苏:

1.初级复苏或基础生命支持　初级复苏或基础生命支持(basic life support,BLS)是心脏骤停后进行心肺脑复苏的第一阶段,历时很短,需争分夺秒。其复苏是否成功、生存质量高低往往取决于在这一阶段复苏是否及时,复苏程序是否正确。其目的是迅速给机体提供氧和血液。基本措施是畅通气道;恢复呼吸;建立循环。

(1)畅通气道:清理患者呼吸道,保持气道通畅。将患者头后仰,提高颌部,寻找和清除口腔异物(包括假牙)。方法是:术者将一手置于患者前额用力加压。使头后仰,另一手的示指、中指抬起下颌,使下颌尖、耳垂与平地呈垂直,以畅通气道,并立即施行人工呼吸、维持血流等基本生命支持措施。

(2)恢复呼吸:术者将耳朵贴近患者的口鼻,倾听空气逸出的声音或感觉空气流动,同时观察胸廓起伏,以估计有无自主呼吸。若无呼吸,必须立即开始人工通气。观察时间一般在3～5秒以内。

口对口呼吸是简易有效的方法。气道畅通后,术者以置于患者前额的手拇指与示指捏紧患者鼻孔,深吸一口气后,将自己的口唇贴紧患者的口唇作深而快的用力吹气,直至患者胸部上抬,然后让患者自然呼气。胸外按压时每5次吹一口气。单人同时进行口对口呼吸和胸按压时,每按压15次,连续快速吹气2次。上述口对口呼吸只是临时性紧急措施,应马上争取气管内插管,以人工气囊挤压或人工呼吸机进行辅助呼吸与输氧,纠正低氧血症。必要时可作动脉血氧分压监测。

(3)建立循环:如患者仍处清醒状态,嘱患者用力咳嗽,通过提高胸内压,可能终止室性心动过速,称为咳嗽复律。无效或意识不清立即尝试捶击复律。握拳从20～25cm高度向胸骨中下1/3交界处捶击1～2次,部分患者可瞬即复律。若患者未能立即恢复脉搏与呼吸,不应继续捶击。捶击复律应在有监护的条件下进行,以防室性心动过速捶击后转为心室颤动。对于频率极快的心动过速,或意识未完全丧失的患者,不应施行捶击复律。

胸外按压是通过"胸泵机制",使整个胸腔内压改变而产生抽吸作用,可对重要器官维持一定的血液灌注。将患者仰卧于地面或木板上,按压胸骨中下1/3交界处。术者将一手掌根部放在按压区,与患者胸骨长轴方向平行,另一手掌重叠放在前一手背上,并保持平行,两手指相互扣锁或伸展,但不应接触胸壁。按压时,肘应伸直,依靠肩和背部力量,垂直向下用力按压,使胸骨压低约3～5cm,随后突然松弛。速率大于100次/分钟。按压应平稳、均匀、有规律。按压和放松时间大致相等。

胸按压的并发症主要是肋骨或胸骨骨折、心包积血或填塞、血胸、气胸、肺挫伤、肝或脾撕裂以及脂肪栓塞等。应遵循正确的操作方法,尽量避免并发症的发生。应该指出,胸按压不等于对心脏实施按压,有效的胸按压仅使心脏指数接近正常低限的40%,远较大多数患者恢复自主心室收缩后的心脏指数为少。因此,在胸按压的同时,必须设法迅速恢复有效的自主心律。

心肺复苏的下一个阶段,是给予患者加强生命支持措施。与此同时,以上基本生命支持治疗并非立即停止,而是逐步向第二阶段过渡。

2.二级复苏或高级生命支持　二级复苏或高级生命支持(advanced cardiac life support, AC-CLS)是在初级复苏的基础上使用药物或电技术(除颤或起搏),而使患者恢复自主心律。基本措施是:药物治疗;心电图监测;心室颤动治疗;病情评估。

常用方法是:

(1)除颤复律和人工起搏:迅速恢复有效的心律是复苏成功至关重要的一步。一旦心电监测确定为心室颤动或持续性快速室性心动过速,应立即用 200J 能量进行直流电除颤。如无效,改用 300J 或 360J 能量。初始一至两次电除颤失败,提示预后不良,但不应放弃复苏的努力。同时采用各种药物治疗。若有条件,应争取施行临时性人工心脏起搏,例如体外心脏起搏,经食道心房、心室起搏,床边经左锁骨下静脉心内膜起搏等。

(2)建立静脉通道:最好建立两条以上的静脉通道,以利各种抢救药物静脉输入。由于下腔静脉以下有静脉瓣,故在心外按压时建立上肢静脉通道为好。

(3)复苏药物的使用

1)兴奋性药物:①肾上腺素:对细波型室颤,缓慢性心律失常或心搏停顿,以及无脉搏性电活动,肾上腺素是首选药。该药可强有力地兴奋 α 和 β 受体,主要作用为:a.通过兴奋血管 α 受体升高动脉压;b.兴奋刺激窦房结使心率加快或复跳;c.兴奋心肌使细颤转变为粗颤,更有利于电转复。此外,还能扩张冠状动脉,增加冠状动脉血流。用法为成人每次 1mg,静脉注射,近年来有报导主张大量使用,在开始 5 分钟内用量达 3～5mg,或 3～5 分钟内从 1mg 增加到 4mg、6mg、8mg,甚至更大。为使药物尽快达到心脏,可于用药后再静脉注射 20mL 生理盐水。心腔内注射有冠状血管或心肌撕裂的危险,除非静脉或气管通道难以建立,不宜使用。过去常规使用的三联针(肾上腺素、异丙肾上腺素、去甲肾上腺素)可强烈收缩血管,致心脏痉挛,成为"石头心",现已不主张使用。②多巴胺:多巴胺有兴奋多巴胺受体作用,快速使用有收缩外周血管,使冠状动脉扩张,升高血压,改善冠状动脉灌注的作用,适用于血压较低者。用法为 20mg 静脉注射。③阿托品:阿托品为 M 受体拮抗剂,通过解除迷走神经张力加速窦房结频率和改善房室传导,可用于多种心率过缓者。用法为 1～2mg/次,静脉注射。④异丙肾上腺素:β_1 受体兴奋剂异丙肾上腺素可增强心脏的兴奋和传导功能,多用于高度及 Ⅲ 度房室传导阻滞,心室率过缓。用法通常以 15～20μg/分钟静脉滴注,但效果有限。

2)抑制性药物:利多卡因为 Ⅰb 类抗心律失常药,对室性心律失常效果较好,特别是急性心肌梗死时的心室颤动和心肺复苏后的室性快速性心律失常。用法为 50～100mg 用 10% 葡萄糖溶液 20～40mL 稀释后静脉注射,无效 2 分钟后可重复,直至起效或总量达 300mg。起效后 1～4mg/分钟维持静脉滴注。

3)碳酸氢钠:只有有效的人工呼吸和循环,才能降低蓄积的 CO_2,纠正酸中毒。碳酸氢钠过量可能引起碱中毒、高钠血症和高渗状态等,目前已不提倡早期大量使用。如心跳停止 10 分钟以上,可静脉注射 5% 碳酸氢钠 40～60mL。

4)其他治疗:努力改善通气和纠正血液生化指标的异常,包括改善氧合作用,纠正酸中毒和水电解质失衡,改善心电生理状态等,以利于重建稳定的心律。急性高钾血症引起的顽固性心室颤动,可给予 10% 葡萄糖酸钙 5～10mL 静脉注射(速度为 2～4mL/分钟),碱化血液或使用糖加胰岛素可促进钾从细胞外向细胞内的转移。在心肺复苏期间不应常规使用钙剂。

上述处理失败,可改用其他抗心律失常药物。最常用为溴苄胺 2～5mg/kg 加入 5% 葡萄糖 20～100mL 中静脉推注或静脉滴注,静脉滴注维持量为 1～4mg/(kg·min)。对于难治性室性心动过速和心室颤动,可使用胺碘酮 3～5mg/kg,以葡萄糖液稀释后 5～10 分钟内注入,0.5～1 小时后可重复该剂量。达疗效后静脉点滴维持量 0.5～2mg/min。

3.心脏复苏后的监护　无论是在医院内或医院外发生的心脏骤停患者,一旦心肺复苏成功,均应送入加强监护病房继续密切监测至少 48～72 小时,对导致心脏骤停的原发疾病应给予适当的处理。心脏复苏后的处理原则和措施,包括维持有效的循环和呼吸功能,预防再次心脏骤停,维持水、电解质和酸碱平衡,防治脑水肿、急性肾衰竭和继发感染等措施,上述对于所有心脏复苏后的患者均是适用的。以下主要讨论防治脑水肿和急性肾衰竭。

(1)防治脑缺氧和脑水肿:此亦称之为脑复苏。心脏骤停后脑组织因血供不足而急性缺血,必然导致缺氧性脑损伤,其严重程度与心脏骤停的时间密切相关。部分患者虽复苏成功,但终因不可逆性脑功能损害而致死亡或残留严重后遗症。因此,心肺复苏最后成功与否的关键点在于脑复苏,脑复苏成功与否对患者的预后有着决定性的意义。在缺氧状态下,脑血流的自主调节功能丧失,大脑主要依赖于脑灌注压(平均动脉压与颅内压之差值)来维持脑血流的供给,所以,通过维持平均动脉压,降低颅内压,提高脑灌注压,对维持脑血流显得尤为重要。其主要措施包括:

1)降温:通过降低机体体温可降低颅内压和脑代谢,提高脑细胞对缺氧的耐受性,减轻或预防脑水肿。降温宜尽早实施,并以头部降温为主,一般以降至 32℃ 为宜,不能低于 31℃,以免诱发心室颤动。可用冰帽、冰袋物理降温或加用冬眠药物。

2)脱水:应用渗透性利尿剂配合降温处理,减轻脑组织水肿和降低颅内压,有助大脑功能恢复。通常选用 20% 甘露醇(1～2g/kg)、25% 山梨醇(1～2g/kg)或 30% 尿素(0.5～1g/kg)快速静脉滴注(2～4 次/日)。联合使用呋塞米(首次 20～40mg,必要时增加至 100～200mg 静脉注射)、20% 白蛋白(20～40mL 静脉滴注)或地塞米松(5～10mg,每 6～12 小时静脉注射)有助于避免或减轻渗透性利尿剂导致的"反跳现象"o 在脱水治疗时,应注意防止过度脱水,以避免造成血容量不足,难以维持血压稳定。

3)防治抽搐:通过应用冬眠药物控制缺氧性脑损害引起的四肢抽搐以及降温过程的寒战反应。可以选用氢麦角碱 0.6mg,异丙嗪 50mg 稀释于 5% 葡萄糖液 100mL 内静脉滴注。亦可应用地西泮 10mg 静脉注射。

4)高压氧治疗:通过增加血氧含量及弥散距离,提高脑组织氧分压,改善脑缺氧情况,从而降低颅内压。有条件者应早期应用。

(2)防治急性肾衰竭:如果心脏骤停时间较长或复苏后持续低血压,易使患者在心脏复苏后出现急性肾衰竭,原有肾脏病变的老年患者尤为多见。在心肺复苏早期出现的肾衰竭多为急性肾缺血所致,其恢复时间较肾毒性患者长。由于通常已使用大剂量脱水剂和利尿剂,临床可表现为尿量正常甚至增多,但血肌酐却升高(非少尿型急性肾衰竭)。防治急性肾衰竭应注意维持有效的心脏和循环血量,避免使用对肾有损害的药物;在心脏复苏后宜留置导尿管,记录尿量;如心功能和血压正常但每小时尿量少于 30mL,并非由血容量不足所致者,可试用呋塞米 40～100mg 静脉注射。若注射呋塞米后仍无尿或少尿,则提示急性肾衰竭。此时应按急性肾衰竭处理。

七、专家经验

心脏骤停后综合征是心跳骤停心肺复苏成功后自主循环恢复经历长时间的、完全和全身性缺血的一个非自然的病理生理状态,是导致患者死亡的独立危险因素。心脏骤停后综合征的防治策略包括:呼吸支持、循环支持、经皮冠状动脉介入治疗(percutaneous coronary intervention,PCI)和溶栓治疗、亚低温治疗、血糖控制、神经功能的保护。

(一)呼吸支持

心脏骤停后要避免过度通气,通气以达到和维持正常或较高的动脉血二氧化碳分压($PaCO_2$)水平为目标（$PaCO_2$ 40～45mmHg），以避免血流动力学的异常所导致的大脑供血影响。目前推荐使用气道平台压 30cmH_2O 以下的稳定低潮气量通气（6～8mL/kg），并要根据血气分析监测指标进行灵活调整。

（二）循环支持

心脏骤停后需尽早开展血液动力学监测和支持治疗。临床上早期血液动力学优化着重于治疗并改善患者的前负荷、心肌收缩力，后负荷，动脉血氧含量及心律失常。

（三）经皮冠状动脉介入治疗及溶栓

急性冠状动脉综合征是诱发心脏骤停的最常见原因。因此在自发循环恢复（restoration of spontaneous circulation，ROSC）后，临床医生应该在最短时间内对患者进行 12 导联心电图检测，明确是否有急性 ST 段抬高的出现。对急性冠状动脉综合征（ACS）或 ST 段抬高心肌梗死（STEMI）的患者，应尽早给予 PCI 或溶栓的治疗手段进行治疗，不能因患者处于昏迷状态或应用亚低温治疗而延误。

（四）亚低温治疗

亚低温在心脏骤停治疗过程中的具有多靶点的特征，其机制主要包括如下几个方面：①降低脑的代谢水平减低氧耗，改善并恢复能量供给；②抑制氧自由基产生，减轻氧化应激损伤；③下调炎症介质的产生和炎症细胞的集聚，减轻炎症损伤；④减低神经细胞及心肌细胞凋亡。

（五）控制血糖

高血糖在包括心脏骤停在内的临床危重病患者中常有发生，因此应密切监测患者血糖浓度。业已明确胰岛素治疗能够有效降低重症加护病房（intensive care unit ICU）患者的死亡率，同时还能减少感染及脓毒症的发生。

（六）神经功能保护

ROSC 后昏迷的患者癫痫和肌阵挛的发生率高达 40%，其可导致神经系统损伤的发生。氯硝安定是最为有效的抗肌阵挛药物，丙戊酸钠、左乙拉西坦及丙泊酚也可能具有一定疗效。除此之外，虽然包括麻醉剂、抗惊厥药物、生长因子及蛋白激酶抑制剂在内的神经保护性用药在全脑缺血动物模型中取得了一定的效果，但迄今为止没有一类药物得到临床试验研究的证实。

目前已经认识到积极进行呼吸和循环支持，合理控制血糖和冠状动脉介入治疗对于改善患者预后是非常重要的。此外，亚低温治疗可能成为心脏骤停患者治疗的重要措施之一，其可以与其他治疗措施（特别是 PCI）联合应用。尽管如此，许多心脏骤停后综合征（post cardiacarrest syndrome，PCAS）治疗措施还有待研究的进一步证实和优化。随着对 PCAS 治疗措施研究的深入和完善，我们有理由相信这将大大提高复苏成功后的存活率和预后。

为提高患者求救成功率，降低复苏综合征的发生概率，抢救时应进行高质量的心肺复苏。心肺复苏成功率与开始心肺复苏术（Carsdiopulmonary Resuscitation，CPR）的时间和质量密切相关，每延误一分钟抢救成功率就降低 10%，心搏骤停 1 分钟内实施 CPR 的成功率＞90%，10 分钟后实施 CPR 的成功率几乎为 0。一旦怀疑心脏停止，目击者就要首先实施胸外按压，挽救患者心脏骤停的关键是行动，而不是评估，即使是熟练的急救人员，检查是否发生心脏骤停也应该在 10 秒内快速检查呼吸、脉搏，并立即开始心肺复苏和使用自动体外除颤器（Auto－mated External Defibrillator，AED），按压频率要快，要求按压大于 100 次/分钟，心肺复苏过程中的胸外按压次数对于恢复自主循环（ROSC）和存活后良好神经系统功能非常重要。持续的胸外按压，尽可能减少中断，成人按压幅度至少为 5cm，保证每次按压后胸廓的回弹，避免过度通气，单人施救者的按压一通气比率建议值为 30：2，并于心肺复苏的非中断期间组织高级生命支持，强调团队协作的心肺复苏，应当训练施救者作为一个高效团队的成员进行工作。

李可是当代著名的温阳学派代表人,破格救心汤是他在 40 年临证中历经千余例抢救,反复摸索,精心创制出来的。该方源于《伤寒论》四逆汤、参附龙牡救逆汤及张锡纯的来复汤,破格重用附子、山茱萸加麝香而成,其中四逆汤为中医强心主剂,重用附子大辛大热破阴回阳,山茱萸敛浮散之元气归纳于肾,龙骨、牡蛎、磁石吸纳上下,固摄滑脱,而麝香作为重要的组方成分,其走窜之性烈,开窍辟秽之用很强,为醒神之要药,诸药合用,使本方具有回阳救逆、扶正固脱、开窍醒神、活血化瘀之功。心脏骤停患者,血液循环停止,系心之阴阳欲绝,归属中医学"卒死""脱证"范畴,治疗上应以益气救阴、回阳固脱为法。恰与破格救心汤之主症、治法不谋而合。

八、难点与关键

(一)心肺复苏的关键步骤与要点

根据《2010 美国心脏协会(AHA)心肺复苏术(CPR)及心血管急救(ECC)指南》,心肺复苏步骤包括胸部按压、开放气道、人工呼吸。为确保有效按压:①患者应该以仰卧位躺在硬质平面;②肘关节伸直,上肢打开呈一直线,双肩正对双手,按压的方向于胸骨垂直,以右手掌面压于左手手背上,将左手掌后部置于胸骨的上 2/3 与下 1/3 交界处;③对正常体型的患者,按压幅度至少 5cm;④每次按压后,双手放松使胸骨恢复到按压前的位置,放松双手不要离开胸壁,保持双手位置固定;⑤在一次按压周期内,按压与放松时间各为 50%;⑥每 2 分钟更换按压者,每次更换尽量在 5 秒内完成;⑦CPR 过程中不应搬动患者并尽量减少中断。

(二)脑功能的保护

保持脑功能的主要措施是一旦发现循环骤停,立即采取胸外心脏按压及人工呼吸,以建立有效的人工循环,供给脑部的最低血量,尽量避免脑组织发生不可逆的损害。心肺复苏后,患者能否迅速清醒决定于脑损害的程度,脑损害的程度又与开始复苏时间早晚、方法是否正确有关。复苏时如能保证供给正常脑血流 1/7 的血流量,即可避免脑组织发生不可逆的损害。早期及轻度脑损害,患者轻度躁动及定向力丧失,瞳孔显著扩大而固定,两侧肌体张力不对称,呼吸形式异常或呼吸缺失。严重脑损害,患者昏迷,颅内压增高,视乳头水肿,视网膜出血。有时脑损害的征象消失后又迅速出现,抽搐大发作表示预后恶劣。

治疗性低温用于保护缺血后脑损伤已有 50 多年的历史,亚低温疗法产生的各种生理效应是其治疗的基础。低温可以降低代谢,进而减少大脑对氧的需求。

(三)胃肠功能的保护

目前不少学者认为肠道功能障碍是多脏器功能衰竭的始动环节。肠道在缺血一再灌注情况下可导致肠道黏膜组织与生理功能破坏,引发肠道黏膜屏障作用受损,通透性增加,肠道内细菌及其内毒素等有害物质即可以穿过黏膜迁移,侵袭肠系膜淋巴结和门静脉系统,进一步进入血液循环而散布至其他脏器。因此,骤停后综合征患者应尽量减少肠道的缺血性损伤。首先的保护措施是补充足够的血容量。当机体血容量减少,机体会自身调节,首先保证心脏、脑部、肾脏等重要脏器,维持重要脏器的血供,相对的,其他脏器血供减少,肠道供血也相应减少。若此时应用升压类药物,则会进一步加重肠道供血不足的情况。所以只有当有效血容量充足时,才能够保证肠道供血,减少肠道损伤。其次,若出现严重腹胀、可行持续性胃肠减压。关于药物方面的治疗,目前尚未有明确的证据表明何种药物有效。保护肠黏膜,补充适量的肠道菌群可能会有作用。

(四)中药醒神开窍法

本病可参照中医之厥证辨治,急危之候,当及时救治为要,醒神回厥是其主要的治疗原则。

1.实证 以开窍化痰、辟秽醒神为法。开窍法适用于邪实窍闭之神昏证,以辛香走窜的药物为主,具有通关开窍的作用,如搐鼻散取嚏,后用苏合香丸。主要是通过开泄痰浊闭阻,温通辟秽化浊,宣窍通利气机而达到苏醒神志的目的。在使用剂型上应选择丸、散、气雾、含化以及注射之类的药物，宜吞服、鼻饲、注射，不宜加热煎服。针灸抢救厥证简便有效，常用针刺的穴位有人中、内关、十宣穴等，灸法的穴位有百会、神阙、关元、气海穴等。本法系急救治标之法，苏醒后应按病情辨证治疗。

2.虚证　以益气回阳、救逆醒神为法。适用于元气亏虚、气随血脱、精竭气脱之神昏证。主要是通过补益元气，回阳救逆而提高气的统摄能力。对于失血过急过多者，还应配合止血、输血，以挽其危。由于气血亏虚，故不可妄用辛香开窍之品。

（五）中医回阳救逆法

危重急证，阳气的存亡，系生死于反掌之间。当人体阳气衰弱很严重，病情危急之时必须用大剂量的温热回阳药物或温补固脱的药物，来挽救将亡的一线阳气，否则就会发生阴阳离决的严重后果。如不急固阳气，则延误时机致成亡阳危候。故在治疗上用回阳复阴，益气救脱之法。"治病必求其本"抓住关键，以大剂回阳救逆，益气复阴之剂，急煎频服，赢得抢救时机。

张仲景把《黄帝内经》的治疗原则具体应用于临床实践，对于太阳病误汗亡阳；太阴病吐利腹痛，四肢厥逆；少阴病四肢厥逆，恶寒蜷卧，下利清谷，口不渴，脉微细等症，都用回阳救逆法治疗，并创制了"四逆汤"，作为回阳救逆的主方，成为后世回阳救逆的准绳。《伤寒六书》的"回阳救急汤"，《世医得效方》的"参附汤"，均根据四逆汤的立方旨意加减而成，都是回阳救逆的代表方剂。

九、预后、预防与调护

（一）预后

心脏骤停复苏成功的患者，应及时对左心室功能进行评估。左心室功能减退的患者相比于左心室功能正常的患者，其心脏骤停复发的可能性更高，对抗心律失常药物的反应也更差，故死亡率较高。急性心肌梗死早期的原发性心室颤动，因非血流动力学异常引起者，经及时除颤后易复律成功。急性下壁心肌梗死并发的缓慢性心律失常或心室停顿所致的心脏骤停，预后良好。急性广泛前壁心肌梗死合并房室或室内阻滞引起的心脏骤停，预后往往不良。继发于急性大面积心肌梗死及血流动力学异常的心脏骤停，即时死亡率达 59%～89%，心脏复苏往往不易成功。即使复苏成功，亦难以维持稳定的血流动力学状态。

非心脏性病变因素所导致的心脏骤停，一般分为两大类。一类为致命性或晚期疾病，如恶性肿瘤、败血症、器官衰竭及中枢神经系统疾病等，此类复苏成功率较低，预后不良。另一类为急性中毒、抗心律失常药或其他非心脏药物的促心律失常作用、酸中毒、电解质紊乱等所致的心脏骤停，引起此类心脏骤停的因素一般可逆转，故如能及时消除诱发因素，预后良好。

（二）预防

无论心肌梗死后、充血性心力衰竭、室性心动过速、心室颤动的患者或心脏骤停的存活者，均有极高的发生心脏性猝死的危险。近年来主要通过对心脏骤停的高危对象进行识别来预防心脏骤停，用于检测心脏性猝死危险性的方法有左心室功能测定、动态心电图、信号平均心电图、心率变异性、QT间期离散度、减压反射敏感性测定与侵入性电生理试验等。左心室射血分数低于 30% 是冠心病猝死的最强的预测因素，频发性与复杂性室性期前收缩的存在，亦预示心肌梗死存活者发生猝死的危险。单项试验阳性可预测 15%～30% 的患者，多项试验阳性大约可预测 30%～40% 的患者。长期预防致命性心律失常的方法包括药物治疗、植入性装置及外科手术。

抗心律失常药物治疗主要基于两个假设：①频发的室性期前收缩作为触发机制，可引发致死性心律失常；②药物通过改善心电不稳定性预防心律失常的发生。但是，某些抗心律失常药物（如氟卡尼、恩卡尼、右旋盐酸索他洛尔等）非但未能改善患者预后，反而增加死亡率。药物的选用应依据大型临床试验研究结果。对于心肌梗死后患者，β受体阻滞剂证实能显著减少心律失常死亡与总死亡率，心肌梗死后合并左心室功能不全或心律失常的患者,胺碘酮能显著减少心律失常死亡率,对总死亡率无明显影响。充血性心力衰竭患者应用兼有 α_1 受体阻滞作用的 13 受体阻滞剂卡维地洛能显著改善预后。新近研究表明,选择性 β_1 受体阻滞剂美托洛尔能显著降低充血性心力衰竭患者的总死亡率、猝死率与心力衰竭死亡率。胺碘酮亦适用于心力衰竭患者的心律失常治疗。室性心动过速、心室颤动发作或心脏骤停的存活者,胺碘酮与盐酸索他洛尔疗效优于其他常规抗心律失常药物。近年的研究已证明,埋藏式心脏复律除颤器(implantable cardioverter defibrillator,ICD)对延长此类患者的存活与降低猝死的疗效优于目前应用的抗心律失常药物,为预防心脏性猝死开辟了新的途径。此外,外科手术切除病灶、冠状动脉血运重建亦可应用于某些患者。

(三)调护

在秋冬季节加强心血管疾病的预防,尤为重要。患有高血压病、冠心病、脑中风、心衰等疾病的患者,平时控制好基础疾病是预防关键。比如规律服药、控制血压等。此外还应注意饮食清淡,戒烟戒酒,多食瓜果蔬菜,适量运动锻炼。

十、研究进展

心脏性猝死(sudden cardiac death,SCD)是全球最常见的死亡原因。有资料表明,24 小时内发生的猝死中,心源性猝死占 $50\%\sim60\%$;1 小时内的死亡,心源性猝死占 $80\%\sim90\%$。发病至猝死的时限越短,心源性猝死发生率越高。SCD 时多是首先表现为心搏骤停,心电特征是心室颤动、电一机械分离和心电静止。这时候如果及时抢救,部分患者可以复苏;如果复苏不成功,或心搏骤停未被发现,则成为 SCD。

引起心电和心力突然紊乱衰竭造成 SCD 的机制有:急性冠状动脉供血不足形成急性心肌缺血,各层心肌之间以及缺血心肌和正常心肌之间电活动不同步。造成心电活动的延迟(心肌晚电位)并出现碎裂波,导致局灶性折返,形成心室颤动;慢性心肌缺血也是心电不稳定的原因,同样导致心室肌反复折返激动,引起心室颤动;神经体液因素和心律失常密切相关,已有研究表明,自主神经的活动对室性期前收缩、室性心动过速和心室颤动的发生有明显影响;同样神经体液因素也与冠状动脉供血不足甚至突然闭塞有关,间接造成心电不稳定;反射性交感神经活动受抑制和副交感神经活动亢进,可造成电-机械分离或心搏骤停。

治疗和预防动脉粥样硬化的药物和某些降压药可以减少患者猝死发生率。这些药物有血管紧张素转换酶抑制剂(如卡托普利、依那普利、苯那普利等)、选择性 β-受体阻滞剂(美多心安、氨酰心安等)、抗血小板凝聚药(如阿司匹林)、他汀类降血脂药物。已有临床试验表明,这些药物长期用,不同程度地降低死亡率,包括降低猝死的发生率。心电不稳定及所致的心律失常是猝死发生的直接病因。抗心律失常治疗有利于减少猝死发生。但有临床试验表明,许多抗心律失常药物具有致心律失常作用,长期应用后反而猝死发生率增加。目前比较确定的只有乙胺碘呋酮、美托洛尔可以预防猝死发生。

由于猝死的急救成功率很低,配合中医药治疗可以提高治疗成功率,针刺素髎、内关等穴后,有升压作用的达 87.5%,针刺足三里、涌泉等穴,发现针刺后明显引起呼吸兴奋,血压升高。关于针刺升压的途径,多数学者认为针刺通过相应的穴位传入神经,将冲动传至中枢(主要是脑干网状结构),然后通过自主神经,尤其是交感神经的兴奋,反射地引起一些脏器的小血管收缩,外周阻力增加,心脏收缩功能加强而使血压上升;另外垂体后叶加压素,抗利尿素和肾上腺皮质激素可能续发地参与作用,进而加强与巩固升压的效应。针刺膻中、内关、足三里能改善冠心病患者的左心室功能及脑循环,对心脏有良性调整作用。如猝死的急救和针刺不能恢复心跳,首先提出打开胸腔,直接按压心脏直至心跳恢复,进而给予中药参附汤回阳救逆,对症治疗。猝死的急救成功率很低,配合中医药治疗可以提高急救成功率。

第六章　高血压病

高血压病又称原发性高血压病,是指迄今原因尚未完全阐明的以动脉收缩压和(或)舒张压升高,常伴有心、脑、肾和视网膜等脏器功能性或器质性改变为特征的全身性疾病。目前我国 2014 高血压基层管理指南定义高血压标准,即在未使用抗高血压药时,若成人血压持续或 3 次以上非同日坐位血压收缩压(systolic blood pressure,SBP)≥140mmHg 和/或舒张压(diastolic blood pressure,DBP)≥90mmHg,可诊断为高血压。

我国人群高血压患病率仍呈增长态势,2012 年全国高血压患者达 2.66 亿;但高血压知晓率(30.2%)、治疗率(24.7%)及控制率(6.1%)较低。高血压是我国人群脑卒中及冠心病发病及死亡的主要危险因素。降压治疗要使血压达标,以期降低心脑血管病的发病和死亡总危险。一般高血压患者降压目标为 140/90mmHg 以下,在可耐受情况下还可进一步降低。高血压是一种"生活方式病",认真改变不良生活方式,限盐、限酒、控制体重,有利于预防和控制高血压。加强高血压社区防治工作,定期测量血压、规范管理、合理用药,是改善我国人群高血压知晓率、治疗率和控制率的根本。

高血压病属于中医学的"眩晕""头痛"等范畴。

一、病因病机

(一)中医

中医是通过对中医学疾病中的眩晕、头痛、中风、肝阳上亢等症状来认识高血压病的病因病机。高血压病的发病机制应以内因为主,外因只是某些兼证的发生原因。高血压病的形成主要是肝肾两经的阴阳消长失去平衡所致,而除了情志、饮食、起居等因素直接作用于肝肾二经外,心经、冲任二脉失调亦能促使肝、肾二经阴阳失调,而使本病发生和加剧,体质先天禀赋异常也是高血压病发病的不可忽视的重要因素。

风、火、痰、瘀是其病因,阴阳动态平衡失调是其病机,病位主要在肝、心、肾,证候表现为本虚标实。

1.病因

(1)体质偏盛偏衰:人体先天禀赋主要取决于父母之体质,即父母先天体质禀赋异常可影响后代。父母因阴阳平衡失调而患高血压病,其子女也易患高血压病。

(2)七情内伤,心肝火盛:情志失调常见长期忧思、紧张恐惧、情绪波动和过度恼怒等,这些因素一旦破坏人体的阴阳平衡,使脏腑气血功能失调,就会导致本病的发生。

(3)饮食失节,痰浊内蕴:过食肥腻温热之品,体内痰热蕴盛,上冲清窍,或饥饱失常,损伤脾胃,脾虚失运,酿生痰浊,上蒙清窍,均可导致本病的发生。

(4)劳逸过度,气血失调:久病和过劳过逸均可伤及人体正气,导致阴阳平衡失调,脏腑功能紊乱,发生本病。

2.病机　在上述病因的作用下,肝失疏泄,气机郁滞,经络功能紊乱,气血津液代谢失常,肝肾阴阳调节失衡,就形成了以眩晕、中风、肝阳上亢为主要表现的高血压病。

(1)肝阳上亢:素体阳盛阴衰之人,阴阳平衡失其常度,阴亏于下,阳亢于上;长期精神紧张或忧思郁怒,使肝失调达,肝气郁结,气郁化火伤阴,肝阴耗伤,风阳内动,上扰头目而出现眩晕、头痛。

(2)阴虚阳亢:长时间的劳累过度及思虑过度能劳伤心脾,阴血暗耗,或纵欲伤精,阴精损伤,均可导致肝肾阴虚,肝阳上亢,积损日益加深,厥阴邪火翕然而起,上扰清窍,升降失度而出现头痛、目眩、耳鸣、烦躁、失眠、心悸、舌红少苔、脉弦细而数。

(3)肝肾阴虚:肝藏血,肾藏精,肾阴不足常可导致肝阴不足,肝阴不足亦可致肾阴不足。肝肾阴虚,不能涵敛阳气,阳气亢逆上冲,而出现眩晕、头痛。明代张景岳在《黄帝内经》"上虚致眩"的理论基础上,对"下虚致眩"做出了详尽论述。

(4)痰湿中阻:饮食不节,肥甘厚味太过,损伤脾胃,或忧思劳倦伤脾,以致脾虚健运失职,聚湿生痰;或肝气郁结,气郁湿滞生痰。痰湿中阻,或兼内生之风火作祟,则表现为头痛、脘闷、眩晕欲仆等。汉代张仲景认为"痰饮"是眩晕发病的原因之一,为后世"无痰不作眩"的论述提供了理论基础。元代朱丹溪倡导"痰火致眩"学说,提出"无痰不作眩"的理论。

(5)瘀血阻络:中医学认为"初病在经,久病入络""初病在气,久病入血""气病累血,血病则累气"。高血压病随病程的延续,病情进一步发展,殃及血分,使血行不畅,终至瘀血阻络。

(6)阴阳两虚:多因病久不愈,阴阳俱损而致。在高血压病患者中多见阴损及阳,最终阴阳两虚。

(二)西医

1.病因 原发性高血压病的病因为多因素,可分为遗传和环境因素两个方面,高血压是遗传易感性(约占40%)和环境因素(约占60%)相互作用的结果。高血压病患者常有明显的家族史,约占50%~60%的患者有阳性家族史,属于遗传性缺陷。环境因素有饮食和精神应激两个方面。不同地区人群血压水平和高血压患病率与钠盐平均摄入量显著有关,但主要见于对钠盐敏感的人群中。从事精神紧张度高的职业者发生高血压的可能性较大。其他因素如超重或肥胖、避孕药、阻塞性睡眠呼吸暂停综合征(obstructive sleep apnea syndrome9 OSAS)等均与高血压的发生有一定的关系。

2.发病机制

(1)交感神经系统活性亢进:各种因素使大脑皮层下神经中枢功能变化,各种神经递质浓度与活性异常,包括去甲肾上腺素、肾上腺素、多巴胺、神经肽Y、5-羟色胺、血管加压素、脑啡肽和中枢肾素-血管紧张素系统,导致交感神经系统活性亢进,血浆儿茶酚胺浓度升高,阻力小动脉收缩增强。

(2)肾性水钠潴留:各种原因引起肾性水钠潴留,机体为避免心排血量增高使组织过度灌注,全身阻力小动脉收缩增强,导致外周血管阻力增高,压力-利钠机制可将潴留的水钠排泄出去。

(3)肾素-血管紧张素-醛固酮系统(renin-angiotensin-aldosteronesystem,RASS)激活:经典的RASS包括:肾小球入球动脉的球旁细胞分泌肾素,激活从肝脏产生的血管紧张素原,生成血管紧张素Ⅰ,然后经肺循环的血管紧张素转换酶(angiotensln convertlng enzyme,ACE)生成血管紧张素Ⅱ(AⅡ)。AⅡ是RASS的主要效应物质,作用于血管紧张素Ⅱ受体(angio tensin type 1 receptor,AT1),使小动脉平滑肌收缩,刺激肾上腺皮质球状带分泌醛固酮,通过交感神经末梢突触前膜的正反馈使去甲肾上腺素分泌增加。这些作用均可使血压升高,参与高血压发病并维持。

(4)胰岛素抵抗:胰岛素抵抗(insulinresistance,IR)是指必须以高于正常的血胰岛素释放水平来维持正常的糖耐量,表示机体组织对胰岛素处理葡萄糖的能力减退。约50%原发性高血压患者存在不同程度的胰岛素抵抗,在肥胖、血三酰甘油升高、高血压与糖耐量减退同时并存的四联症患者中最为明显。近年多数研究认为是胰岛素抵抗造成继发性高胰岛素血症引起的,因为胰岛素抵抗主要影响胰岛素对葡萄糖的利用效应,胰岛素的其他生物学效应仍然保留,继发性高胰岛素血症使肾脏水钠重吸收增强,交感神经系统活性亢进,动脉弹性减退,从而血压升高。

(5)动脉弹性功能和结构异常:近年来重视动脉弹性功能在高血压发病中的作用。现在已知,覆盖血管内膜面的内皮细胞生成、激活和释放各种血管活性物质,例如一氧化氮(NO)、前列环素(Epoprosteriol,PGI$_2$)、内皮素(endothelin,ET-1)、内皮依赖性血管收缩因子(endothe-lium-de-rived contracting factor,EDCF)等,有调节血管的功能。

3.病理特征 病理初期仅为全身细小动脉痉挛,无明显病理形态改变。长期的血压升高,使全身细小动脉发生硬化,内膜下透明样变,管壁增厚,小动脉壁弹力纤维增生,中层肥厚变硬,管腔狭窄,以肾细小动脉病变最显著。在中等及大动脉内可出现内膜脂质沉积,形成粥样斑块、血栓。多发于冠状动脉、脑动脉、肾动脉、下肢动脉。

(1)心:长期周围血管阻力升高,使左心室肥厚扩大,高血压发病过程中的儿茶酚胺、血管紧张素Ⅱ等物质也可刺激心肌细胞肥大。心脏肥厚扩大,称高血压性心脏病,最终可致心力衰竭。长期高血压可促使脂质在大、中动脉内膜下沉积,引起动脉粥样硬化,如冠状动脉粥样硬化。

(2)脑:脑部小动脉硬化及血栓形成可致脑腔隙性梗死。脑血管结构薄弱,易形成微动脉瘤,当压力升高可引起破裂出血,引起出血性中风。长期高血压可导致中型动脉的粥样硬化,并发脑血栓,导致缺血性中风。急性血压升高时可引起脑小动脉痉挛、缺血、渗出,致高血压脑病。

(3)肾:长期持续高血压使肾小球囊内压力升高,肾小球纤维化、萎缩,以及肾动脉硬化,肾实质缺血和肾单位不断减少,最终导致肾衰竭。恶性高血压时,入球小动脉及小叶间动脉发生增殖性内膜炎及纤维素性坏死,可在短期内出现肾衰竭。

(4)视网膜:视网膜小动脉早期发生痉挛,随着病程进展出现硬化改变。血压急骤升高可引起视网膜渗出和出血。

4.我国人群高血压发病的重要危险因素

(1)遗传因素:原发性高血压是一种多基因遗传性疾病。流行病学调查发现,高血压患者的孪生子女高血压的患病率明显提高,尤其是单卵双生者;父母均患高血压者,其子女患高血压概率高达45%,相反,双亲血压均正常者,其子女患高血压的概率仅为3%。

(2)高钠、低钾膳食:人群中,钠盐(氯化钠)摄入量与血压水平和高血压患病率呈正相关,而钾盐摄入量与血压水平呈负相关。膳食钠/钾比值与血压的相关性甚至更强。我国一项14组人群研究表明,膳食钠盐摄入量平均每天增加2g,收缩压和舒张压分别增高2.0mmHg和1.2mmHg。高钠、低钾膳食是我国大多数高血压患者发病主要的危险因素之一。我国大部分地区,人均每天盐摄入量12～15g以上。在盐与血压的国际协作研究(INTERMAP)中,反映膳食钠/钾量的24小时尿钠/钾比值,我国人群在6以上,而西方人群仅为2～3。

(3)超重和肥胖:身体脂肪含量与血压水平呈正相关。人群中体重指数(Body Mass Index,BMI)与血压水平呈正相关,BMI每增加3kg/m^2,4年内发生高血压的风险,男性增加50%,女性增加57%。我国24万成人随访资料的汇总分析显示,BMI≥24kg/m^{2}者发生高血压的风险是体重正常者的3～4倍。身体脂肪的分布与高血压发生也有关。腹部脂肪聚集越多,血压水平就越高。腰围男性≥90cm或女性≥85cm,发生高血压的风险是腰围正常者的4倍以上。

(4)饮酒:过量饮酒也是高血压发病的危险因素,人群高血压患病率随饮酒量增加而升高。虽然少量饮酒后短时间内血压会有所下降,但长期少量饮酒可使血压轻度升高;过量饮酒则使血压明显升高。如果每天平均饮酒＞3个标准杯(1个标准杯相当于12g酒精,约合360g啤酒,或100g葡萄酒,或30g白酒),收缩压与舒张压分别平均升高3.5mmHg与2.1mmHg,且血压上升幅度随着饮酒量增加而增大。

（5）精神紧张：长期精神过度紧张也是高血压发病的危险因素，长期从事高度精神紧张工作的人群高血压患病率增加。

（6）其他危险因素：高血压发病的其他危险因素包括年龄、缺乏体力活动等。除了高血压外，心血管疾病危险因素还包括吸烟、血脂异常、糖尿病、肥胖等。

二、临床表现

（一）症状

高血压病根据起病和病情进展的缓急及病程的长短可分为缓进型和急进型两型，前者又称良性高血压，绝大部分患者属此型，后者又称恶性高血压，仅占高血压病患者的1%～5%。

仅仅会在劳累、精神紧张、情绪波动后发生血压升高，并在休息后恢复正常。随着病程延长，血压明显的持续升高，逐渐会出现各种症状。此时被称为缓进型高血压病。

缓进型高血压病多为中年后起病，起病多数隐匿，病情发展慢，病程长。患者的主观症状和血压升高的程度不一致，约半数患者无明显症状，只是在体格检查或因其他疾病就医时发现有高血压。少数患者则在发生心、脑、肾等器官的并发症时才明确高血压病诊断。

患者可有头痛，多发于枕部，尤其发生在睡醒时，尚可有头晕、头胀、颈部扳紧感、耳鸣、眼花、健忘、注意力不集中、失眠、烦闷、乏力、四肢麻木、心悸等。这些症状并非都是由高血压直接引起，部分是高级神经功能失调所致，无临床特异性。此外，尚可出现身体不同部位的反复出血，如眼结膜下出血、鼻出血、月经过多，少数有咯血等。

（二）体征

高血压主要靠测量血压时发现，本身无特殊体征，仔细的体格检查有助于发现继发性高血压线索和靶器官损害情况。体格检查包括：正确测量血压和心率，必要时测定立卧位血压和四肢血压；听诊时可有主动脉瓣区第二心音亢进、收缩期杂音或收缩期早期喀喇音；听诊颈动脉、胸主动脉、腹部动脉和股动脉有无杂音；触诊甲状腺；测量体重指数（BMI）、腰围及臀围；观察有无库欣面容、神经纤维瘤性皮肤斑、甲状腺功能亢进性突眼症或下肢水肿；检查腹部有无肾脏增大（多囊肾）或肿块，检查四肢动脉搏动和神经系统体征。

（三）并发症

1.脑血管疾病　脑出血，缺血性脑卒中，短暂性脑缺血发作。

2.心脏疾病　心肌梗死，心绞痛，冠状动脉血运重建，充血性心力衰竭。

3.肾脏疾病　糖尿病肾病，肾功能受损，血肌酐：男性＞133μmol/L（1.5mg/dL），女性＞124μmol/L（1.4mg/dL），蛋白尿（＞300mg/24h）。

4.血管病变　主动脉夹层动脉瘤和外周血管疾病。

5.视网膜病变　视网膜病变出血或渗出，视乳头水肿。

6.血糖异常　糖尿病空腹血糖：≥7.0mmol/L（126mg/dL），餐后血糖：≥11.1mmol/L（200mg/dL），糖化血红蛋白：（HbA1c）≥6.5%。

三、实验室检查

（一）基本项目

血生化（钾、空腹血糖、血清总胆固醇、三酰甘油、高密度脂蛋白胆固醇、低密度脂蛋白胆固醇和尿酸、肌酐）；全血细胞计数、血红蛋白和血细胞比容；尿液分析（尿蛋白、糖和尿沉渣镜检）；心电图。

（二）推荐项目

24小时动态血压监测（ambulatory blood pressure monitoring，ABPM）、超声心动图、颈动脉

超声、餐后血糖（当空腹血糖＞6.1mmol时测定）、同型半胱氨酸、尿白蛋白定量（糖尿病患者必查项目）、尿蛋白定量（用于尿常规检查蛋白阳性者）、眼底、胸片、脉搏波传导速度（PulseWave Velocity，PWV）以及踝臂血压指数（ankle brachial index，ABI）等。

（三）选择项目

对怀疑继发性高血压患者，根据需要可以分别选择以下检查项目：血浆肾素活性、血和尿醛固酮、血和尿皮质醇、血游离甲氧基肾上腺素（metanephrine，MN）及甲氧基去甲肾上腺素（normetanephrine，NMN）、血和尿儿茶酚胺、动脉造影、肾和肾上腺超声、CT或磁共振（MRI）、睡眠呼吸监测等。对有并发症的高血压患者，进行相应的脑功能、心功能和肾功能检查。

四、诊断与鉴别诊断

（一）诊断

诊断标准按2010年中国高血压防治指南：在未使用降压药物的情况下，收缩压≥140mmHg和/或舒张压≥90mmHg；根据血压升高水平，又进一步将高血压分为1级，2级和3级。尤其对于轻、中度血压升高。一般需要非同日测量3次来判断血压升高及其分级。详见表6-1。

表6-1　血压水平分类和定义

分类	收缩压（mmHg）		舒张压（mmHg）
正常血压	＜120	和	＜80
正常高值	120～139	和（或）	80～89
高血压：	≥140	和（或）	≥90
1级高血压（轻度）	140～159	和（或）	90～99
2级高血压（中度）	160～179	和（或）	100～109
3级高血压（重度）	≥180	和（或）	≥110
单纯收缩期高血压	≥140	和	＜90

当收缩压和舒张压分属于不同级别时，以较高的分级为准。

1.血压测量　血压测量是评估血压水平、诊断高血压以及观察降压疗效的主要手段。目前，在临床和人群防治工作中，主要采用诊室血压、动态血压以及家庭血压三种方法。

诊室血压与动态血压相比更易实现，与家庭血压相比更易控制质量，因此，仍是目前评估血压水平的主要方法。但如果能够进行24小时动态血压监测，可以24小时动态血压为诊治依据。

（1）诊室血压测量的步骤

1）要求受试者坐位安静休息5分钟，30分钟内禁止吸烟或饮咖啡，排空膀胱后开始测量。

2）选择定期校准的水银柱血压计，或者经过验证的电子血压计，使用气囊长22～26cm、宽12cm的标准规格袖带。

3）测量坐位时的上臂血压，上臂应置于心脏水平。

4）以Korotkoff第Ⅰ音和第Ⅴ音（消失音）确定收缩压和舒张压水平。至少间隔1～2分钟测量两次，若两次测量结果差别比较大（5mmHg以上），应再次测量。

5）首诊时要测量两上臂血压，以后通常测量较高读数一侧的上臂血压。

6）对疑似有体位性低血压，应测量直立位后血压。

7）在测量血压的同时，应测定脉率。

（2）动态血压

1）动态血压使用方法：使用经BHS、AAMI和/或ESH方案验证的动态血压监测仪，并每年至少1次与水银柱血压计进行读数校准，采用Y或T型管与袖带连通，两者的血压平均读数应＜5mmHg。测压间隔时间可选择15、20或30分钟。通常夜间测量血压间隔时间可适当延长至30

分钟。血压读数应达到应测次数的 80% 以上,最好每个小时有至少 1 个血压读数。

2)动态血压监测诊断标准:①24 小时、白天与夜间血压的平均值的包括:24 小时≥130/80mmHg,白天≥135/85mmHg,夜间≥120/70mmHg。②夜间血压下降百分率:(白天平均值-夜间平均值)/白天平均值。10%~20%:构型;<10%:非构型。收缩压与舒张压不一致时,以收缩压为准。③晨峰血压:起床后 2 小时内的收缩压平均值-夜间睡眠时的收缩压最低值(包括最低值在内 1 小时的平均值),≥35mmHg 为晨峰血压增高。④通过计算 24 小时监测的收缩压与舒张压之间的关系,可评估大动脉的弹性功能,预测心血管事件特别是脑卒中风险。

3)动态血压适用于:诊断白大衣性高血压;发现隐蔽性高血压;检查顽固难治性高血压的原因;评估血压升高程度、短时变异和昼夜节律。

(3)家庭血压:家庭血压监测通常由被测量者自我完成,这时又称自测血压或家庭自测血压,但也可由家庭成员等协助完成。因为测量在熟悉的家庭环境中进行,因而,也可以避免白大衣效应。家庭血压监测还可用于评估数日、数周甚至数月、数年血压的长期变异或降压治疗效应,而且有助于增强患者的参与意识,改善患者的治疗依从性。

1)家庭血压使用方法及诊断标准:使用经过验证的上臂式全自动或半自动电子血压计(BHS 和 AAMI、ESH)。家庭血压值一般低于诊室血压值,高血压的诊断标准为≥135/85mmHg,与诊室血压的 140/90mmHg 相对应。

2)测量方案:目前还没有一致方案。一般情况建议,每天早晨和晚上测量血压,每次测 2-3 遍,取平均值;血压控制平稳者,可每周 1 天测量血压。对初诊高血压或血压不稳定的高血压患者,建议连续家庭测量血压 7 天(至少 3 天),每天早晚各一次,每次测量 2~3 遍,取后 6 天血压平均值作为参考值。

3)家庭血压适用于:一般高血压患者的血压监测;白大衣高血压识别;难治性高血压的鉴别;评价长时血压变异;辅助降压疗效评价;预测心血管风险及预后等。对于精神高度焦虑患者,不建议自测血压。

2.危险性的分层 高血压及血压水平是影响心血管事件发生和预后的独立危险因素,但是并非唯一决定因素。大部分高血压患者还有血压升高以外的心血管危险因素。因此,高血压患者的诊断和治疗不能只根据血压水平,必须对患者进行心血管风险的评估并分层(详见表 6-2)。

表 6-2 高血压患者心血管风险水平分层

其他危险因素和病史	血压(mmHg)		
	1 级高血压 SBP140~159 或 DBP90~99	2 级高血压 SBP160~179 或 DBP100~109	3 级高血压 SBP≥180 或 DBP≥110
无	低危	中危	高危
1~2 个其他危险因素	中危	中危	很高危
≥3 个其他危险因素,或靶器官损害	高危	高危	很高危
临床并发症或合并糖尿病	很高危	很高危	很高危

3.影响高血压患者心血管预后的重要因素(详见表 6-3)

表 6-3　影响高血压患者心血管预后的重要因素

心血管危险因素	靶器官损害(TDD)	伴临床疾患
• 高血压(1～3级)	• 左心室肥厚	• 脑血管病:脑出血、缺血性脑卒中、短暂性脑缺血发作
• 男性>55岁;女性>65岁	心电图:	• 心脏疾病:
• 吸烟	SokolowLyons>38mv 或 Cornell>2440mm•ms	心肌梗死史、心绞痛、冠状动脉血运重建史、充血性心力衰竭
• 糖耐量受损(2h血糖7.8～11.0mmol/L)和(或)空腹血糖异常(6.1～6.9mmol/L)	超声心电图 LVMI:	• 肾脏疾病:
• 血脂异常	男≥125g/m²,女≥120g/m²	糖尿病肾病、肾功能受损,血肌酐:男性>133μmol/L(1.5mg/dL);女性>124μmol/L(1.4mg/dL)蛋白尿>300mg/24h
TC≥5.7mmol/L(220mg/dL)或LDL-C>3.3mmol/L(130mg/dL)或 HDL-C<1.0mmol/L(40mg/dL)	• 颈动脉超声 IMT>0.9mm 或动脉粥样斑块	• 外周血管疾病
• 早发心血管病家族史(一级亲属发病年龄<50岁)	颈-股动脉脉搏波速度>12m/s	• 视网膜病变:出血或渗出,视乳头水肿
• 腹型肥胖(腰围:男性≥90cm 女性≥85cm)或肥胖(BMI≥28kg/m²)	• 踝/臂血压指数<0.9	
• 高同型半胱氨酸 10>μmol/L	• 估算的肾小球滤过率降低(eGFR<60mL•min⁻¹.1.73m⁻²)或血清肌酐轻度升高:男性 115～133pLmol/L(1.3～1.5mg/dL),女性 107～124μLmol/L(1.2～1.4mg/dL)微量白蛋白尿:30～300mg/24h 或白蛋白/肌酐比:≥30mg/(3.5mg/mmol)	• 糖尿病空腹血糖:≥7.0mmol/L(126mg/dL);餐后血糖:≥11.1mmol/L(200mg/dL);糖化血红蛋白:(HbAlc)≥6.5%

注:TC:总胆固醇;LDL-C:低密度脂蛋白胆固醇;HDL-C:高密度脂蛋白胆固醇;LVMI:左心室质量指数;IMT:颈动脉内膜中层厚度;BMI:体重指数;eGFR:估算的肾小球滤过率。

(二)鉴别诊断

1.肾实质病变性高血压　包括有急性肾小球肾炎、慢性肾小球肾炎、肾盂肾炎、狼疮性肾炎、肾结核、多囊肾、糖尿病性肾病、肾肿瘤等。其中以急、慢性肾小球肾炎为常见。原发性高血压病与急性肾小球肾炎的鉴别点有:后者有典型的发热、肉眼血尿、少尿、浮肿等临床表现,尿镜检可见大量蛋白、红细胞和管型。这些是原发性高血压病所不具备的。慢性肾小球肾炎与原发性高血压病伴肾损害的鉴别点是:后者的肾损害发生于高血压病后,尿异常较轻,肾小管功能损害较肾小球功能损害为早、为重,并还常伴有心脏并发症。慢性肾小球肾炎有血尿、蛋白尿,并常反复发作,还多有不同程度的贫血,肾小球功能损害明显。

2.肾血管性高血压　包括有肾动脉畸形、肾血管发育不良、肾动脉粥样硬化、肾动脉纤维病和大动脉炎累及肾动脉等。肾动脉发育不良和肾动脉粥样硬化均可造成肾动脉狭窄,属于肾动脉畸形。后者与原发性高血压病的鉴别要点是:肾血管性高血压病无高血压病家族史,一般降压药物治疗效果不佳,约80%的患者在上腹部或肾区可听到血管杂音。肾动脉血管造影可显示狭窄部位和程度。肾动脉造影和分侧肾静脉肾素比值测定可确诊该病。

3.嗜铬细胞瘤　该病因肾上腺髓质或交感神经节大量分泌去甲肾上腺素和肾上腺素,引起阵发性或持续性血压增高,临床多见年轻人。常因精神刺激、剧烈运动、体位改变、挤压肿瘤引起。表现为剧烈头痛、心悸、出汗、面色苍白等症。血压可骤然升高达 200～250/100～150mmHg,发作间歇期血压明显下降,甚至正常,测量血液中肾上腺素或去甲肾上腺素、尿中 3-甲基-4-羟基苦杏仁酸明显增高。靠超声波双肾及肾上腺检查和 CT、磁共振成像检查均可定位诊断。

4.原发性醛固酮增多症　本病是因肾上腺皮质增生或肿瘤致分泌过多醛固酮入血,引起水钠潴留、血容量增多,钠离子引起血管反应性增强,使血压升高。临床中多见于青、中年女性。症状有饮水多、尿多、乏力或阵发性肌无力及肌麻痹的典型表现,极少出现浮肿。血生化检查见有血清钾低、钠高、尿醛固酮增多、尿钾增高、血浆肾素活性降低等特征。超声波、同位素和 CT 检查均可定位诊断。

5.库欣综合征　本病由于肾上腺皮质肿瘤或因下丘脑—垂体分泌过多促肾上腺皮质激素(adrenocorticotropic hormone,ACTH),使肾上腺皮质增生并分泌过多糖皮质激素,致水钠潴留引起高血压病。临床以女性多见,表现为躯干肥胖,满月脸,水牛肩,腹垂悬,而四肢肌肉消瘦,多血质面容,腹部及大腿内侧有紫纹出现,有不同程度的性征改变。实验室检查见 24 小时尿 17-羟皮质类固醇增高,X 线蝶鞍检查、脑 CT 和肾上腺 CT 扫描皆有确诊价值。

6.甲状腺功能亢进症　临床症状和血清甲状腺素 T_3、T_4 增高都可与原发性高血压病相区别。

五、治疗

高血压病的诊断一经确立,即应考虑治疗。原发性高血压大多数患者需长期、甚至终身坚持治疗。高血压治疗的主要目的是降低动脉血压至正常或尽可能接近正常,以控制并减少与高血压有关的心、脑、肾和周围血管等靶器官损害,最大限度地降低心血管病的总死亡率和病残率。

高血压治疗包括中医治疗和西医治疗,非药物治疗和药物治疗。

(一)辨证论治

中医根据不同的患者、不同的病情,依据高血压病的证候特点,分成下列六种基本证型进行治疗。

1.肝阳上亢

【证候】　头晕头痛,烦躁易怒,口干口苦,面红目赤,溲黄便秘,舌红苔黄,脉弦。

【治法】　平肝潜阳,清热息风。

【方药】　羚羊角汤加减。羚羊角(先煎)15g,石决明(先煎)30g,钩藤 18g,生地黄 18g,牛膝 12g,白芍 15g,龟甲(先煎)20g,夏枯草 12g,酸枣仁 18g,甘草 6g,菊花 12g,牡丹皮 15g。羚羊角可用水牛角或山羊角25g代替。每日 1 剂,水煎服。加减法:若阳盛生风眩晕,加天麻12g息风。如大便秘结者,可加大黄 10g 以通腑泄热;若肝火偏盛,可加龙胆草 15g 以增强清肝泄热之力。

2.阴虚阳亢

【证候】　头晕头痛,腰膝酸软,五心烦热,耳鸣眼花,失眠多梦,舌红苔少,脉弦细数。

【治法】　滋阴潜阳,平肝息风。

【方药】　天麻钩藤饮加减。天麻 12g,钩藤 18g,牛膝 12g,白芍 15g,栀子 12g,茯苓 15g,石决明(先煎)30g,杜仲 20g,夜交藤 25g,生地黄 15g,黄芩 12g,甘草 6g。每日 1 剂,水煎服。加减法:肥胖多痰者,加法半夏15g、全瓜蒌 15g 以化痰;兼血瘀头痛者,加延胡索 12g,丹参 15g 以活血化瘀;兼失眠者加酸枣仁 18g 以养血安神;眩晕,肢麻甚者,加白僵蚕 15g、胆南星 10g 以息风通络。

3.肝肾阴虚

【证候】 头晕耳鸣,腰膝酸软,五心烦热,目涩视蒙,大便干结,小便黄短,舌红少苔或无苔,脉弦细或细数。

【治法】 滋补肝肾。

【方药】 杞菊地黄汤加减。枸杞子 15g,菊花 12g,牡丹皮 15g,茯苓 15g,山药 15g,地黄 15g,杜仲 20g,酸枣仁 18g,山茱萸 12g,泽泻 12g,甘草 6g。每日 1 剂,水煎服。加减法:若畏寒肢冷甚,小便清长,夜尿频数者,加鹿角胶(烊化)15g、淫羊藿 12g 以温阳补肾;若症见手足心热、咽干、盗汗、舌红少苔等虚火上炎征象者,加知母 10g、黄柏 10g、龟甲(先煎)15g 以滋阴泻火。

4.痰浊中阻

【证候】 头晕头重,困倦乏力,心胸烦闷,腹胀痞满,呕吐痰涎,少食多寐,手足麻木,舌淡苔腻,脉象弦滑。

【治法】 健脾化湿,除痰息风。

【方药】 半夏白术天麻汤或温胆汤加减。天麻 12g,白术 15g,茯苓 15g,法半夏 15g,姜竹茹 12g,石菖蒲 12g,远志 9g,枳实 12g,罗汉果 6g,马兜铃 10g。每日 1 剂,水煎服。加减法:若痰浊化热,舌苔黄腻者,加黄连 10g 以清热;若脘闷腹胀,纳呆便溏者,加藿香 12g、砂仁(后下)10g 以行气化浊止泻;若痰阻血瘀心胸翳痛者加丹参 18g、延胡索 12g 以活血止痛。

5.血脉瘀阻

【证候】 头痛经久不愈,固定不移,心痛胸痹,偏身麻木,面唇发绀,舌质紫黯,脉象弦涩。

【治法】 活血祛瘀,疏通血脉。

【方药】 血府逐瘀汤加减。桃仁 10g,川红花 10g,赤芍 15g,生地黄 15g,益母草 18g,合欢皮 20g,柴胡 12g,郁金 12g,牛膝 12g,甘草 6g。每日 1 剂,水煎服。加减法:若兼血瘀化热者,加牡丹皮 12g、地骨皮 12g 以清瘀热;兼气虚者,自汗,加黄芪 30g 以补气固表止汗。

6.阴阳两虚

【证候】 头痛耳鸣,头晕眼花,腰酸腿软,心悸气短,失眠多梦,肢冷麻木,遗精阳痿,夜尿频数或少尿水肿,舌淡苔白,脉象弦细,尺弱。

【治法】 补肾养肝,益阴助阳。

【方药】 金匮肾气丸合二仙汤加减。熟地黄 15g,山茱萸 12g,淫羊藿 15g,金樱子 30g,牡丹皮 12g,泽泻 12g,茯苓 15g,熟附子(先煎)10g,肉桂(焗服)1.5g,山药 15g,炙甘草 6g。每日 1 剂,水煎服。

加减法:若畏寒肢冷甚,面色白,小便清长者,加鹿角胶(烊化)15g、杜仲 18g,以温阳补肾。若兼见盗汗、手足心热、咽干、舌红少苔等虚火上炎征象者,加知母 10g、黄柏 10g、龟甲(先煎)15g 以滋阴泻火。

(二)其他治疗

1.针灸

(1)主穴:风池、曲池、足三里、太冲。

(2)手法:每次选主穴 2 个和配穴 1~2 个,行稍强针法,留针 20 分钟。

(3)加减:肝火炽盛加行间、太阳。阴虚阳亢加太溪、三阴交、神门。痰湿内盛加丰隆、内关。阴阳两虚加气海、关元(灸)。

2.沐足疗法　芜蔚子、钩藤、桑树皮各 50g,共煎水浸泡双足 30 分钟。或邓铁涛浴足方(药物组成:怀牛膝 30g,川芎 30g,天麻 10g,钩藤 10g,夏枯草 10g,吴茱萸 10g,肉桂 10g),共煎水浸泡双足 30 分钟。

3.穴位注射

取穴:①足三里、内关;②合谷、三阴交;③太冲、曲池。

方法:三组穴可交替使用,每穴注射 0.25%盐酸普鲁卡因 1mL,每日 1 次。

4.耳针疗法

取穴:皮质下、神门、心、交感、降压沟。

方法:每穴捻针半分钟,留针 30 分钟,每日 1 次。掀针埋藏,或王不留行籽按压,每次选 2～3 穴,可埋针 1～2 天,10 天为 1 疗程。

5.穴位埋线疗法

取穴:①曲池、足三里;②心俞、太冲。

方法:每次埋 1 组,埋 15～20 天,2 组交替使用。

以上针灸方法,适用于本病阴阳失调者。

6.贴敷疗法　吴茱萸适量研粉,醋调,贴于两足心。

(三)西医治疗

积极应用非药物疗法和(或)药物疗法治疗高血压并将血压控制在正常范围内,可以有效的预防相关并发症的发生;已经出现靶器官损害的,有助于延缓甚至避免心、脑、肾病变的恶化,提高患者生活质量,降低病死率和病残率。

1.高血压治疗的主要目的和原则　高血压治疗的主要目的是最大限度地降低心脑血管并发症的发生和死亡的总体危险。高血压治疗的基本原则:①高血压是一种以动脉血压持续升高为特征的进行性"心血管综合征",常伴有其他危险因素、靶器官损害或临床疾患,需要进行综合干预。②抗高血压治疗包括非药物和药物两种方法,大多数患者需长期甚至终身坚持治疗。③定期测量血压,规范治疗,改善治疗依从性,尽可能实现降压达标;坚持长期平稳有效地控制血压。

2.高血压患者的降压目标　一般高血压患者,应将血压降至 140/90mmHg 以下;65 岁及以上的老年人的收缩压应控制在 150mmHg 以下,如能耐受还可进一步降低;伴有肾脏疾病、糖尿病,或病情稳定的冠心病或脑血管病的高血压患者治疗更宜个体化,一般可以将血压降至 130/80mmHg 以下,脑卒中后的高血压患者一般血压目标为<140/90mmHg;老年或伴严重冠心病的糖尿病患者血压目标是<140/90mmHg。对急性期的冠心病或脑卒中患者,应按照相关指南进行血压管理。DBP 低于 60mmHg 的冠心病患者,应在密切监测血压的前提下逐渐实现 SBP 达标。

3.高血压病的非药物治疗(生活方式干预)　高血压病的非药物治疗主要指生活方式干预,即去除不利于身体和心理健康的行为和习惯。它不仅可以预防或延迟高血压的发生,还可以降低血压,提高降压药物的疗效,从而降低心血管风险。包括减少钠盐摄入,增加钾盐摄入,控制体重,戒烟,不过量饮酒,体育运动,减轻精神压力,保持心理平衡。改善患者生活方式应作为治疗任何类型高血压患者的基础。

4.高血压病的药物治疗

(1)降压药物的治疗原则:降压治疗药物应用应遵循以下 4 项原则:①小剂量。②优先应用长效制剂。③联合用药。④个体化。

(2)降压药物的选择:无论选用何种药物,其治疗目的均是将血压控制在理想范围,预防或减轻靶器官损害。钙通道阻滞剂、ACEI、ARB、利尿剂和 β 受体阻滞剂及其低剂量固定复方制剂,均可作为降压治疗的初始用药或长期维持用药,单药或联合治疗。

六、专家经验

（一）郭士魁——清肝汤治肝阳上亢高血压病

组成：葛根 12g，钩藤 12g，白薇 12g，黄芩 12g，茺蔚子 12g，白蒺藜 12g，桑寄生 12g，磁石（先煎）30g，牛膝 12g，泽泻 12g，川芎 12g，野菊花 12g。

功效：清肝平阳。

主治：高血压病、颈椎病、梅尼埃病属肝阳上亢、阴虚阳亢之眩晕症。表现为"目闭眼眩，身移耳聋，如登车舟之上，起则欲倒"。

用法：水煎服，每日 1 剂，分 2～3 次服。

加减：阳亢明显加生龙骨 15～20g；失眠加合欢皮 15g、柏子仁 10g；肾阴虚明显加女贞子 12g、川断 12g；腹胀纳差，肝胃不和加陈皮 10g、木香 10g。

（二）姚五达——决明钩藤汤治阴虚阳亢高血压病

组成：生石决明 30g，杭菊花 10g，钩藤 10g，生牛膝 10g，川石斛 10g，龟甲（先煎）10g，远志肉 10g，首乌藤 15g，青竹茹 10g，六一散 18g，生铁落 20g，忍冬藤 12g。

功效：清肝滋阴，调和阴阳，清化湿热。

主治：高血压病。

用法：每日 1 剂，水煎 2 次，早晚分服。方中生石决明、龟甲、生铁落等重镇潜质药物须先煎半小时，再加入其余药物同煎。

（三）姜春华——附子龟甲汤治阴阳两虚高血压病

组成：附块（先煎）6g，龟甲（先煎）、女贞子、旱莲草各 9g，何首乌、丹参各 15g，磁石（先煎）30g，石决明（先煎）24g。

主治：高血压。症见面浮头胀，少寐，耳鸣，眼花，夜尿多，苔白，脉弦细。

用法：每日 1 剂，水煎分服。

（四）蒲辅周——龙骨真武汤治阳虚痰阻高血压病

组成：茯苓、清半夏各 9g，白术、白芍、附片（先煎）各 6g，生姜 4.5g，生龙骨（先煎）、生牡蛎（先煎）各 12g。

主治：高血压病。症见头晕头痛，耳鸣不聪，劳累时加重，形体肥胖，痰多，饮食喜温，饮水则腹胀，手足不温，怕冷，小便时有失禁，舌淡苔滑，脉弦细。

用法：每日 1 剂，水煎分服。

（五）邓铁涛——赭决九味汤治气虚痰阻高血压病

组成：黄芪、代赭石（先煎）各 30g，草决明 24g，党参、茯苓各 24g，法半夏 12g，陈皮 6g，白术 9g，甘草 2g。

主治：高血压病。症见眩晕，头脑欠清醒，胸闷食少，倦怠乏力，或恶心吐痰，舌胖嫩，苔白厚或浊腻，脉弦滑。

用法：每日 1 剂，水煎分服。

加减：若兼肝肾阴虚者加何首乌、桑椹、女贞子；若兼肾阳虚者加桂心、仙茅、淫羊藿；若兼血瘀者加丹参、川芎。一般来说，眩晕一证，以内伤为主，其中尤以痰浊中阻、气血亏虚、肝阳上亢较为常见。古人认为"无痰不作眩"。本病病变部位多在肝脾肾，盖脾主持运化水谷精微与水湿，若饮食不节或劳倦伤脾，致脾气亏虚，健运失职，水湿内停，津液留聚而成痰，痰阻经络，清阳不升，清空失养，终致眩晕。治宜补益脾气以治本，燥湿化痰以治标。该方重用黄芪以补气升阳、利尿消肿。现代药理研究证明，本品能降低血压，有较强的利尿作用，用于气虚痰阻之证，极为适宜。

（六）朱良春——双降汤治气虚痰瘀高血压病

组成：水蛭（粉碎装胶囊吞）0.5～5g，生黄芪、丹参、生山楂、稀莶草各30g，广地龙、当归、赤芍、川芎各10g，泽泻18g，甘草6g。

主治：高血压病。症见肥胖，头昏而重，全身乏力，口干，四肢常有麻木，视物模糊，舌红苔薄白，根微腻，脉细涩。

用法：每日1剂，水煎分服。

（七）单方验方

1.桑寄生15g，每日1剂，水煎服。也可代茶饮。

2.苦丁茶10g，夏枯草30g，野菊花15g，水煎服，每日1剂。

3.芹菜根30g，龙葵60g，水煎服，每日1剂，亦可代茶。

4.萝芙木，每日3次，每次1～3片，用于轻度高血压病。

七、难点与关键

高血压病是当代最常见的疾病之一，严重威胁着人们的生命和健康，成为医学界一个亟待解决的难题。西药治疗虽可有效地控制血压升高，但不能理想地改善症状、逆转靶器官损害。中医药治疗本病不在于单纯降低血压，重点在于调整机体阴阳的平衡，以期从根本上解除高血压病发生发展的内在原因。因此，在辨证论治的基础上，如何开拓和利用有效复方、古方及单味降压药，为临床辨证论治组方用药提供依据，提高治疗效果，预防和逆转靶器官的损害，已成为今后需要解决的主要问题。

（一）难点：如何提高中医药降压疗效

对策：治疗高血压病，在传统的中医辨证治疗的基础上选加具有降压作用的中药，可以提高治疗效果，目前单味降压药的研究较多，经药理证明具有降压作用的中药中，具有血管扩张作用的有防己、黄芩、钩藤、益母草、赤芍、罗布麻叶等；具有利尿作用的有防己、杜仲、桑寄生、泽泻、茯苓、萹蓄、茵陈蒿、龙胆草、罗布麻等；具有中枢性降压作用的有远志、酸枣仁；具有钙离子阻滞作用的有防己、川芎、当归、赤芍、红花、三棱、丹参、前胡、肉桂、五味子、藁本、白芷、羌活、独活、葶苈子、桑白皮、茵陈蒿、海金沙、龙眼肉等；具有中枢神经节阻断作用的有全蝎、地龙、钩藤、桑寄生等；具有β受体阻滞作用的有葛根、佛手、淫羊藿等；具有影响血管紧张素Ⅱ受体功能的中药有黄芪、山楂、何首乌、白芍、木贼、红花、板蓝根、青风藤、海风藤、牛膝、泽泻、海金沙、胆南星、法半夏、瓜蒌、青木香、降香、细辛等。辨证治疗，再加上这些具有降压作用的中药，其降压效果可以提高，如果我们的中成药研究能够沿着这个方向继续努力，将降压中药的有效成分提取出来，制成品质优良、服食方便的中成药，那时中药的降压疗效一定会进一步提高。

（二）难点：如何发挥中医药在保护靶器官方面的作用

对策：高血压病的治疗，除了降压以外，更重要的是对靶器官的保护。因此，如何防治高血压病的心、脑、肾合并症成为当今研究的难点、热点之一。

中医药虽然在即时降压疗效方面不够理想，但在改善症状和对心、脑、肾等靶器官的保护作用方面具有一定的优势。

经过对古方的药理研究证明，生脉散、血府逐瘀汤能够减少心肌缺氧，改善心肌缺血；地黄饮子、补阳还五汤通过改善脑组织水和钠代谢而对抗脑缺血再灌注损伤；六味地黄汤具有改善肾功能、增强肾小管功能的作用。因此，在辨证用药的基础上配合使用以上方药，可以起到保护心、脑、肾等靶器官的作用。

八、预后、预防与调护

（一）预后

缓进型高血压病发展缓慢,病程常可达二三十年以上。在早期及时治疗,可获得痊愈或控制住病情的进展。如血压能保持正常或接近正常(控制在 160/100mmHg 以下),则脑、心、肾等并发症不易发生,患者可长期保持一定的劳动力。但血压进行性增高,眼底病变较重,家族中有早年死于心血管病的病史,以及血浆肾素活性或血管紧张素Ⅱ高的患者,预后较差,如病情发展到晚期,由于有脑、心、肾等脏器的严重损害,发生脑血管意外、心力衰竭、肾衰竭的可能性增多,可使劳动力减退或完全丧失。

（二）预防

高血压病的预防分为三级:

(1)一级预防:针对高危人群和整个人群。措施有减轻体重,改进膳食结构,限制饮酒,增加体育活动。值得提出的是,我国传统养生、体育保健的内容不同于欧美,高脂、精细的饮食结构都是一级预防的重要内容,高钠的饮食习惯应纠正。

(2)二级预防:是针对已发生高血压病的患者。措施为包括一级预防的内容,并强调控制饮食和戒烟,同时加入采用简便、有效、安全、价廉的药物治疗。本级预防即是脑卒中、冠心病的一级预防。

(3)三级预防:是高血压病的抢救,预防其引起的并发症和死亡。

（三）调护

1.生活调护 ①居处环境应安静、空气新鲜,避免喧哗吵闹。②积极参加力所能及的各种体育活动、体力劳动或文娱活动,注意劳逸结合,合理安排工作。③调整控制膳食,防止动脉粥样硬化;不吸烟;少吃盐;避免发胖。④注意劳逸结合,合理安排作息,中青年人保证每天 6～8 小时的睡眠。

2.饮食调养 中医的食疗具有简、便、廉的特点,其方法是把一些食用方便、价格低廉但又确有降压作用的食物,根据自己的嗜好,有意选择一些种类多食,以达到防治高血压病的目的。

具有降压作用而又可作为饮食辅助治疗的食物及中药有:芹菜、油菜、生菜、菠菜、紫菜、黄花菜、香菇、木耳、茭笋、茶叶、海带、海蜇、夏枯草、菊花、乌梅、山楂、玉竹、葛根、胖大海、川杜仲、桑寄生、桑椹子、枸杞子、冬虫夏草、当归、川芎、大枣、三七、车前草等。可将这些中药与食物做成可口的食品或饮料,以配合药物治疗。应用举例如下:

(1)桑寄生红枣茶:桑寄生 30g,红枣 5 枚,滚开水冲泡代茶饮。适用于一般高血压病血虚者。

(2)夏桑菊冲剂(中成药):每日 3 次,每次 1 包,冲开水服。适用于高血压病肝阳偏亢者。

(3)沙葛或芹菜炒肉片:沙葛 120g 或芹菜 100g,瘦猪肉或兔肉或鱼肉 50～75g,加适量油盐共炒至熟。

(4)老葛或西洋菜 250g,瘦猪肉 100g,罗汉果 1/3 只,共煲汤。油盐调味。

(5)绿豆莲子粥:绿豆 25 g,莲子 25g,大米 50g,加水适量煮成粥,加油盐或糖少许调味。

(2)～(5)适用于高血压肝阳偏亢者。

(6)天麻炖鱼头:天麻 10g,鳙鱼头 1/2 只,生姜 2 片,大枣 2 枚,水 1 碗,炖熟,油盐调味。适用于高血压眩晕头痛者。

3.精神调理 胸怀开阔,精神乐观,克服急躁、惊恐、焦虑的不良情绪,避免精神高度紧张或各种因素的刺激。注意劳逸结合,积极参加文体活动,脑力劳动者坚持作一定的体力劳动或体育活动等,有利于维持高级神经中枢的正常功能。

以上调理可概括为一句话"合理膳食、适量运动、戒烟限酒、心理平衡"(1992 年加拿大维多利亚心脏宣言所提出的健康四大基石)。具体如下:

(1)合理膳食:可概括为两句话,第一句"一、二、三、四、五",第二句"红、黄、绿、白、黑"。一是指每天一袋牛奶;二是指每日250g左右糖类;三是指每日3份高蛋白食品;四是指四句话,有粗有细、不成不甜、三四五顿、七八分饱;五是指每日500g蔬菜及水果。红指每日饮50～100mL红葡萄酒;黄指黄色蔬菜,如胡萝卜、玉米、西红柿等;绿指绿茶;白指燕麦粉或燕麦片;黑指黑木耳。

(2)适量运动:"阳光、空气、水和体育运动,这是生命和健康的源泉。"运动要坚持有恒、有序、有度的原则。通常掌握"三、五、七"的运动是很安全的,"三"指每天步行约3千米,时间在30分钟以上;"五"指每周要运动5次以上;"七"指运动后心率加年龄约为170次/分。

(3)戒烟限酒:酒与烟不同,酒对心血管有双向作用,适量饮酒每日不超过15mL酒精量,特别是红葡萄酒或绍兴酒还是有益的,但绝不能酗酒。

(4)心理平衡:所有保健措施中,心理平衡是最关键的一项。

九、研究进展

(一)评述

高血压病是当代最常见的疾病之一,其患病率正呈上升趋势,它是心脑血管疾病的首要危险因素,因此,防治高血压病,降低心脑血管疾病的发病率,成为当今医学界一个亟待解决的问题。

目前治疗高血压的药物虽然很多,但由于该病的发病机理较复杂,普通的药物对其都有一定的局限性,不能从根本上控制病情,一旦患了高血压病就意味着准备打一场"持久战"。然而,西药需终身服用,服药后血压易反弹,波动,且副作用等众诸多因素让高血压患者难以下定决心坚持服用西药,从而把目光投向了传统中医药。

中医历史悠久,中医中药在治疗高血压病及其引起的并发症方面有着独特的优势,体现了中医的整体观和辨证论治的基本思想,从阴阳的偏胜偏衰以及五脏六腑的功能失调等方面来调节,从而来控制高血压。中医中药降压有以下优势:采用"天人合一"的整体观念和辨证施治的思维方式指导临床治疗,根据不同个体辨证施治,避免了只见"血压"不见"人"的思维方式;降压作用缓和,稳定血压效果理想,可防止或缓和血压的较大波动;改善症状效果明显,能减轻患者的痛苦,有效地提高生活质量;中药副反应小,与西药合用能减量、减毒、增效;一些研究发现中药在对某些器官损害的逆转以及并发症的防治方面有一定作用。中药的不足之处有:服用不如西药方便。高血压病为终生性疾病,目前无根治的方法,因此需要终生服药,而中药汤剂服用不方便,口感欠佳,所以患者难以长期坚持服用;降压速度不如西药快;目前尚无长效制剂。

近二十年来,应用现代研究方法,证实了中草药的降压作用和改善症状的疗效;发现了许多降压单味药,如防己、钩藤、罗布麻叶、葛根、桑寄生、益母草等。在许多单味降压药中,还发现了各类具有血管扩张作用或钙离子阻滞作用等药理作用的中药,为临床辨证论治、组方用药提供了很好的依据,提高了临床疗效。中医治疗高血压不仅在于降低血压,重点还在于调整机体阴阳的平衡,改善心、脑、肾血流供求不平衡。经过对复方的进一步研究,表明古代名方如生脉散、血府逐瘀汤、地黄饮子、补阳还五汤、六味地黄丸等方剂具有保护心、脑、肾等靶器官的作用。但是中医药有着起效慢,辨证难,服药不方便等方面的不足,临床上因采取"急则治其标,缓则治其本"的治疗原则,采取中西医结合的治疗方法,中西医结合治疗高血压的重要目的之一,就是二者从不同的理念上,不同的医疗体系中取长补短,优势互补,达到减负增效的作用,实现副作用相对减除,已达到最佳的治疗效果。由于中药的不良反应少,适合于长期服用,且药源丰富,具有广阔的发展前景。

目前在高血压病的研究中仍存在以下一些问题:①中医药降压疗效的总体趋势难以估计,缺乏大规模、多中心、随机对照及前瞻性的研究,多数报道属于个案报道及个人经验总结,仍停留在对降压疗效的简单观察,其观察指标、实验方法明显滞后;②辨证分型标准尚未统一规范;③中医基础理论尚未有突破;④缺少规范化的临床药理工作,临床药理研究中配合变化、量效关系等因成分不清而未知数甚多;⑤中药剂型与西药比较仍有一定差距。

(二)展望

中医药治疗高血压病的临床研究可能应着重以下几个方面:

1.加强中医药的降压疗效研究　结合临床开展方剂、药物的实验研究,对有效方药进行药物化学、药理作用等方面的研究,筛选、发掘有效药物,如对具有较强而可靠降压作用的单味、单体药的进一步筛选及充实于复方中的研究。

2.发挥中医药优势　应当对高血压病的辨证分型标准、疗效评定标准规范统一,使之具有可比性,提高科研设计水平,开展大规模、多中心、随机对照及前瞻性的临床研究,研制出疗效确切、使用方便、毒副反应小的中药。在现阶段,用中药治疗高血压病,尤其是对中、重度高血压病,应配合西药降压药物治疗为宜。中医药治疗高血压病的发挥优势提高疗效应从以下几个方面入手:

(1)保护心脑肾等器官以改善患者预后:降压是治疗高血压的一个重要目标,但是不能仅仅局限于降压,更重要的是在降压的同时,要预防药物对心,脑,肾等器官的损害,因为器官受损引发的心衰、肾衰等往往比高血压本身更为致命,中医认为,同其他疾病一样,高血压也是由于人体的阴阳气血的平衡状态被打破,导致了阴阳的偏盛偏衰,中医治疗是根据每个不同个体的特殊情况,进行辨证论治,治疗的目的不是降压,而是调节人体的阴阳平衡,达到阴平阳秘,气血运行能够正常,血压自然会降下来。现代中医药研究应该更着眼于对中药有效降压成分的提取及降压作用机制的研究,更深入的研究中药中何种成分通过哪种机制的降压以及对靶器官的保护作用。研究发现,中医中药在对某些受损器官的逆转以及并发症的防治方面有一定作用,而且,中药治疗高血压,通常从患者的具体病症出发,采用辨证论治的方法,以中药复方,调整体内环境,改善血管内皮功能,使心,脑,肾,血管得到保护。

(2)明显改善临床症状以提高患者生存质量:中西医治疗高血压,患者症状会有明显的不同。西药治疗高血压,往往能很快使血压下降,甚至恢复正常,但在改善头晕,头痛等症状上效果欠佳,而中医治疗高血压其他症状的改善也比较理想,往往在血压下降的同时,上述不适症状也随之改善。

(3)中西药合用减轻毒副作用以保证用药安全:一般认为,中药毒副作用小,长远的防治效果也优于西药,但短期内很难有明显的治疗效果,而西药近期疗效较高,但毒副作用较大,两种治疗各有各的优劣,但如果中西药合并使用,西药既可发挥近期疗效高的长处,又可以因用量相应减少而减轻其毒,副作用。中药的降压作用也可提高近期疗效,又具有远期降压作用,故中西药合用治疗高血压,具有见效快,疗效高,副作用少的优点。

(4)中医降压平稳和缓以提高降压的平滑指数:有的患者吃降压药,控制不了就加量,再后来加量也不行了,就换另一种药,过段时间又不行了,又是换一种药,可不久又不行了,如此反反复复,不但没有降下血压,反而使血压波动较大,而中药降压作用缓和,稳定血压较好,较重的高血压病配合中药治疗,也可防止血压较大波动,减少高血压晨峰现象,提高谷峰比值,提高降压治疗的平滑指数,从而减少心脑血管事件的发生。

(5)充分挖掘中医的非药物治疗手段:中医除了药物治疗以外,还有一些很有特色的非药物治疗方法,比如气功、针灸、推拿、沐足等,这些治疗已被证实具有一定的降压作用,气功适用于各期高血压,它可以高速大脑皮层功能,降低交感神经兴奋性,从而降低升压反应,提高抗高血压的能力,针刺等可降低中枢神经系统兴奋性,对一些高血压患者也有明显疗效。非药物治疗手段既提高高血压治疗的有效性,并能减少药物服用从而减轻心肾负担,具有一定发展前景。

第七章　血脂异常

　　血脂是血浆中的三酰甘油（triglyceide，TG）、胆固醇（total cholesterol，TC）和类脂（磷脂、糖脂、固醇、类固醇）的总称。与临床密切相关的血脂主要是 TC 和 TG，其他还有游离脂肪酸（FFA）和磷脂等。在人体内胆固醇主要以游离胆固醇及胆固醇酯形式存在。TG 是甘油分子中的三个羟基被脂肪酸酯化而形成。循环血液中的 TC 和 TG 必须与特殊的蛋白质即载脂蛋白结合形成脂蛋白，才能被运输至组织进行代谢。血脂异常通常指血浆中 TG 和（或）TG 升高，俗称高脂血症。实际上高脂血症也泛指包括低密度脂蛋白（low density lipoprotein，LDL）血症在内的各种血脂异常。

　　中国人群血脂水平和血脂异常患病率虽然尚低于多数西方国家，但随着社会经济的发展，人民生活水平的提高和生活方式的变化，人群平均的血清 TC 水平正逐步升高。与此同时，与血脂异常密切相关的糖尿病和代谢综合征在我国也十分常见。2010 年全国调查显示，TC≥6.22mmol/L 的患病率在 18 岁以上男性、女性分别为 3.4% 和 3.2%，TG≥2.26mmol/L 的患病率在男女分别为 13.8% 和 8.6%。2013 年全国调查的 12040 血脂异常患者中，50% 患有高血压，37.5% 患有冠心病，超过 30% 患有外周动脉疾病。39% 的患者接受降脂治疗，其中大多数使用他汀类药物。血清低密度脂蛋白胆固醇（LDL-C）的达标率仅为 25.8%，女性和体重指数增高者（体重指数≥30kg/m²）达标率更低，分别为 22.2% 和 17.4%。心血管危险分层为高危和极高危者达标率分别仅为 19.9% 和 21.1%。将血脂异常防治着眼于冠心病的同时也着眼于脑卒中，在我国人群中有重要的公共卫生意义。根据心血管病发病的综合危险大小来决定干预的强度，是国内外相关指南所共同采纳的原则。因此，全面评价心血管病的综合危险是预防和治疗血脂异常的必要前提。

　　中医学虽无血脂异常的病名，但在历代医籍中，有一些类似本病的记载。根据血脂异常主要表现为肢体困重、头昏目眩等症状特点，现代医家将其归属"痰证""湿阻""胸痹""眩晕"等范畴论治。

一、病因病机

　　高脂血症的中医病因主要是摄食过多或转输、利用、排泄异常，皆可使血中脂膏堆积，过多的脂膏浊化而成为湿浊、痰浊，浸淫脉道，使气血运行障碍，脏腑功能失调，致成本病。

（一）病因

　　1.禀赋不足，脾虚不运　　先天禀赋不足，肾虚不能温煦脾胃，以致脾虚不运，聚湿生痰；或者生性好逸恶劳、贪睡恣食，或终日伏案、多坐少动，致使膏脂来源增多、利用减少，积于体内，而变生本病。

　　2.饮食不节，脾胃损伤　　饮食不节损伤脾胃，运化失司，"精微"浊化而成脂浊痰湿；或因恣食肥甘、醇酒乳酪，以致膏脂过多，转输、利用、排泄不及，而成脂浊之变，发为本病。

　　3.情志内伤，肝胆失利　　除忧思伤脾，脾失健运致使膏脂转输、利用、排泄障碍，浊变为痰湿之外，尚可因郁怒伤肝，而致肝胆失利，或肝郁脾虚，或肝郁脾困，最终亦导致膏脂聚集，变生痰湿，还可因肝郁化火，灼津为痰，阻滞脉道，变生此病。

　　4.年老体衰，肾气不足　　年老体虚肾气不足，不能温煦脾胃，脂质运化失常，滞留血中；肾阴不足则水不涵木，疏泄失职，气滞痰凝，而成本病。

（二）病机

本病属本虚标实之证,本虚主要是指脏腑虚损,功能失调,标实主要是指痰浊、血瘀、脉道不通。脑脉瘀阻则头痛、眩晕,甚而中风痴呆;心脉瘀阻则为胸痹、心痛;肝脉瘀阻则为胁痛、痞积;肾脉瘀阻则为阳虚、湿浊、瘀血;四肢脉道瘀阻则瘫软无力、麻木不仁。

二、临床表现

在临床上,通常根据引起高脂蛋白血症的原因将其分为原发性和继发性两类。相当一部分原发性血脂异常患者存在一个或多个遗传基因缺陷,多具有家族聚集性,有明显的遗传倾向,称为家族性脂蛋白异常血症,原因不明的成为散发性或多基因性脂蛋白异常血症。继发性血脂异常则是继发于全身系统性疾病如糖尿病、甲状腺功能减退症、肾病综合征等,其他疾病有肾衰竭、肝脏疾病、系统性红斑狼疮、糖原累积症、骨髓瘤、脂肪萎缩症、急性卟啉病、多囊卵巢综合征等。或者由某些药物如噻嗪类利尿剂、糖皮质激素等引起。

（一）症状

血脂异常病情隐匿,多无明显临床症状,其主要临床表现有两方面即脂质在真皮内沉积所引起黄色瘤及脂质在血管内皮沉积所引起的动脉粥样硬化、冠心病、脑血管病和周围血管病。原发性往往在童年甚至婴儿期即发病。继发性血脂异常则伴有其原发疾病的表现。

（二）体征

1.患者出现脑力和体力衰退 触诊浅表动脉可发现血管增粗、变长、迂曲和硬度增加,按受累动脉部位的不同,可表现为冠状动脉粥样硬化,脑动脉粥样硬化,肾动脉粥样硬化,肠系膜动脉粥样硬化和四肢动脉粥样硬化。按其发病过程可分为4期:①无症状期或称隐匿期,其过程长短不一,包括从较早的病理变化开始直到动脉粥样硬化已经形成,但尚无器官或组织受累的临床表现;②缺血期,症状由于血管狭窄,器官缺血而产生;③坏死期,由于血管内血栓形成或管腔闭塞而产生器官组织坏死的症状;④纤维化期,长期缺血,器官组织纤维化萎缩而引起症状。

2.脂质在真皮内沉积所引起的皮肤改变

（1）掌皱纹黄色瘤:发生于手掌部的浅条状扁平黄色瘤,呈橘黄色轻度凸起。分布于手掌及手指间皱褶处。主要是 VLDL 残粒增加所致。

（2）结节疹性黄色瘤:好发于肘部四肢伸侧和臀部,皮肤破损短期内成批出现,呈结节状,瘤为橘黄色,伴有炎性基底。主要见于家族性异常β－脂蛋白血症。

（3）疹性黄色瘤:为针头大小的橘黄色丘疹,个别呈棕黄色。常伴有炎性基底。主要见于高三酰甘油血症。

（4）扁平黄色瘤:常见于睑周处,又称睑黄色瘤,在患者眼睑周围处可见多个。棕黄色略高出皮肤的扁平丘疹或扁平状瘤,边界清楚,质地柔软,见于各种脂质代谢异常。

3.其他表现 高脂血症还可出现两个体征,即角膜弓和脂血症眼底改变。角膜弓又称老年环,若见于40岁以下者,则多伴有高脂血症,以家族性高胆固醇血症为多见,但特异性并不很强。脂血症眼底改变是由于富含三酰甘油的大颗粒脂蛋白沉积在眼底小动脉上引起光散射所致,常常是严重的高三酰甘油并伴有乳糜微粒血症的特征表现。

（三）常见并发症

根据不同的临床类型,可见阵发腹痛、糖尿病、胰腺炎,血脂增高显著者可出现高黏血症表现,病久者出现动脉粥样硬化表现。

三、实验室检查

血脂异常是通过实验室检查而发现、诊断及分型的。临床上检测血脂的项目较多,血脂的基本检测项目为 TC、TG、高密度脂蛋白胆固醇(high density lipoproteln-cholesterol,HDL-C)和 LDL-C。测定空腹状态下(禁食 12～14 小时)血浆或血清 TC、TG、LDL-C 和 HDL-C 是最常用的验室检查方法。其他血脂项目如 Apo AI、Apo B、Lp(a)等的检测属于研究项目,不在临床基本检测项目之列。

1.TC　TC 是指血液中各脂蛋白所含胆固醇之总和。影响 TC 水平的主要因素有:

(1)年龄与性别:TC 水平常随年龄而上升,但到 70 岁后不再上升甚或有所下降,中青年期女性低于男性,女性绝经后 TC 水平较同年龄男性高。

(2)饮食习惯:长期高胆固醇、高饱和脂肪酸摄入可造成 TC 升高。

(3)遗传因素:与脂蛋白代谢相关酶或受体基因发生突变,是引起 TC 显著升高的主要原因。

2.TG　临床上所测定的 TG 是血浆中各脂蛋白所含 TG 的总和。TG 水平也受遗传和环境因素的双重影响。与 TC 不同,同一个体的 TG 水平受饮食和不同时间等因素的影响较大,所以同一个体在多次测定时,TG 值可能有较大差异。人群中血清 TG 水平呈明显的正偏态分布。

3.HDL-C　基础研究证实,HDL 能将外周组织如血管壁内胆固醇转运至肝脏进行分解代谢,提示 HDL 具有抗动脉粥样硬化作用。由于 HDL 所含成分较多,临床上目前尚无方法全面地检测 HDL 的量和功能,故通过检测其所含胆固醇的量,间接了解血浆中 HDL 的多少。

4.LDL-C　LDL 代谢相对较简单,且胆固醇占 LDL 重量的 50% 左右,故目前认为,LDL-C 浓度基本能反映血液 LDL 总量。LDL-C 增高是动脉粥样硬化发生、发展的主要脂质危险因素。一般情况下,LDL-C 与 TC 相平行,但 TC 水平也受 HDL-C 水平的影响,故最好采用 LDL-C 取代 TC 作为对冠心病及其他动脉粥样硬化性疾病的危险性评估。上述影响 TC 的因素均可同样影响 LDL-C 水平。

5.Apo AI　正常人群血清 Apo AI 水平多在 1.2～1.6g/L 范围内,女性略高于男性。HDL 颗粒的蛋白质成分(载脂蛋白)约占 50%,蛋白质中 Apo AI 约占 65%～75%,其他脂蛋白极少,所以血清 Apo AI 可以反映 HDL 水平,与 HDL-C 呈明显正相关,其临床意义也大体相似。但是,HDL 是一系列颗粒大小与组成不均一的脂蛋白,病理状态下 HDL 亚组分及其组成成分常会发生变化,故 Apo,AI 的升降也可能与 HDL-C 变化不完全一致。

6.ApoB　正常人群中血清 Apo B 多在 0.8～1.1g/L 范围内。正常情况下,每一个 LDL、IDL、VLDL 和 Lp(a)颗粒中均含有一分子 Apo B,因 LDL 颗粒占绝大多数,大约 90% 的 Apo B 分布在 LDL 中。Apo B 有 Apo B48,和 ApoB100 两种,前者主要存 CM 中,后者主要存在 LDL 中。除特殊说明外,临床常规测定的 Apo B 通常指的是 Apo B100。血清 ApoB 主要反映 LDL 水平,它与血清 LDL-C 水平呈明显正相关,Apo B 水平高低的临床意义也与 LDL-C 相似。在少数情况下,可出现高 Apo B 血症而 LDL-C 浓度正常的情况,提示血液中存在较多小而致密的 LDL(small low density lipoprotein,sLDL)。

7.Lp(a)　血清 Lp(a)浓度主要与遗传有关,基本不受性别、年龄、体重、适度体育锻炼和大多数降胆固醇药物的影响。正常人群中 Lp(－a)水平呈明显偏态分布,虽然个别人可高达 100mg/L 以上,但 80% 的正常人在 200mg/L 以下,文献中的平均数多在 120～180mg/L,中位数则低于此值。通常以 300mg/L 为重要分界,高于此水平者患冠心病的危险性明显增高。临床上用于 Lp(a)检测的方法尚未标准化。

8.sLDL　血浆中 LDL 的颗粒大小不均,每一个体都有大、中、小颗粒 LDL。已证明血浆 TG 水平与 LDL 颗粒结构有关。当 TG<1.70mmol/L(150mg/dl)时,大而轻的 LDL 较多,血浆电泳时 LDL 谱呈"A"型;当 TG>1.70mmol/L 时,sLDL 水平升高,LDL 谱呈"B"型,并伴随血浆 Apo B

水平升高,HDL-C 及 Apo AI 水平降低。目前认为 sLDL 具有很强的致动脉粥样硬化作用。但是,临床上尚无简便可靠的实用方法检测 sLDL。

上述 8 项血脂检测项目中,前 4 项即 TC、TG、HDL-C 和 LDL-C 是基本的临床实用检测项目。对于任何需要进行心血管危险性评价和给予降脂药物治疗的个体,都应进行此 4 项血脂检测。近年来非高密度脂蛋白胆固醇(non−high density lipoprotein−cholesterol,非 HDL-C)受到临床重视。非 HDL-C 是指除 HDL 以外其他脂蛋白中含有胆固醇的总和,主要包括 LDL-C 和 VLDL-C,其中 LDL-C 占 70%以上。计算非 HDL-C 的公式如下:非 HDL-C＝TC－HDL-C。非 HDL-C 可作为冠心病及其高危人群防治时降脂治疗的第二目标,适用于 TG 水平在 2.27～5.64mmol/L(200～500mg/dl)时,斗别适用于 VLDL-C 增高、HDL-C 低而 LDL-C 不高或已达治疗目标的个体。

四、诊断及鉴别诊断

(一)诊断

1.诊断标准　根据《中国成人血脂异常防治指南(2007 年)》,中国人群合适血脂水平如下,见表 7-1:

表 7-1　血脂水平分层标准

分层	TC	LDL-C	HDL-C	TG
合适范围	<5.18mmol/L (200mg/dl)	<3.37mmol/L (130mg/dl)	≥1.04mmol/L (40mg/dl)	<1.70mmol/L (150mmg/dl)
边缘升高	5.18～619mmol/L (200～239mg/dl)	3.37～4.12mmol/L (130～159mg/dl)	≥1.55mmol/L (60mg/dl)	1.70～2.25mmol/L (150～1⁹⁹mg/dl)
升高\降低	≥6.22mmol/L (240mg/dl)	≥4.14mmol/L (160mg/dl)	<1.04mmol/L (40mg/dl)	≥2.26mmol/L (200mg/dl)

2.分类诊断　目前高脂血症的分类较为繁杂,归纳起来有三种分类方法,现分别介绍 如下:

(1)基于是否继发于全身系统性疾病而分为:继发性高脂血症和原发性高脂血症。继发性高脂血症是指由于全身系统性疾病所引起的血脂异常。在排除了继发性高脂血症后,即可诊断为原发性高脂血症。已知部分原发性高脂血症是由于先天性基因缺陷所致,例如 LDL 受体基因缺陷引起家族性高胆固醇血症等;而另一部分原发性高脂血症的病因目前还不清楚。

(2)血脂异常的临床分型:血脂异常包括高胆固醇血症、高三酰甘油血症、低高密度脂蛋白血症和混合型高脂血症 4 种类型(表 7-2),其中以 LDL-C 增高为主要表现的高胆固醇血症是动脉粥样硬化性心血管疾病(AscVD,包括冠心病、缺血性卒中以及外周动脉疾病)最重要的危险因素。

表 7-2　血脂异常的临床分型

分型	TC	TG	HDL-C	相当于 WHO 表型
高胆固醇血症	增高			
高三酰甘油血症		增高		Ⅱa
混合型高脂血症	增高	增高		Ⅳ、Ⅰ
低高密度脂蛋白血症			降低	Ⅱb、Ⅲ、Ⅳ、Ⅴ

(3)高脂血症的基因分型法:由于高脂血症的表型分类法只注重血浆中脂蛋白的异常,而忽略了引起高脂血症的原因,即没有考虑病因诊断,因而具有很大的局限性。随着分子生物学的迅速发展,人们对高脂血症的认识已逐步深入到基因水平。目前已发现有相当一部分高脂血症患者存在单一或多个遗传基因的缺陷。由基因缺陷所致的高脂血症多具有家族聚集性,有明显的遗传倾向,临床上通常称为家族性高脂血症(表 7-3),对原发性家族性脂蛋白异常血症可进行基因诊断。

表 7-3　家族性高脂血症

疾病名称	血清 TC 浓度	血清 TG 浓度
家族性高胆固醇血症	中至重度升高	正常或轻度升高
家族性 apo B 缺陷症	中至重度升高	正常或轻度升高
家族性混合型高脂血症	中度升高	中度升高
家族性异常脂蛋白血症	中至重度升高	中至重度升高
多基因家族性高胆固醇血症	轻至中度升高	正常或轻度升高
家族性脂蛋白(a)血症	正常或升高	正常或升高
家族性高三酰甘油血症	正常	中至重度升高

（二）鉴别诊断

混合性高脂血症、高三酰甘油血症、高胆固醇血症这三种疾病应相鉴别。并鉴别原发性血脂异常和继发性血脂异常。

五、治疗

（一）中医辨证治疗

"血脂异常"从中医证候角度看,属本虚标实的病证。本为脾、胃、心、肝之虚损;标为痰浊、瘀血。

1.中药治疗　治疗本证,应根据具体患者的不同证候特点,加以分型治疗。

（1）湿热内蕴

【证候】　头重身倦,心胸烦闷,头昏目蒙,腹胀纳呆,口干口苦,便溏秽臭,小便黄浊,肌肤、眼睑常有痰核,色橙黄,舌质偏红,苔黄浊腻,脉象滑数。

【治法】　清热化湿,行气消滞。

【方药】　茵陈蒿汤加减:茵陈蒿 15g,大黄 3g,栀子 10g,虎杖 10g,荷叶 10g,山楂 15g,泽泻 15g,藿香 10g,甘草 6g。每日 1 剂,水煎服。加减:若大便秘结者,大黄、虎杖可适当加量,并加枳实 10g、决明子 15g 以加强通便之力;寐差者,加黄连 10g、淡竹叶 10g 以清心泄热;症见胁痛,目赤,口干,脉弦数者,加龙胆草 15g、柴胡 10g、夏枯草 15g 以清泄肝胆之火;心下痞,加黄连 10g、法半夏 15g、瓜蒌皮 15g 以宽胸消痞。

（2）脾虚湿盛

【证候】　头重体倦,腹胀纳呆,乏力懒言,口淡不渴,大便溏薄,小便清长,健忘,面色欠华,或有下肢浮肿,眼睑虚浮,或肢体麻木,舌体淡胖,边有齿痕,苔白浊腻,脉缓无力。

【治法】　益气健脾,和胃渗湿。

【方药】　参苓白术散加减:党参 20g,茯苓 15g,白术 15g,山药 15g,炙甘草 5g,薏苡仁 20g,桔梗 10g,砂仁(后下)8g,泽泻 15g,猪苓 10g,荷叶 10g。每日 1 剂,水煎服。加减:健忘、失眠者,加益智仁 15g、石菖蒲 10g 安神益智;肢肿面浮者,加黄芪 20g、防己 15g 加强益气利水消肿之力;兼食滞者,加山楂 15g、莱菔子 15g 消食导滞;肢体麻木者,加桂枝 10g、赤芍 15g 以温通活血。

（3）痰浊阻滞

【证候】　眩晕头重,心胸窒闷,恶心欲呕,纳呆腹胀,或有咳嗽咳痰,形体肥胖,反应迟钝,肢体沉重,或有胁下痞块,舌苔浊腻厚,脉象弦滑。

【治法】　行气除痰,健脾和胃。

【方药】　涤痰汤加减:陈皮 10g,法半夏 15g,胆南星 10g,枳实 10g,石菖蒲 10g,党参 20g,白术 15g,茯苓 15g,炙甘草 5g,生姜 3 片,大枣 4 枚。每日 1 剂,水煎服。加减法:若痰浊化热者,加大黄 5g、荷叶 10g 以清热泄浊;若心胸闷痛明显者,加瓜蒌皮 15g、薤白 15g 豁痰宽胸;若眩晕头痛者,加天麻 15g、川芎 10g 息风通络;胁下有痞块者,去党参、白术,加香附 15g、延胡索 15g、丹参 15g、鳖甲 20g(先煎)以行气活血、软坚散结。

(4)气滞血瘀

【证候】　胸臆心痛,痛处固定,入夜为甚,或头晕头痛,或项强肢麻,舌质黯红,或有瘀斑瘀点,舌下络脉迂曲,脉弦或涩。

【治法】　疏肝理气,活血通脉。

【方药】　血府逐瘀汤加减:桃仁 10g,红花 10g,当归 10g,生地黄 15g,赤芍 15g,川芎 10g,牛膝 10g,桔梗 10g,柴胡 10g,枳壳 10g,甘草 5g。每日 1 剂,水煎服。加减法:若胁痛明显者,加香附 15g、延胡索 15g 疏肝理气;眩晕明显者加天麻 15g、法半夏 15g 息风除痰;乏力、短气懒言者,加人参 10g、黄芪 20g 益气扶正;手足麻木者,加桂枝 10g、姜黄 15g 祛风通络。

(5)肾精亏虚

【证候】　眩晕头痛,失眠健忘,发脱齿摇,耳鸣耳聋,行动迟缓,动作笨拙,精神呆钝或有肢肿,舌质淡黯,舌苔薄白,脉象沉弱,尺部为甚。

【治法】　补益肾精,充填脑髓。

【方药】　右归饮加减:熟地黄 15g,山药 15g,山茱萸 15g,枸杞子 15g,龟甲胶(烊化)10g,鹿角胶(烊化)10g,菟丝子 15g,杜仲 15g,何首乌 15g,女贞子 15g,益智仁 10g。每日 1 剂,水煎服。加减法:若兼气短乏力,声低语微者,加人参 10g、黄芪 15g 补气;精神呆钝者,加石菖蒲 10g、远志 10g、人参 10g 益气安神;若兼阳气不足,畏寒肢冷,腰膝酸软,夜尿频频者,加肉桂 5g(焗服)、熟附子 10g 温肾助阳;若腹胀、便溏者,去熟地黄、何首乌,加砂仁 10g 行气消滞;若肢肿者,加茯苓皮 15g、泽泻 15g 利水消肿。

(6)阴虚阳亢

【证候】　眩晕头痛,烦躁易怒,失眠多梦,腰膝酸软,耳鸣目涩,五心烦热,夜间盗汗,肢体麻木,舌红少苔乏津或无苔,脉弦细数。

【治法】　滋阴补肾,平肝潜阳。

【方药】　天麻钩藤饮加减:天麻 15g,钩藤 20g(后下),杜仲 20g,牛膝 15g,白芍 15g,茯苓 15g,桑寄生 15g,栀子 10g,石决明 30g(先煎),夜交藤 15g,女贞子 15g,决明子 15g,甘草 5g。每日 1 剂,水煎服。加减法:若烦躁失眠者,去桑寄生、牛膝,加酸枣仁 15g、合欢皮 15g 安神除烦;五心烦热者,去桑寄生、茯苓、牛膝,加牡丹皮 15g、知母 10g、黄柏 10g 滋阴清热;多汗者,加煅龙骨 20g 固涩敛汗;肢体麻木者,去石决明、栀子,加毛冬青 15g、丹参 15g 活血通络;头项强痛者,加葛根 15g 解肌止痛。

2.中成药

(1)脂必妥片:功能健脾消食、除湿祛痰、活血化瘀。主治血脂异常证属脾虚湿滞、痰阻血瘀者,每片 0.35g,每次 3 片,每日 2 次。4 周为 1 疗程。

(2)血脂康胶囊:功能除湿祛痰,活血化瘀,健脾消食。主治脾虚痰瘀阻滞症。每粒装 0.3g,每次 2 粒,每日 2 次,4 周为一疗程。

(3)绞股蓝总苷片:功能养心健脾、益气和血、除痰化瘀。主治血脂异常属心脾气虚、痰阻血瘀者,每次 3 片,每天 3 次。4 周为 1 疗程。

(4)丹田降脂丸:功能活血化瘀、健脾补肾。主治血脂异常属脾肾气虚、瘀血内阻者。每次 1～2g,每天 2 次。4 周为 1 疗程。

(5)降脂灵片:功能补益肝肾、养血明目。主治血脂异常属肾精亏虚者。每次 5 片,一日 3 次。

4 周为 1 疗程。

(6)松龄血脉康胶囊:功能平肝潜阳、镇心安神。主治血脂异常属阴虚阳亢者。每次 3 粒,每日 3 次。4 周为 1 疗程。

(二)西医治疗

1.血脂异常的治疗原则　血脂异常治疗最主要目的是为了防治冠心病,所以应根据是否已有冠心病或冠心病等危症以及有无心血管危险因素,结合血脂水平进行全面评价,以决定治疗措施及血脂的目标水平。由于血脂异常与饮食和生活方式有密切关系,所以饮食治疗和改善生活方式是血脂异常治疗的基础措施。无论是否进行药物调脂治疗都必须坚持控制饮食和改善生活方式。根据血脂异常的类型及治疗需要达到的目的,选择合适的调脂药物。需要定期进行调脂疗效和药物不良反应的监测。

2011 年 6 月 28 日,欧洲心脏病学会(European Society Of Cardiology,EDC)发布了欧洲首个血脂异常管理指南,2013 年~2014 年国际动脉粥样硬化学会(IAS)、美国心脏病学学会(ACC)/美国心脏协会(AHA)和美国国家脂质学会(National LipidAssociation,NLA)先后发布了有关血脂异常与 ASCVD 防控的建议与指南。ACC/AHA 指南认为,基于目前随机对照试验数据未能明确调脂治疗应达到何种目标,而且不知道更低的治疗目标与另一较高目标相比,是否可获得 ASCVD 风险的额外降低幅度,因此取消 LDL-C 治疗目标值,代之以四类他汀获益人群使用中、高强度的他汀类治疗,因而也成为该指南最大的争议之处。然而,设定降胆固醇治疗目标值并以此为导向进行药物治疗是广大临床医生所熟悉且广泛应用的治疗模式,并且并无证据表明取消目标值具有优势。基于现有流行病学和临床研究,根据患者整体心血管风险水平确定适宜的降胆固醇目标值是合理的。明确治疗目标值,有助于临床医生根据患者基线胆固醇水平选择适宜的药物种类与剂量,保证治疗有效性的同时最大程度降低治疗相关的不良反应风险与治疗费用。

中国成人血脂异常防治指南(2007 版)于 2007 年发表,新指南修订预期 2015 年方可结束。《2014 年中国胆固醇教育计划血脂异常防治专家建议》是针对 2013 年美国《降低成人心血管病风险胆固醇治疗指南》发出中国专家的声音。其核心是,不能盲目照搬欧美国家的指南,应根据我国的实际情况,制定适合我国血脂异常患者的 ASCVD 一级预防和二级预防的治疗策略。

大量随机临床研究证实,降低 LDL-C 可显著降低 ASCVD 事件风险。在降脂治疗中,应将 LDL-C 作为主要干预靶点。非 HDL-C 可作为 LDL-C 的替代指标。TG 严重升高(≥5.6mmol/L)时,为降低急性胰腺炎风险,可首选贝特类或烟酸类药物治疗。因为缺乏临床终点获益证据,目前不建议应用他汀类之外药物升高 HDL-C。基于现有流行病学和临床研究,在我国成人血脂异常防治指南的基本框架内,在充分考虑到患者获益/风险比以及药品价格的因素前提下,CCEP 专家委员会建议应用他汀类药物将 ASCVD 患者的 LDL-C 控制于<1.8mmol/L(非 HDL-C<2.6mmol/L)。若经他汀类药物治疗后患者 LDL-C 不能达到此目标值(表 7-4),可将基线 LDL-C 水平降低 50% 作为替代目标。对于我国指南中所界定的极高危患者(即急性冠脉综合征或 ASCVD 合并糖尿病)以及冠状动脉介入治疗围手术期患者,均应与其他类型冠心病患者一样对待,采取相同的强化降脂策略。

(1)继发性血脂异常应以治疗原发病为主:但是原发性和继发性血脂异常可能同时存在,如原发病经过治疗正常_段时间后,血脂异常仍然存在,考虑同时有原发性血脂异常,需给予相应治疗。

(2)治疗措施应是综合性的:治疗性生活方式改变为首要的基本的治疗措施,药物治疗需严格掌握指征,必要时考虑血液净化疗法或外科治疗,基因治疗尚在探索之中。

表 7-4　降胆固醇治疗的目标值

临床疾患和(或)危险因素	目标 LDL-C 水平
动脉粥样硬化性心血管疾病	<1.8mmol/L
糖尿病＋高血压或其他危险因素*	<1.8mmol/L
糖尿病	<2.6mmol/L
慢性肾病(3 期或 4 期)	<2.6mmol/L
高血压＋1 项其他危险因素*	<2.6mmol/L
高血压或 3 项其他危险因素*	<3.4mmol/L

注 * 其他危险因素包括:年龄(男≥45 岁,女≥55 岁),吸烟,HDL-C<1.04mmol/L,体质指数≥28kg/m²,早发缺血性心血管病家族史。

(3)根据我国血脂异常防治指南,启动药物干预的时机取决于患者基线胆固醇水平及其心血管危险分层(表 7-5):对于低至中危患者,应以生活方式干预为主要措施。经过 2～3 个月的生活方式治疗其 LDL-C 仍不能达标者,可考虑予以他汀类药物治疗(表 7-6);对于无 ASCVD 但心血管危险分层为高危的患者,应在强化生活方式干预的同时,积极启动他汀类药物治疗。

表 7-5　血脂异常危险分层方案

危险分层	TC5.18～6.19mmol/L (200～239mg/dl) 或 LDL-C3.37～4.12mmol/L (130～159mg/dl)	TC≥6.22mmol/L (240mg/dl) 或 LDL-C≥4.14mmol/L(160mg/dl)
无高血压且其他危险因素¹<3	低危	低危
高血压或其他危险因素≥3	低危	中危
高血压且其他危险因素数≥1	中危	高危
冠心病及其等危症²	高危	高危
急性冠状动脉综合征,或冠心病合并糖尿病	极高危	极高危

注 1:其他危险因素包括年龄(男≥45 岁,女≥5 5 岁)、吸烟、低 HDL-C、肥胖和早发缺血性心管病家族史

注 2:冠心病等危症包括糖尿病、缺血性卒中、周围动脉疾病、腹主动脉瘤和症状性颈动脉病

表 7-6　他汀降胆固醇治疗的目标值

临床疾患和(或)危险因素	目标 LDL-C 水平
ASCVD	<1.8mmol/L
糖尿病＋高血压或其他危险因素*	<1.8mmol/L
糖尿病	<2.6mmol/L
高血压＋1 项其他危险因素*	<2.6mmol/L
高血压或 3 项其他危险因素*	<3.4mmol/L

* 其他危险因素包括:年龄(男≥45 岁,女≥55 岁),吸烟,HDL-C 降低,肥胖,早发缺血性心血管病家族史

2.治疗性生活方式改变(therapeutic life－style change,TLC)　TLC 是个体策略的一部分,是控制血脂异常的基本和首要措施。TLC 是针对已明确的可改变的危险因素如饮食、缺乏体力活动和肥胖,采取积极的生活方式改善措施,其对象和内容与一般保健不同。TCL 包括:①减少饱和脂肪酸和胆固醇的摄入;②选择能够降低 LDL-C 的食物(如植物甾醇、可溶性纤维);③减轻体重;④增加有规律的体力活动;⑤采取针对其他心血管病危险因素的措施如戒烟、限盐以降低血压等。

上述①～④项措施均能够起到降低 LDL-C 的作用。减少饱和脂肪酸和胆固醇的摄入对降低 LDL-C 作用最直接,效果最明显,也最容易做到。达到降低 LDL-C 的效果后,TLC 的目标应逐步转向控制与血脂异常相关的并发临床情况如代谢综合征和糖尿病等。应用减轻体重治疗和增加体

力活动的措施可以加强降低 LDL-C 效果,还可以获得降低 LDL-C 之外进一步降低缺血性心血管病危险的效益。针对其他心血管病危险因素的 TLC(包括戒烟、限盐、降低血压等)虽然不直接影响 LDL-C 水平,但临床上遇到吸烟的患者和合并高血压的患者时则必须积极进行,以便进一步控制患者的心血管病综合危险。

首诊发现血脂异常时,除了进行上述的健康生活方式评价外,应立即开始必要的 TLG。如前所述,首诊开始的 TLC 主要是减少摄入饱和脂肪和胆固醇,也鼓励开始轻、中度的体力活动。在 TLC 进行约 6~8 周后,应监测患者的血脂水平,如果已达标或有明显改善,应继续进行 TLC,不应启动药物治疗。否则,可通过如下手段来强化降脂。首先,对膳食治疗再强化。其次,选用能降低 LDL-C 的植物固醇(但目前国内尚无上市产品)。也可以通过选择食物来增加膳食纤维的摄入。含膳食纤维高的食物主要包括:全谷类食物、水果、蔬菜、各种谷类。如检测结果表明不可能仅靠 TLC 达标,应考虑加用药物治疗。

经过上述 2 个 TLC 疗程后,如果患者有代谢综合征,应开始针对代谢综合征的 TLC。代谢综合征一线治疗主要是减肥和增加体力活动。

在达到满意疗效后,定期监测患者的依从性。在 TLC 的第 1 年,大约每 4~6 个月应随诊 1 次,以后每 6~12 个月随诊 1 次。对于加用药物治疗的患者,更应经常随访。

3.药物治疗　目前我国临床常用的调脂药物主要包括他汀类、贝特类、烟酸类以及胆固醇吸收抑制剂。在上述各类药物中,他汀类药物具有最充分的临床研究证据,是被临床研究证实可以显著改善患者预后的调脂药物。

(1)他汀类:他汀类也称 3 羟基 3 甲基戊二酰辅酶 A(3-hydroxy-3-methylglutaryl-coen zyme A,HMG-CoA)还原酶抑制剂,具有竞争性抑制细胞内胆固醇合成早期过程中限速酶的活性,继而上调细胞表面 LDL 受体,加速血浆 LDL 的分解代谢,此外还可抑制 VLDL 的合成。因此他汀类药物能显著降低 TC、LDL-C 和 Apo B,也降低 TG 水平和轻度升高 HDL-C。此外,他汀类还可能具有抗炎、保护血管内皮功能等作用,这些作用可能与冠心病事件减少有关。

20 世纪后期 4S、CARE、LIPID、WOSCOPS 和 AFCAPS/TexCAPS 等 5 项大规模临床试验相继发表,为他汀类药物防治冠心病提供了坚实的证据,这 5 项大规模临床试验被认为在冠心病防治史上具有里程碑式的意义,其共同特点是这些试验都证实他汀类药物降低 TC,LDL-C 和 TG 水平,升高 HDL-C 水平,其中特别显著的是 LDL-C 水平大幅度降低;冠心病死亡率和致残率明显降低,尤其是总死亡率显著降低而非心血管病死亡率(如癌症、自杀等)并未增加。研究结果一致肯定了用他汀类药物进行降脂治疗在冠心病的一级和二级预防取得益处,并表示该类降脂药物长期应用的良好安全性。随后 AVERT、MIRACL、LIPS、HPS、PROS-PER、ASOOT、PROVE-IT、TNT 和 IDEAL 等一系列临床试验更广泛、更深入地探讨了他汀类药物在不同阶段不同范围冠心病的临床应用。试验结果使他汀类药物的用途从稳定性冠心病的二级预防扩展到冠心病急性发病时以及不同危险的人群。

他汀类药物使 LDL-C 降低 18%~55%,HDL-C 升高 5%~15%;TG 降低 7%~30%。5 种在我国已上市他汀类药物降低 TC、LDL-C 和 TG 以及升高 HDL-C 的不同剂量疗效比较见表 7-7。他汀类药物降低 TC 和 LDL-C 的作用虽与药物剂量有相关性,但不呈直线相关关系。当他汀类药物的剂量增大 1 倍时,其降低 TC 的幅度仅增加 5%,降低 LDL-C 的幅度增加 7%。

多数人对他汀类药物的耐受性良好,副作用通常较轻且短暂,包括头痛、失眠、抑郁以及消化不良、腹泻、腹痛、恶心等消化道症状。有 0.5%~2.0%的病例发生肝脏转氨酶如丙氨酸氨基转移酶(ALT)和天冬氨酸氨基转移酶(AST)升高,且呈剂量依赖性。由他汀类药物引起并进展成肝功能衰竭的情况罕见。减少他汀类药物剂量常可使升高的转氨酶回落;当再次增加剂量或选用另一种他汀类药物后,转氨酶常不一定再次升高。胆汁淤积和活动性肝病被列为使用他汀类药物的禁忌证。

表 7-7　不同种类与不同剂量他汀的降胆固醇幅度

剂量	阿托伐他汀	瑞舒伐他汀	辛伐他汀	氟伐他汀	普伐他汀	血脂康
5mg		−45%	−26%			
10mg	−39%	−52%	−30%		−22%	
20mg	−43%	−55%	−38%	−22%	−32%	
40mg	−50%		−41%	−25%	−34%	
80mg	−60%		−47%	−35%		
0.6g,bid						−28.5%

他汀类药物可引起肌病,包括肌痛、肌炎和横纹肌溶解。肌痛表现为肌肉疼痛或无力,不伴肌酸激酶(CK)升高。肌炎有肌肉症状,并伴 CK 升高。横纹肌溶解是指有肌肉症状,伴 CK 显著升高超过正常上限的 10 倍,即 $10 \times ULN$(upper limits of normal,ULN),表示酶学指标的正常上限升高倍数,以及肌酐升高,常有褐色尿和肌红蛋白尿,这是他汀类药物最危险的不良反应,严重者可以引起死亡。在安慰剂对照试验中,不同他汀类药物的肌肉不适发生率不同,一般在 5% 左右。接受他汀类药物治疗的患者出现严重的肌炎(以肌肉疼痛、触痛或无力,通常伴 CK 水平高于 $10 \times ULN$ 为特征)可导致横纹肌溶解、肌红蛋白尿和急性肾坏死,威胁生命。过去曾上市的西立伐他汀因严重肌炎和横纹肌溶解发生较多而不再被应用。肌炎最常发生于并发多种疾病和(或)使用多种药物治疗的患者。单用标准剂量的他汀类药物治疗,很少发生肌炎,但当大剂量使用或与其他药物合用时,包括环孢霉素、贝特类、大环内酯类抗生素、某些抗真菌药和烟酸类,肌炎的发生率增加。多数他汀类药物由肝脏细胞色素(cytochrome,P-450,CYP450)进行代谢,因此,同其他与 CYP 药物代谢系统有关的药物同用时会发生不利的药物相互作用。联合使用他汀类和贝特类有可能会增加发生肌病的危险,必须合用时要采取谨慎、合理的方法。他汀类药物忌用于孕妇。

为了预防他汀类药物相关性肌病的发生,应十分注意可增加其发生危险的情况:①高龄(尤其大于 80 岁)患者(女性多见);②体型瘦小、虚弱;③多系统疾病(如慢性肾功能不全,尤其由糖尿病引起的慢性肾功能不全);④合用多种药物;⑤围手术期;⑥合用下列特殊的药物或饮食,如贝特类(尤其是吉非贝齐)、烟酸(罕见)、环孢霉素、吡咯抗真菌药、红霉素、克拉霉素、HIV 蛋白酶抑制剂、奈法唑酮(抗抑郁药)、维拉帕米、胺碘酮和大量西柚汁及酗酒(肌病的非独立易患因素);⑦剂量过大。

在启用他汀类药物时,要检测肝转氨酶(ALT、AST)和 CK,治疗期间定期监测复查。轻度的转氨酶升高(少于 $3 \times ULN$)并不看作是治疗的禁忌证。无症状的轻度 CK 升高常见。

他汀类药物治疗在降低高危患者的主要冠状动脉事件、冠状动脉手术和卒中的发生率方面所起的作用十分肯定。流行病学研究与现有临床试验显示,由于遗传学背景的不同,我国人群对于大剂量、高强度他汀类药物治疗的耐受性和安全性较差,发生肝毒性、肌肉毒性的风险明显高于欧美国家患者,并且中等强度他汀类药物治疗可使大多数患者 LDL-C 达标,因此不推荐我国患者常规选择大剂量高强度他汀类药物治疗。PROVE−IT 研究与 HPS2−THRIVE 研究均证实我国多数患者不适用于大剂量强化他汀类治疗。

对于 ASCVD 患者及其高危人群,应强调非药物治疗与药物治疗并重,综合防控各种心血管危险因素。血脂异常防治策略的确定需结合我国人群 ASCVD 平均风险水平、遗传学背景与疾病的流行病学特征。我国整体人群的 ASCVD 风险水平和平均胆固醇水平低于欧美国家居民,且我国患者对于大剂量他汀类药物治疗的耐受性较差,因此中等强度他汀类药物治疗适合于我国多数血脂异常患者的一级预防和二级预防。不能耐受常规剂量他汀类药物可采用替代措施:①更换另一种药代动力学特征不同的他汀类药物;②减少他汀类药物剂量或改为隔日一次用药;③换用其他种类药物(如依折麦布)替代;④单独或联合使用贝特类或烟酸缓释剂;⑤进一步强化生活方式治疗;⑥若患者需要使用但不能耐受大剂量他汀类药物治疗,可用中小剂量他汀类药物联合依折麦布。

(2)贝特类:此类药物可去除血液循环中富含 TG 的脂蛋白,降低血浆 TG 和提高 HDL-C 水平,促进胆固醇的逆向转运,并使 LDL 亚型由小而密颗粒向大而疏松颗粒转变。

临床上可供选择的贝特类药物有:非诺贝特(片剂 0.1g,3 次/天;微粒化胶囊 0.2g,1 次/天,苯扎贝特 0.2g,3 次/天;吉非贝齐 0.6g,2 次/天。贝特类药物平均可使 TC 降低 6%～15%,LDL-C 降低 5%～20%,TG 降低 20%～50%,HDL-C 升高 10%～20%。其适应证为高三酰甘油血症或以 TG 升高为主的混合型高脂血症和低高密度脂蛋白血症。

临床试验包括赫尔辛基心脏研究(HHS)、美国退伍军人管理局 HDL-C 干预试验(VA-HIT)、苯扎贝特心肌梗死预防研究(BIP)、DAIS 和非诺贝特在糖尿病患者干预预防事件试验(FIELD)等证实,贝特类药物可能延缓冠状动脉粥样硬化的进展,减少主要冠状动脉事件。HHS 证实,吉非贝齐降低 TG43%,也降低冠心病事件发生率。VA-HIT 以低 HDL-C 水平为主要的血脂异常的冠心病患者为研究对象,其目的是观察应用药物升高 HDL-C 和降低 TG 能是否减少冠心病事件的发生率。结果表明,吉非贝齐治疗 5 年后 TG 降低 31%,HDL-C 升高 6%,LDL-C 无明显变化;非致死性心肌梗死或冠心病死亡(一级终点)发生的相对危险率下降 22%;同时发生卒中的危险性下降;但死亡的危险性下降未达到统计学意义;无自杀、癌症死亡的危险性增加。BIP 对有心肌梗死或心绞痛史者,苯扎贝特治疗 6.2 年,与安慰剂组比较,致死性和非致死性心肌梗死/猝死(一级终点)相对危险性降低 9%(P>0.05);亚组分析表明,基线 TG>2.26mmol/L(200mg/dl)者,苯扎贝特治疗组一级终点的相对危险性降低 40%(P<0.05)。在 FIELD 中,低危糖尿病患者用非诺贝特治疗 5 年,与安慰剂组比较,非致死心肌梗死和总心血管事件显著减少,但死亡率减低未达到统计学意义。

此类药物的常见不良反应为消化不良、胆石症等,也可引起肝脏血清酶升高和肌病。绝对禁忌证为严重肾病和严重肝病。吉非罗齐虽有明显的调脂疗效,但安全性不如其他贝特类药物。由于贝特类单用或与他汀类合用时也可发生肌病,应用贝特类药时也须监测肝酶与肌酶,以策安全。

(3)烟酸类:烟酸属 B 族维生素,当用量超过作为维生素作用的剂量时,可有明显的降脂作用。烟酸的降脂作用机制尚不十分明确,可能与抑制脂肪组织中的脂解和减少肝脏中 VLDL 合成和分泌有关。

烟酸有速释剂和缓释剂两种剂型。速释剂不良反应明显,一般难以耐受,现多已不用。缓释型烟酸片不良反应明显减轻,较易耐受。轻中度糖尿病患者坚持服用,也未见明显不利作用。烟酸缓释片常用量为 1～2g,1 次/天。一般临床上建议,开始用量为 0.375～0.5g,睡前服;4 周后增量至 1g/天,逐渐增至最大剂量 2g/天。烟酸可使 TC 降低 5%～20%,LDL-C 降低 5%～25%,TG 降低 20%～50%,HDL-C 升高 15%～35%。适用于高三酰甘油血症,低高密度脂蛋白血症或以 TG 升高为主的混合型高脂血症。

最近研究表明烟酸显著升高 HDL-C 水平并未带来心血管获益:烟酸虽然可明显升高 HDL-C 水平,但多研究结果表明,在他汀类治疗基础上的联合治疗并未如期带来心血管事件等主要临床终点获益。AIM-HIGH 试验对比了他汀类联合烟酸与他汀类单药治疗对主要心血管终点事件疗效,该研究纳入 3414 例低 HDL-C 水平、高 TG 水平的稳定性冠心病患者,试验中期分析结果显示,他汀类药物治疗基础上加用缓释型烟酸显著升高 HDL-C 水平,但并不能进一步降低心血管事件风险,该项试验被提前终止。虽然对该研究的样本数量和研究设计各有评说,但 2012 年公布的 HPS2-THRIVE 研究再次令人失望。HPS2-THRIVE 研究是迄今为止最大规模的以烟酸作为心脏保护剂的随机试验,入选 25673 例心血管病高危患者,随机接受辛伐他汀或辛伐他汀加缓释烟酸和 Laropiprant(减轻潮红作用)。平均 3.9 年的随访显示,联合药物治疗较单用他汀升高 HDL-C 约 14%,但并未能显示出进一步减少主要联合终点(冠心病死亡、非致死性心肌梗死、卒中或血管重建术)的获益,且还有可能增加某些非致死性严重不良事件。

烟酸的常见不良反应有颜面潮红、高血糖、高尿酸(或痛风)、上消化道不适等。这类药物的绝对禁忌证为慢性肝病和严重痛风;相对禁忌证为溃疡病、肝毒性和高尿酸血症。缓释型制剂的不良反应轻,易耐受。

(4)胆酸螯合剂:主要为碱性阴离子交换树脂,在肠道内能与胆酸呈不可逆结合,因而阻碍胆酸的肠肝循环,促进胆酸随大便排出体外,阻断胆汁酸中胆固醇的重吸收。通过反馈机制刺激肝细胞膜表面的 LDL 受体,加速 LDL 血液中 LDL 清除,结果使血清 LDL-C 水平降低。

常用的胆酸螯合剂有考来烯胺(每日 4～16g,分 3 次服用),考来替泊(每日 5～20g,分 3 次服用)。胆酸螯合剂可使 TC 降低 15%～20%,LDL-C 降低 15%～30%;HDL-C 升高 3%～5%;对 TG 无降低作用甚或稍有升高。临床试验证实这类药物能降低主要冠状动脉事件和冠心病死亡。

胆酸螯合剂常见不良反应有胃肠不适、便秘,影响某些药物的吸收。此类药物的绝对禁忌证为异常 β 脂蛋白血症和 TG>4.52mmol/L(400mg/dl);相对禁忌证为 TG>2.26mmol/L(200mg/dl)。

(5)胆固醇吸收抑制剂:胆固醇吸收抑制剂依折麦布口服后被迅速吸收,且广泛的结合成依折麦布-葡萄糖苷酸,作用于小肠细胞的刷状缘,有效地抑制胆固醇和植物固醇的吸收。由于减少胆固醇向肝脏的释放,促进肝脏 LDL 受体的合成,又加速 LDL 的代谢。2014 年发表的 IIPROVE-IT 研究表明,与单用辛伐他汀(40mg/d)相比,联合应用辛伐他汀(40mg/d)与依折麦布可以更为显著的降低 LDL-C 水平,并进一步降低急性冠脉综合征患者主要终点事件发生率。这项研究结果固然为依折麦布的临床应用奠定了坚实的基础,但更为重要的是,辛伐他汀/依折麦布组的显著获益再一次论证了胆固醇理论以及 LDL 学说的合理性。

常用剂量为 10mg/d,使 LDL-C 约降低 18%,与他汀类合用对 LDL-C、HDL-C 和 TG 的作用进一步增强,未见有临床意义的药物间药代动力学的相互作用,安全性和耐受性良好。最常见的不良反应为头痛和恶心,CK 和 ALT、AST 和 CK 升高超过 3×ULN 以上的情况仅见于极少数患者。考来烯胺可使此药的曲线下面积增大 55%,故二者不宜同时服用,必须合用时须在服考来烯胺前 2 小时或后 4 小时服此药。环孢素可增高此药的血药浓度。

(6)其他调脂药

1)普罗布考:此药通过掺入到、脂蛋白颗粒中影响脂蛋白代谢,而产生调脂作用。可使血浆 TC 降低 20%～25%,LDL-C 降低 5%～15%,而 HDL-C 也明显降低(可达 25%)。主要适应于高胆固醇血症尤其是纯合子型家族性高胆固醇血症。该药虽使 HDL-C 降低,但可使黄色瘤减轻或消退,动脉粥样硬化病变减轻,其确切作用机制未明。有些研究认为普罗布考虽然降低了 HDL-C 水平,但它改变了 HDL 的结构和代谢功能,提高了 HDL 把胆固醇运载到肝脏进行代谢的能力,因此更有利于 HDL 发挥抗动脉粥样硬化的作用。普罗布考尚有抗氧化作用。常见的副作用包括恶心、腹泻、消化不良等;亦可引起嗜酸粒细胞增多,血浆尿酸浓度增高;最严重的不良反应是引起 QT 间期延长,但极为少见,因此有室性心律失常或 QT 间期延长者禁用。常用剂量为 0.5g,2 次/天。

2)ω-3 脂肪酸:ω-3(ω-3)长链多不饱和脂肪酸:主要为二十碳戊烯酸(EPA,C20:5ω-3)和二十二碳已烯酸(DHA,C22:6ω-3),二者为海鱼油的主要成分,制剂为其乙酯,高纯度的制剂用于临床。n-3脂肪酸制剂降低TG和轻度升高HDL-C,对TC和LDL-C无影响。当用量为2～4g/d时,可使TG下降25%～30%。主要用于高三酰甘油血症;可以与贝特类合用治疗严重高三酰甘油血症,也可与他汀类药物合用治疗混合型高脂血症。ω-3脂肪酸还有降低血压、抑制抗血小板聚集和炎症的作用,改善血管反应性。

3)PCSK9抑制剂:前蛋白转化酶枯草溶菌素9(proprotein convertase subtilisin/kexin 9,PCSK9)是一类新发现的调节LDL受体表达的血清蛋白。PCSK9在肝脏和小肠内合成,可与肝细胞表面与LDL受体结合,在溶酶体内降解LDL受体,从而影响LDL分解代谢,致使血LDL-C水平升高。因此PC-SK9已经成为新的调节血脂药物作用靶点。有研究表明,他汀类治疗使血浆PCSK9水平升高,当PCSK9产生速度超过血浆内PCSK9的清除时,在他汀类基础上联用PCSK9抑制剂更有利于清除循环内的PCSK9,其降脂效果更为明显,这一研究结果为PCSK9抑制剂与他汀类的联用提供了良好的理论和临床基础。现有研究显示,此类药物可使LDL-C降低50%左右,这一降幅可与强效他汀相媲美。即便如此,这类新药短期内也不能与他汀类抗衡。首先,是临床终点研究证据的缺乏。此类药物长期应用的有效性和安全性(特别是对临床心血管事件的影响)尚待随访时间足够长、样本规模足够大的随机化临床研究证实。其次,此类药物是注射剂型,虽然每一两周注射一次,依然会对患者依从性产生影响。

PCSK9抑制剂系列研究目前已达"很高阶段",1期、2期临床研究早已结束,并且2期临床研究数量很多,3期临床研究也在陆续开展中。已发表的3期临床研究主要关注降脂和安全性等替代终点,尚无关于死亡、心肌梗死等临床硬终点事件的结果。从现有证据看来,evo-locumab、alirocumab和bo-cocizumab这3种药物总体降脂效果无太大差别,均可在他汀类基础上进一步降低LDL-C约60%,这方面已积累了较充足证据。临床上家族性高胆固醇血症患者尽管使用大剂量他汀类药物,或他汀联合肠道胆固醇吸收抑制剂依折麦布,但LDL-C水平仍无法达标。ODYSSEY FH I和II研究显示,应用PCSK9抑制剂alirocumab可降低LDL-C水平49%。ODYSSEYCOIBOII研究结果显示,应用最大耐受剂量他汀类、血脂控制仍不理想的心血管高危患者接受alirocumab与接受最大耐受剂量他汀＋依折麦布患者的LDL-C水平,分别较基线降低50.6%和20.7%;52周时,alirocumab组LDL-C仍较基线降低49.5%。

(7)调脂药物的联合应用:目前我国临床常用的调脂药物主要包括他汀类、贝特类、烟酸类以及胆固醇吸收抑制剂等。在上述各类药物中,他汀类药物具有最充分的临床研究证据,是被临床研究证实可以显著改善患者预后的调脂药物。随机临床研究虽证实贝特类与烟酸类药物可降低TG并升高HDL-C,却未能显著减少受试者主要心血管终点事件与全因死亡率。因此,不推荐首选这两类药物用于血脂异常的药物干预,除非患者TG严重升高或患者不能耐受他汀类药物治疗。当患者经过强化生活方式干预以及他汀类药物充分治疗后TG仍不达标时,可考虑在他汀类药物治疗基础上加用非诺贝特或烟酸缓释剂。

4.血脂异常治疗的其他措施　其他调脂治疗措施有外科手术治疗、透析疗法和基因治疗等。外科手术治疗包括部分小肠切除和肝脏移植等,现已基本不用。基因治疗对单基因缺陷所致的家族性高胆固醇血症是一种有希望的治疗方法,但目前技术尚不成熟。

透析疗法是一种通过血液体外转流而除去血中部分LDL的方法,能降低TC、LDL-C,但不能降低TG,也不能升高HDL-C。这种措施降低LDL-C的作用也只能维持1周左右,故需每周重复1次。每次费用昂贵,且是有创性治疗,甚至可能同时移出血液中的某些有益成分。因此不适用于一般的血脂异常治疗,仅用于极个别的对他汀类药物过敏或不能耐受者或罕见的纯合子家族性高胆固醇血症患者。

六、专家经验

(一)颜德馨认为病涉五脏独重于脾,痰瘀同治调气为先

颜德馨认为痰浊人血是形成高脂血症的关键环节,脏腑功能紊乱是痰浊产生的内在原因。脾为生痰之源,其作用尤为重要。其余四脏产生痰浊的机制从根本上讲也是导致脾失健运,从脾论治高脂血症寓有固本清源之意。脾健可使水谷随食得化,痰湿不生,可谓清源。何况健脾之药,一可防滋腻碍脾寒凉伤胃,二可助药物的吸收。临证以苍术六君、苓桂术甘、五苓等加荷叶、藿香、佩兰等化裁。高脂血症患者发病或病情加重多与情志变化有关。肝主疏泄,一方面可使脾胃升降有序,运化有度。肝失疏泄,横逆犯脾,脾土受病,运化失健,痰浊内生,血脂升高。以逍遥散化裁。肝火较甚,见面红目赤、口干舌燥、心烦、尿黄、便结、苔腻、脉弦,加钩藤、生地、龙胆草、泽泻、栀子、黄芩;两胁痛甚加延胡索;脘痛暧气加姜半夏、苏梗。脾胃为气机升降之枢纽,脾胃升清降浊功能失司,肠道失于通畅,不利于脂浊的排泄,脂浊进入血液从而引起血脂升高。药用:制大黄、何首乌、虎杖、草决明、枳实等。湿热较甚加芳香化浊之品,如藿香、荷叶、石菖蒲、黄芩、连翘、茵陈、车前子、滑石等;食积较甚加山楂、麦芽。

痰瘀是高脂血症的主要病理产物,法当痰瘀同治,颜氏指出,治痰瘀者必调其气。临床多用以下治法:

(1)益气活血化痰:高脂血症伴心脑血管疾病者,多病程较长,虚象明显,瘀阻脉道虽与心气不足、肾气亏乏、肝郁气滞有关,但究其根本在于脾气虚。治以补气活血、化痰通络。以痰瘀为主要见证者,当化瘀祛痰为主,稍加益气健脾之剂;以气虚为主要见证者,益气健脾为主,稍加化痰祛瘀之品,可使补而不滞,祛邪不伤正。药用:黄芪、柴胡、葛根、当归、川芎、桃仁、红花、赤芍、丹参、地龙、何首乌、枸杞子、海藻、水蛭。

(2)理气活血化瘀:高脂血症易引起心脑血管疾病,原因在于其病理产物痰瘀痹阻血脉、经络而形成诸病。值此之际,当以调畅气机为先,气机调畅则津行血活,且气机调畅则脏腑功能正常。方用柴胡疏肝散合导痰汤加蒲黄、僵蚕、生山楂、丹参、虎杖。气滞血瘀较重,头痛失眠,胸胁胀痛或刺痛,急躁易怒,唇黯,舌质紫黯或有瘀点瘀斑,脉弦涩或结代,加柴胡、青皮、陈皮、香附、郁金、川芎、降香、茺蔚子、姜黄、五灵脂、三七。

颜氏根据脾虚为本,痰瘀为标的特点,拟订了颜氏降脂方,主药为黄芪、生蒲黄、海藻、水蛭、苍术、虎杖。黄芪为补气之要药,补气健中,气行则血行,现代研究表明,黄芪有扩张血管、促进血液循环、降低血液黏滞度等作用。全方体现了标本兼治的治疗思路。

(二)姚培发主张治从湿、痰、虚三方面着手

1.湿 湿有内外之分。内湿多由食伤脾胃,脾失健运,胃失和降,升降失常,清浊相混,水湿停聚,浊脂内聚而成。外湿多由涉水淋雨或久居潮湿之所所致。治湿有"化""利"之分。化痰药物中姚培发喜用荷叶、藿香、佩兰之属。姚培发用利湿药极力推荐泽泻、车前子、牵牛子,认为前二者利湿不伤阴,可重用。

2.痰 痰湿不分家,湿浊酿久必成痰浊,故在治湿同时必当化痰。二者随证的不同而有侧重之分。常选用胆南星、海藻、昆布等化痰药。此类药物在化痰时都具有不同程度的降血脂作用。

3.虚 高脂血症者往往多肥胖,动则气急汗出,神疲乏力,腰膝酸软。系痰积成湿,壅积于体内,久而久之精气必耗,虚实夹杂,本虚标实。治疗中应顾及补虚。补虚分气血阴阳。但临床高脂血症以脾肾阳虚(气虚)为主,肝肾阴虚(血虚)次之。气虚者,常选加生黄芪、党参。血虚者,喜用何首乌、黄精;以头晕、心悸、失眠多梦、肢麻等血不养心,神不守舍为主证者,选用制首乌;以血虚兼大便干结者选生首乌或二者并用。总之,姚培发治疗高脂血症,并不固守于成方的加减,而是从湿、痰、虚三方面着手;紧紧抓住湿邪是导致本病的关键因素,虚实夹杂是本病的病机特点;根据湿、痰、虚之间的相互关系,分别提出了化湿、利湿、化痰、消积、补虚等治法,并利用辨病与辨证相结合的观点,选用既能降低血脂又能兼顾治湿、化痰、补虚方面的药物,灵活化裁,主次分明,处方用药取得了很好的疗效。

(三)浦家祚主张从痰论治高脂血症

本病的发生以脾虚、肾虚为本,痰浊为标,涉及肝胆。脾虚、肾虚是高脂血症的病理基础,痰浊是脾虚、肾虚的病理产物。临床观察,高脂血症患者多有以下症状:头身困重,胸脘痞闷,或形体丰腴,头晕目眩,或口中黏腻,肢体麻木,舌苔白腻,脉弦滑。浊脂沉积血府,血流受阻,可致血压升高;痹阻心脉,可致胸痹心痛;阻塞脑窍,可致昏仆中风。据证立法,宜祛痰化湿,升清降浊。拟降脂汤(加味二陈汤)治之:法半夏10g,陈皮10g,甘草3g,泽泻10g,薏苡仁30g,茵陈蒿20g,瓜蒌15g,焦山楂10g,荷叶10g,郁金10g。用法半夏、陈皮燥湿化痰,陈皮尚能行气,使气顺痰降,气行痰化;茯苓、薏苡仁健脾化湿;泽泻利水渗湿;荷叶芳香化湿;茵陈蒿利胆祛湿;郁金活血行气,利胆解郁。脾虚者加人参、白术、黄芪健脾益气;肾虚加何首乌、黄精、杜仲补肾益精;肝气郁结、肝阳上亢加决明子、钩藤清泄肝胆郁热;气滞血瘀加香附、丹参、赤芍、桃仁理气活血。

当痰浊等标实征象已去,血脂降至正常范围后,根据"治病必求其本"的原则,拟用补肾健脾法,以防痰浊滋生、浊脂升高,使血脂保持在正常水平。以脾虚为主者,用参苓白术散加焦山楂制成丸剂,以肾虚为主者用右归丸加何首乌制成丸剂长期服用。

(四)廖作淳主张调补肝肾,化痰祛瘀

高脂血症之阴虚证者多与过度饮酒及喜食辛香、油炸之品有关;阳虚证者常和过食肥甘、动物内脏有关。根据这一特点,治疗时,廖作淳在辨证的基础上,阴虚证者常在处方中加入山楂、女贞子、地骨皮、枸杞子、何首乌等养阴降脂药;阳虚证者则常加入杜仲、淫羊藿、半夏等温阳降脂药。又因高脂血症易致动脉粥样硬化,常在处方中加入蒲黄、川芎;伴有高血压症者,常在处方中选加决明子、夏枯草、虎杖、茵陈蒿、菊花、钩藤等。

高脂血症多表现为本虚标实,而与肝肾两脏最为密切。其标为痰、为湿、为阳亢,其本为肝肾两虚。所以在治疗高脂血症时,着重调补肝肾,配以祛痰、化湿、平肝等法。

(五)黄春林辨病论治高脂血症

黄春林查阅大量文献,发现目前已有近百种中药经药理研究证实具有降脂作用。为方便临床应用,黄老师将其按照中药功效进行了归类,例如:在利湿化痰药中茵陈蒿、泽泻、车前子、石菖蒲、桔梗、瓜蒌、海藻、昆布、法半夏等均具有降脂作用;在活血化瘀药中丹参、桃仁、红花、赤芍、泽兰、三七、姜黄、没药、蒲黄、水蛭、川芎、牛膝、鸡血藤等均具有降脂作用;在清热类药中金银花、槐花、黄连、黄芩、茵陈、泽泻、大黄、草决明、虎杖、山豆根、地骨皮、银柴胡等均具有降脂作用;在补益类药中人参、党参、西洋参、当归、何首乌、夜交藤、灵芝、淫羊藿、杜仲、骨碎补、女贞子、玉竹、黄精、桑寄生、黄芪、天冬、沙苑子、金樱子、冬虫夏草、蜂王浆、红景天等均具有降脂作用。在临床应用中,黄老师强调在辨病治疗的基础上进行辨证选药,以适应个体患者的需求。例如对一些因饮食不节、过食膏粱厚味引起的高脂血症患者,黄老师常选用一些消食积、降血脂的中药如茵陈蒿、山楂、荷叶、布渣叶等,同时加用具有轻泻作用的中药如大黄、虎杖、草决明、番泻叶等,以减少脂质在肠道的吸收。对因先天禀赋不足或者年老体衰所致的高脂血症患者,黄老师在辨证处方的基础上常加用具有降脂作用的补益药,如何首乌、女贞子、黄精、杜仲、灵芝、枸杞子、沙苑子、冬虫夏草等,既可补益身体,又能降低血脂。对于因肝胆失利引起的高脂血症患者,黄老师常应选用柴胡、郁金、姜黄、茵陈蒿等具有疏肝利胆的降脂药,黄老师认为这类药可促进胆汁的排泄,如再结合通腑泻浊的降脂药如大黄、虎杖、决明子之类,可以减少脂质在肠道的吸收,打断脂质代谢中的肝肠循环,其效果更佳。

降脂西药的不良反应主要是消化道症状,如恶心、腹胀、便秘等。另外他汀类和贝特类降脂药有引起转氨酶升高的不良反应。四君子汤、香砂六君子汤等具有益气健脾作用,有助于减轻或消除其胃肠道不良反应;中药何首乌、泽泻、大黄等既可改善便秘等不良反应,其本身又有降脂作用,临床选用有一举两得之功。茵陈、柴胡、郁金、白芍、女贞子、生地黄、黄精、灵芝等既有降脂作用,又可疏肝利胆、滋养肝肾,可用于消除或减低降脂药所致的肝损害。

七、难点与关键

中医治疗血脂异常虽然积累了丰富的临床经验,但由于中医强调辨证治疗,血脂异常在早、中期患者常常没有症状或没有特征性症状,因此常常遇到无证可辨或有证难辨的情况,影响了本病的防治效果。如何防治高脂血症和动脉粥样硬化是当今的难点与热点。而他汀类药物是动脉粥样硬化性心血管疾病治疗的基石,在临床得到广泛应用。然而,大剂量他汀类药物的肌毒性、肝功能异常及新发糖尿病等不良反应也越来越受到关注。因此,寻找疗效显著、安全可靠的调脂药物一直是血脂异常治疗领域长期研究的课题。实验研究方面,降脂中药单体或者有效成分有明确的化学结构。多年来学者对中药降脂的机制进行了相对广泛和较深入的研究。降脂中药复方具有多靶点、多效应的整体干预优势,但因组成药味较多,有效成分复杂,作用机制不易阐明,也是研究的难点所在。

高脂血症和动脉粥样硬化的一个显著特点就是脂质的浸润和沉积,故调节血清脂质代谢紊乱,可延迟动脉粥样硬化的进展或促其消退。研究表明,复方中药血府逐瘀汤、大黄䗪虫丸、仙药降脂液(六安茶、乌龙茶、石菖蒲、陈皮、荷叶等)、调脂汤(甘草、枸杞子、柴胡、泽泻、山楂、丹参、红花)、莪黄降脂片(莪术、姜黄、大黄、山楂、黄精、玉竹、石菖蒲、柴胡等),以及单味中药何首乌、女贞子、泽泻、大黄、虎杖、丹参、川芎、山楂、鸡血藤、蒲黄、姜黄、桃仁、红花、三七、郁金、䗪虫、没药、地龙、水蛭等,可降低总胆固醇、三酰甘油、低密度脂蛋白,或纠正脂蛋白或载脂蛋白代谢的紊乱,不同程度地改善脂质代谢,对动脉粥样硬化有防治作用,可在辨证用药精神的指导下选用上述具有降脂作用的方药,以防止脂质在血管内壁上的沉积。动脉硬化的粥样斑块已经形成,能否修复或消退,一直是医学界争论的问题。一些国内外文献指出动脉斑块有消退的可能。实验证明补阳还五汤、山楂合剂(山楂、益母草)、冠心2号方、复方降脂敏(茵陈蒿、泽泻、山楂、决明子、川芎、玄参)、大活络丸、扩冠祛瘀灵(瓜蒌、枳实、葛根、延胡索)以及蒲黄、水蛭、没药、大蒜油等能阻止动脉硬化病变的进展或促其斑块的消退。

降脂西药的常见副作用如消化道症状,如恶心、腹胀、便秘等,四君子汤、香砂六君子汤等具有益气健脾作用,有助于减轻或消除其胃肠道不良反应;中药何首乌、泽泻、大黄等既有改善便秘等副作用,其本身又具有降脂作用,临床选用有一举两得之功。中药茵陈、柴胡、郁金、白芍、女贞子、地黄、黄精、灵芝等既有降脂作用,又可疏肝利胆、滋养肝肾,可用于消除或减低降脂药所致的肝损害。

八、预后、预防与调护

（一）预后

一般高脂血症和动脉粥样硬化症预后尚好,只要早期发现,早期合理用药,大多可在短期内控制。

（二）预防

预防措施以饮食控制为主,也包括其他非药物性生活方式调节措施。方法主要依靠通过多种途径进行广泛和反复的健康教育,并与整个心血管病和其他慢性病防治的卫生宣教相结合。目的是使人群中血脂保持在基本正常水平,以普遍提高健康水平。

（三）调护

1.限制钠盐的摄入　饮食应以清淡为宜,少吃咸食。吃盐过多,会使血管硬化和血压升高。每天吃盐应在5g以下为宜。

2.少吃动物脂肪　动物脂肪胆固醇含量高,可加速动脉硬化,应少吃。

3.少吃甜食　甜食含糖量高,可在体内转化成脂肪,容易促进肥胖和动脉硬化。

4.戒烟忌酒　有烟酒嗜好的患者,会因烟酒过多引起心肌梗塞、脑中风等。

5.宜多食含钾食物　钾在体内能缓解钠的有害作用,促进钠的排出,可以降压。含钾的食物有:豆类、番茄、乳品、海带、鲜蘑菇及各种绿叶蔬菜;水果有橘子、苹果、香蕉、梨、菠萝、猕猴桃、核桃、山楂、西瓜等。

6.宜多食含蛋白和维生素的食物　如鱼、牛奶、瘦肉、豆制品等。

九、研究进展

血脂异常,特别是LDL-C血症是动脉粥样硬化的重要危险因素,与缺血性心脑血管疾病密切相关,严重威胁着人类健康。因此,防治血脂异常降低心脑血管疾病的发病率是当今医学界研究的一项重要课题。

中医中药对血脂异常的治疗有较好的疗效,一般不良反应较少,适于长期服用,且药源丰富,具有广阔的发展前景。近50年来应用现代研究手段从脂质代谢、血液流变学、内分泌系统、动脉粥样硬化形成机制等多个角度对中医药降脂、抗动脉粥样硬化机制进行了研究,其措施逐渐先进,研究程度亦逐渐深入,证实中药在防治血脂异常和动脉粥样硬化中,具有改善血脂、抑制平滑肌增长、抗凝、抗血小板聚集、调整PGI_2/TXA_2平衡、保护血管内皮细胞、抗过氧化等作用,且能阻止病变进展兼具消退斑块的效果,显示出较好的前景,值得进一步深入研究。

随着循证医学方法被引入中医药临床疗效的评价以来,国内外很多学者尝试采用这一国际金标准,通过严格设计的随机双盲安慰剂对照的临床试验或Meta分析来评价中药对血脂紊乱的干预效应,为降脂中药临床扩大使用提供了一系列的循证医学证据。在对国内冠心病患者的二级预防的研究方面,一个多中心随机对照安慰剂实验旨在阐明血脂康在冠心病二级预防的长期的治疗效果和安全性。

但不可否认,在临床研究方面仍存在一些问题。血脂异常的中医证型分类及其辨证规范仍有待于进一步统一,在中医"证"的特征方面多中心、大样本的流行病学研究仍较少,中医验方成药疗效的大宗病例报道不多。一般性的临床总结较多,前瞻性的大样本的研究不多,有低水平重复的现象。同时,在研究中缺乏有说服力的指标,诊断标准不规范,疗效判定不严格,并且缺乏长期随访,因而其结论的可靠性不够高,缺乏高级别的证据。为此,今后应从以下几方面着手,提高中医药在这一方面的研究水平。

加强中医辨证治疗血脂异常的研究,加强中医药文献研究,继续加强筛选工作,发掘整理有效的方药。密切结合临床开展中药、方剂的实验研究,对有效方药进行药物化学、药理学等方面的研究,拓展中医药治疗血脂异常的优势。例如,传统的补肾强体药物长期服用不仅能降脂且能健体,又无毒副反应,应该加强降脂抗动脉粥样硬化中成药的开发应用研制,以满足患者的需求。

应当对高脂血症的诊断、疗效评定制定统一的标准,使之具有可比性。协调血脂异常的临床和实验研究,提高科研设计水平,扩大临床验证。降脂的最终目的是减少动脉粥样硬化的发生率,降低心脑血管事件的发病率,所以,有条件者可开展一些这方面的研究,以明确中药降脂药最终对心脑血管的影响。

第八章　心绞痛

冠状动脉粥样硬化性心脏病,指心脏的冠状动脉壁粥样硬化使动脉管腔狭窄或阻塞,或(和)因冠状动脉功能性改变(痉挛)导致心肌缺血缺氧或坏死而引起的心脏病,统称冠状动脉性心脏病(coronary heart Disease,CHD),简称冠心病,亦称缺血性心脏病(ischemic heart disease,IHD)。1979年世界卫生组织(WHO)将冠心病分为五型:无症状性心肌缺血、心绞痛、心肌梗死、缺血性心肌病、猝死。

冠心病多发生于40岁以后,男性发病早于女性。21世纪初调查显示,心血管病死亡占总死亡的比例,发达国家如北美、西欧、澳大利亚、新西兰及日本为45%;发展中国家如非洲撒哈拉地区、中东地区、加勒比海地区、亚洲的中国、印度等国家则为23%。世界卫生组织2006年公布的资料显示,全世界前5位死亡原因,在15~59岁年龄段为艾滋病、冠心病、结核病、公路交通意外和脑卒中,而在60岁以上人群,冠心病和脑卒中死亡人数显著增加,成为死亡原因的第一和第二位。2012年《柳叶刀》杂志一项调查全球疾病负担的多中心研究表明,截至2010年,全球非传染性疾病中,心脏疾病和卒中的死亡人数达到34.5万,居首位。

随着人们生活水平的提高和人口的老龄化,冠心病的发病率和死亡率有逐年上升趋势。据2006年5月卫生部公布的中国慢性病报告,2000年全国死亡人数731万,死于心血管疾病250万,其中死于冠心病达51.5万。2008年卫生部统计信息中心发布的中国卫生事业发展情况统计公报显示,心脑血管病已成为中国人群的主要死亡原因。城市和农村前10位死因合计分别占死亡总数的92.36%及93.46%,而其中心脑血管病死亡占死亡总数的39.27%和35.84%。据中华心脏健康咨询中心统计,每年我国用于心脏病及心血管疾病治疗的药费高达750亿元人民币,心脏病患者经济负担沉重。

心绞痛是指冠状动脉供血不足,心肌急剧的、暂时的缺血缺氧所引起的临床综合征,其特点为前胸阵发性的压榨性疼痛,主要位于胸骨体上段或中段后,并可放射至心前区和左上肢尺侧面,也可放射至右臂和两臂的外侧面或颈与下颌部,持续数分钟,经休息或舌下含服硝酸甘油后可缓解。本病多见于男性,多数患者在40岁以上,女性多发生于绝经期前后;劳力、饱餐、受寒、情绪激动、阴雨天气、急性循环衰竭等为常见诱因。而稳定性心绞痛指的是在相当长的一段时间内病情比较稳定,心绞痛发生的频率、持续时间、诱因及缓解方式均相当固定的一类冠心病。其稳定性包括两个方面的含义:其一是指病情稳定;其二是指冠状动脉粥样硬化斑块稳定,无溃疡、破裂、夹层及血栓形成等不稳定因素。陆再英在七版内科学教材中如下定义:亦称稳定型劳力性心绞痛,是在冠状动脉固定性狭窄的基础上,由于心肌负荷的增加引起心肌急剧的、暂时的缺血与缺氧的临床综合征。2007年,我国第一部慢性稳定型心绞痛诊断与治疗指南出版,指出心绞痛是由于暂时性心肌缺血引起的以胸痛为主要特征的临床综合征,通常见于冠状动脉至少一支主要分支管腔直径狭窄在50%以上的患者,当体力或精神应激时,冠状动脉血流不能满足心肌代谢的需要,导致心肌缺血,而引起心绞痛发作,休息或含服硝酸甘油可以缓解。慢性稳定性心绞痛是指心绞痛发作的程度、频度、性质及诱发因素在数周内无显著变化的患者。稳定型心绞痛的发生阈值在每天甚至同一天都有所不同,症状的变异性取决于关键狭窄部位的血管收缩程度(动态狭窄)和(或)远端血管状况。而相对于稳定而言,是不稳定型心绞痛。不稳定型心绞痛是因冠状动脉供血不足,心肌发生急剧的、暂时的缺血与缺氧所引起的临床综合征,可伴心功能障碍,也可伴有心肌细胞的病理意义上的坏死,其临床特点为阵发性的前胸压榨性或窒息样疼痛感觉,主要位于胸骨后,可放射至心前区和左上肢尺侧面,也可放射至右臂和两臂的外侧面或颈与下颌部,持续数分钟,经休息或用硝酸酯制剂后往往迅速消失。

心绞痛属于中医学的"胸痹""心痛""厥心痛"等范畴。"胸痹"一词最早见于《黄帝内经》,《灵枢·本脏》中记载:"肺小则少饮,不病喘喝;肺大则多饮,善病胸痹。"对于胸痹的辨证,《金匮要略》论述为"阳微阴弦",谓"夫脉当取太过不及,阳微阴弦,即胸痹而痛,所以然者,责其极虚也。今阳虚知在上焦,所以胸痹、心痛者,以其阴弦故也。"认为心痛是胸痹的表现,其病机以阳微阴弦为主,并设有瓜蒌薤白半夏汤、瓜蒌薤白白酒汤及人参汤等。

临床流行病学调查发现:冠心病常伴有高脂血症、糖耐量异常或糖尿病等代谢疾病,其发生与饮食不节、缺乏运动、情志失调、季节变化(尤其是气温骤降)等因素有关。冠心病的社会学调查发现:冠心病患者以脑力劳动者居多,中年患者中机关干部发病率较高,而青年患者中司机的发病率较高,这可能与其长时间精力集中且处于坐位而缺乏必要的活动有着密切的关系。同时季节变化、天气寒温波动比较容易诱发原有的冠心病。冠心病证素的流行病学调查发现:正气不足(胸阳不振、心气虚、心气阴虚等)是导致冠心病的先决条件,而寒、痰、饮、瘀等邪趁机上侵是引发冠心病的外在条件。

一、病因病机

(一)中医病因病机

中医学认为本病的发生与脏腑虚弱、饮食不节、情志失调、外邪侵袭、劳逸失度等因素有关,多种因素交互为患。其病位在心,涉及肝、肺、脾、肾诸脏,病性多属本虚标实。虚为心气、心阳、心阴不足或脏腑功能失调致心脉失养;实为寒凝、气滞、痰浊、血瘀等病变致心脉痹阻,遂产生不荣则痛与不通则痛的表现。

1.病因

(1)脏腑虚弱,他脏及心:《医门法律》云:"胸痹心痛,然总因阳虚,故阴得乘之。"心肺同居上焦,一方面心生血有赖肺之主气,另一方面,肺可助心行血。若肺气不足,气虚则血行不利;肺气失于宣肃,可致水湿泛溢,湿聚成痰,甚者痰郁化热,痹阻心脉;又可因肺气虚弱,无以卫外,寒邪入侵,阴乘阳位而发寒凝心脉。脾胃与心经气相通,五行上乃母子关系,其次,脾胃乃气血生化之源泉,而心脏本身靠气血以营养,若脾胃亏虚,气血生化乏源,心血不足,心脉失养;脾失健运,生痰阻络,日久成瘀,心脉痹阻。心肾相交,肾精充足,才得以保证心主血、心藏神功能正常。中年以后,肾精渐亏,化血不足,心阴失养,不荣则痛;阴虚火旺,炼津为痰,痰瘀痹阻,则胸阳不运;肾不足,气化失司,水饮内停,上凌于心,则病肢体浮肿,胸闷、心悸、咳喘不得卧等症,甚者心阳暴脱,见四肢厥冷,冷汗淋漓,脉微欲绝等症。

(2)年老肾虚:中年以后,肾气渐虚。因肾为先天之本,肾虚则其他脏腑也出现衰退,导致脏腑功能失调。肾阳虚衰无以温煦脾阳,而脾运化无权,营血虚少,脉道不充,血液运行不畅,以致心失所养,心阳不振,心气不足,血脉失于温运,痹阻不畅;或心肾阳虚,阴寒痰饮乘踞阳位,阻滞心脉;肾阴虚不能滋养五脏之阴,肾水不能上济于心,心阴不足,心火燔炽下汲肾水,则阴伤气耗,心脉失于充养而运行滞涩;或阴虚火旺,灼津为痰,痰瘀痹阻,皆可致胸阳不运,心脉阻滞而发生本病。

(3)饮食不节,内伤脾胃:嗜食肥甘厚味、生冷、烟酒之品,日久损伤脾胃,运化失司,聚湿生痰,痰阻气机,血滞成瘀,痰瘀痹阻心脉则胸痹心痛。脾胃失调,气血生化乏源,不能上奉于心,久则脉络瘀阻,不荣则痛。中气衰弱,营卫生成不足,则无阳以护,更易受风寒邪气侵袭;心气亦不足,无力行血致脉道涩滞,气虚不能自护则心悸,日久可致心阳虚弱,寒邪易乘,痹阻胸阳,心脉闭阻,而成胸痹。正如喻嘉言所说:"胸中阳气,如离照当空,旷然无外,设地气一上,则窒塞有加,故知胸痹者,阳气不用、阴气上逆之候也"。此外,饮食偏嗜,尤其是食物过咸亦可导致心痛的发生,《素问·五脏生成》曰:"多食咸,则脉凝泣而变色"。

(4)思虑过度,七情内伤:忧思伤脾,脾失健运,痰湿内生,痹阻脉络,思则气结,气滞血瘀,发为胸痛;思虑、用脑过度则暗耗气血,心失所养;心藏神,为君主之官,忧惕思恐则伤神,神伤脏乃应,则心虚;喜为心之志,暴喜可致气血涣散,心神失养,心亦虚矣,虚则阴邪易乘,痹阻胸阳,故言"心痹,得之外疾,思虑而心虚,故邪从之"。肝藏血,主疏泄,心主血脉,肝藏魂,心藏神,若突然、剧烈的精神刺激,致情志失调,如怒则伤肝,可使肝失条达,肝气郁结,心脉不通,拘急而痛;气病日久及血,气行不畅成瘀,心脉不通,发为胸痹。长期忧郁、精神紧张又易造成肝气郁结,木乘脾土,使脾病健运失司,痰浊水湿内生,致血行瘀滞。故《杂病源流犀烛》言:"七情之由作心痛,……除喜之气能散外,余皆足令心气郁结而为痛也"。

(5)外邪侵袭,风寒为首:当气候变化异常(六气太过、不及或不应时)或者人长期在潮湿、高热、寒冷环境中生活、工作,人体均易于感受六淫之邪而发病,尤以风寒之邪最为常见。胸中为阳气所司,素体阳虚,阴寒之邪乘虚内侵,痹阻胸阳而发胸痹;寒凝气滞,血行不畅,心脉痹阻,不通则痛。如《济生方》云:"体虚之人寒气客之,气结在胸,郁而不散,故为胸痹。"亦有因暑热犯心,耗伤心气,致血行失畅而心痛,如《古今医鉴》:"凡痛在心,连两胁至两乳下,牵引背饭、匙骨下而痛者,实热也"。酷暑炎热,犯于心君,耗伤心气,亦每致血脉运行失畅而心痛。故病者常于气候突变,特别是遇寒冷时,易猝然发生本病。

(6)劳逸失度,气血失调:过劳包括劳力过度、劳神过度和房劳过度,"劳则气耗",过劳则耗伤气阴,心气不足,血不养心,更易耗伤元气,无力鼓动血行而致血脉瘀阻,发为胸痹心痛,如《玉机微义》中记载:"亦有病久,气血虚损,及素作劳羸弱之人患心痛者,皆虚痛也";"久卧伤气",过度安逸则气血运行不畅,复加饮食不节,痰浊内生,上扰胸阳,络脉瘀滞,遂发心痛。《儒门事亲》道:"膏粱之人,起居闲逸,奉养过度,酒食所伤,以致中脘留饮,胸闷痞隔,酢心。"

2.病机 胸痹心痛的病性有虚实两方面,然总以本虚标实,虚实夹杂为主。初期多见标实,晚期多见本虚。虚者多见气虚、血虚、阳虚、阴虚,尤以气虚、阳虚多见;实者多为气滞、寒凝、痰浊、血瘀,并可交互为患,其中又以痰浊、血瘀多见。

《素问·评热病论》:"邪之所凑,其气必虚"。《金匮要略》:"夫脉当取太过不及,阳微阴弦,即胸痹而痛,所以然者,责其极虚也。今阳虚知在上焦,所以胸痹、心痛者,以其阴弦故也"。胸痹心痛的病机关键在于阳微阴弦,阴乘阳位,胸阳不展,痹阻心脉,不通则痛,不荣则痛。虽有虚之一面,但总以心脉痹阻为关键。其病位在心,但与肺、肝、脾、肾诸脏功能失调有密切关系。心主血脉的功能正常,与肺主气、肝主疏泄、脾主运化、肾藏精主水等密切相关。肺气不足,则血行不利而成瘀;通调水道失职,则水湿泛溢,聚湿成痰,痹阻心脉,不通则痛;长期情志不畅易造成肝之疏泄功能异常,气机郁滞,不能助心行血,而致心脉瘀阻;肝郁易乘脾土,或又因饮食不节,过食肥甘,酗酒好饮,以致脾胃受损,运化失司,聚湿生痰,上犯胸阳,阻塞心脉,不通则痛;年老体衰,五脏虚损,心失所养,不荣则痛;气血亏虚,无力行血,血瘀脉阻,不通则痛。心为阳中之太阳,诸阳不足,心阳必虚,无阳以护,在外易受邪气侵犯,在内则阴邪由生,寒、痰、食、瘀等实邪乘虚上犯胸中阳位,则胸阳痹阻,心脉不通,不通则痛矣。以上病因病机可同时共存,交互为患,病情进一步发展,可见瘀血闭阻心脉,心胸猝然大痛,面青气冷,手足青至节而发为真心痛;心气不足,心阳受阻,鼓动无力,而表现为心动悸,脉结代,甚至脉微欲绝;心肾阳衰,寒水泛滥,甚则凌心射肺而为咳喘、水肿、心悸,此多为病情深重的表现,要注意结合有关病种相互参照,辨证论治。

(二)西医病因病机

1.发病机制　稳定性心绞痛的病理基础是冠状动脉粥样硬化斑块所致的固定性狭窄。当心肌缺血缺氧时,心肌内积聚过多的代谢产物,如丙酮酸、乳酸等酸性物质,腺苷、缓激肽等多肽、组胺及氢离子、钾离子,这些致痛物质都能直接刺激心脏内交感神经的传入末梢而产生痛觉冲动,传到脊髓胸颈段,再上行通过丘脑传到大脑皮层而产生疼痛,其中在因个体体内内源性吗啡样的物质水平及心理精神因素的影响会产生不同的痛阈值。因此即使相同程度的缺血刺激也会引起程度差别很大的体验,有的甚至无任何症状。而不稳定型心绞痛是稳定性心绞痛的进一步加重的一种临床综合征。

2.病理生理　心绞痛是心肌需氧和供氧不平衡的临床结果,任何使心脏需氧增加和(或)供氧减少的因素均可使心绞痛发生。稳定型心绞痛主要发生在冠状动脉有固定性狭窄的基础上,出现于使心肌需氧量增加的情况下。

(1)心肌耗氧量的主要决定因素:心肌耗氧量是指单位时间内消耗氧气的量,是心脏能量代谢的一个重要指标。决定心肌耗氧量的主要原因与心室室壁张力、收缩期心室内压力、心腔大小和室壁厚度有关。当因左心室收缩期压力或左心室容量增加而致心室壁张力增加时,则心肌耗氧量增加。心肌收缩及其持续时间,通常用每分钟总射血时间来表示。左心室射血时间乘以心率等于每分钟射血时间。心肌氧耗量与心率和射血时间均相关。运动、劳累和情绪激动时心率增加。心肌收缩力越强,耗氧量也越大,当体力活动或使用正性肌力药物,主要通过增强心肌收缩力而增加心肌耗氧量。

(2)冠状动脉固定性狭窄时的血液动力学:在正常情况下,安静时冠状循环处于低流量、高阻力状态,具有很大的储备能力,其血流量可随身体的生理情况而有显著的变化。当剧烈体力活动时,冠脉循环迅速变为高流量、低阻力状态,其间心率加快,冠状动脉适当地扩张,阻力降低,冠状动脉血流量可增至正常的 7 倍;缺氧时,由于局部聚积扩张血管的活性物质,如 NO,PGI$_2$ 等,冠状动脉阻力下降,适当扩张能使冠状动脉血流量增加 4～5 倍。在正常情况下,冠状循环的阻力主要来源于小冠状动脉,而心肌内小动脉随着心肌的氧耗量而改变其内在的张力,如心肌耗氧量增加时,阻力血管即扩张,因而允许心肌血流按比例增加,即冠状动脉有很大的血流储备量。当大的心外膜冠状动脉狭窄超过 50%时,其传导功能受损而产生相当大的阻力。此时冠状循环的最大储备量开始下降,但是由于心肌缺血所引起的代谢紊乱可激活自身调节机制造成小的冠状动脉扩张而使总的冠状动脉阻力趋于正常。大的冠状动脉逐渐狭窄能使小动脉进行性扩张,以维持正常的静息血流量直到超过小动脉的扩张储备能力为止。虽然这种代偿机制能防止静息条件下出现心肌缺血,但当心脏负荷增加及心肌耗氧量增加超过小动脉的扩张储备能力时则可发生相对的心肌供血不足而产生心绞痛;当严重狭窄到 90%以上时,小冠状动脉的扩张储备基本耗竭,从而减少静息血流量,因此可在轻微体力活动,甚至安静状态下发生绞痛。总之,稳定性心绞痛是心肌耗氧量增加所介导的,在静息状态通常不发生。当冠状动脉狭窄或其主要分支严重狭窄时,其扩张性减弱,血流量减少且相对比较固定,此时尚可应付心脏平时的需要,休息时可无症状;当心脏负荷突然增加,如劳累、激动、左心衰及在寒冷环境中等,使心肌张力增加,心肌收缩力增加和心率增加等而致心肌氧耗量增加,心肌对血液的需求增加,而由于冠状动脉严重狭窄,不能供应足够的血液,因此心肌血流供求矛盾加重,心肌血液供给不足,从而引起心绞痛。这种情况指的是心肌氧耗量增加引起的心绞痛,主要是由于心肌耗氧量的增加最终超过固定性狭窄的冠状动脉最大代偿供血能力所引起的心肌缺血。

3.病理解剖 稳定性心绞痛大都发生于冠状动脉及其主要分支有固定性狭窄的基础上。其粥样硬化斑块的特点是向心性狭窄,脂质核心小,纤维帽较厚,富含平滑肌细胞,巨噬细胞及其他炎症细胞含量少,常伴有钙化。这种斑块质地较硬,故称为"硬斑块"。这种斑块不易破裂及形成溃疡,因而比较稳定,进展缓慢。冠状动脉造影显示稳定性心绞痛的患者,有单支、双支及三支冠状动脉狭窄>70%者分别有 25%,5%~10%,有左冠状动脉主干狭窄者>50%,其余约 15%患者无显著狭窄(其心绞痛的发作可能与冠状循环的小动脉病变或内皮功能损伤有关)。严重的心绞痛患者,如静息状态发作的心绞痛,夜间心绞痛和餐后心绞痛,倾向于多支冠状动脉疾病,且病变弥漫,狭窄程度重。

二、临床表现

（一）症状

心绞痛的主要临床表现为发作性胸痛,同时可伴有胸闷不适等;有的患者则无胸痛,而有与活动相关的其他诸多不适症状,如极度疲乏、呼吸困难及胸闷等,这些症状被称为心绞痛的同等症状。

心绞痛的典型症状包括 6 个方面的内容:疼痛的部位、疼痛的性质、疼痛的持续时间、疼痛的诱发因素、缓解方式及伴随症状。

1.疼痛的部位 心绞痛的典型部位是在胸骨体上段或中段之后,可波及心前区,疼痛范围常不是很局限的,而是约有自己拳头和手掌大小,界线不很清楚,有时疼痛部位可偏左或偏右,即表现在左前胸或部分右前胸区域,但很少超过乳头线之外。近一半患者可出现放射痛,即在出现胸痛的同时还感到疼痛向身体的其他部位放射,其中以向左肩、左臂和手指内侧放射最常见。此外也可向上放射到颈部、咽部、下颌骨、牙齿、面颊及头部,向下放射到上腹部,少数也可放射到臀部及双腿,向后放射至左肩胛骨,向右放射至右肩、右臂及手指内侧。

2.疼痛的性质 典型的胸痛常表现为紧缩样感觉、压迫样感觉或绞榨样感觉,约占心绞痛患者的 60%左右,常伴有焦虑或濒死的恐惧感。不典型症状是将胸痛描述为烧灼样或钝痛,但很少形容为针刺样、刀扎样或抓痛等尖锐性疼痛;疼痛呈现出来势较慢、去势快的特点。

3.诱发因素 心绞痛最常见的诱发因素是体力活动、运动、脑力劳动和情绪激动;其他的诱发因素还有饱食、用力排便、寒冷、大量吸烟、心动过速所致的休克等。

4.持续时间 稳定性心绞痛呈阵发性发作,每次一般不超过 3~5 分钟,很少超过 15 分钟。疼痛持续时间短至数秒钟, 长达几小时甚至几天。几周的胸痛不支持为心绞痛发作。

5.缓解方式 体力活动诱发的心绞痛,通常在中断活动后 1~3 分钟内可以自行缓解,或舌下含服硝酸甘油也能在数分钟之内使之缓解。

6.伴随症状 心绞痛发作时可伴有胸闷、气短、疲倦及衰弱等症状,有时甚至心绞痛的症状被这些非特异症状所掩盖,这应引起重视。

根据心绞痛的严重程度及其对体力活动的影响,加拿大心脏协会(CCS)将稳定型心绞痛分为Ⅳ级:

Ⅰ级:日常体力活动不引起心绞痛。通常的步行或上楼并不引起心绞痛发作,但可发生于强烈或长时间的劳力情况下(指工作或体力活动)。Ⅱ级:日常体力活动轻度受限。心绞痛发生于快速步行或上楼、上坡,餐后步行或上楼,或者在寒冷情况下,顶风逆行时,情绪激动时,或醒来时的最初几小时内。平地行走两个街区,或常速情况下相当于上 3 楼以上的高度能诱发心绞痛。Ⅲ级:日常体力活动明显受限。心绞痛发生于平地行走 1 到 2 个街区,或以平常的速度上 3 楼。Ⅳ级:轻微体力活动均可引起心绞痛发作,严重者甚至休息时也会发生心绞痛。

（二）体征

在心绞痛的发作间期,患者可能无任何体征。即使在心绞痛发作时进行体格检查者,也没有能确立诊断的特异性体征,不过仔细地认真体检能提供有用的诊断线索和确立患者患冠心病的危险因素。在心绞痛发作期或发作后立即进行检查,能提高检查的价值。全身性检查,如皮肤的黄色瘤、角膜老年环和视网动脉硬病变提示存在血脂、血糖紊乱,在心绞痛发作期间血压可能急剧升高,可先于心绞痛或由心绞痛引起。周围动脉疾病和冠心病的关系紧密且充分肯定,如颈动脉、股动脉等,可闻及收缩期杂音,或末梢动脉搏动减弱等。心脏检查,在心绞痛发作时可能出现下列变化:心率增快、可触及心尖部反常搏动、第四或第三心音奔马律、交替脉或伴有肺部湿啰音、第二心音逆分裂、心尖部收缩期杂音。

三、实验室检查

目前已有足够的证据证明血脂紊乱与冠心病的发病密切相关,因此对于每一个怀疑心绞痛的患者,必须有全面的血脂及脂蛋白分析结果。典型的致动脉粥样硬化的血脂特点是:总胆固醇(TC)、低密度脂蛋白(LDL-C)、三酰甘油(TG)升高而高密度脂蛋白(HDL-C)下降。葡萄糖耐量降低和糖尿病是冠心病的危险因素,因此所有怀疑冠心病的患者都应该测定空腹血糖,若并发肥胖的患者可行口服葡萄糖耐量实验,以了解有无高胰岛素血症或高胰岛素原血症。若合并甲状腺功能亢进,可出现持续性心动过速,T_3、T_4升高,TSH降低。这些激素可引起心率加快、增加代谢率,从而增加氧耗量;同时可激活血小板,引起冠状动脉收缩,减少氧供,诱发心绞痛。

在心绞痛患者中,胸片正常或发现心影增大、肺淤血,后者主要见于慢性心肌缺血致心肌纤维化或心肌梗死后出现心脏扩大、心力衰竭。心电图检查是筛选冠心病最常用、最重要的检查方法。其包括静息 ECG、负荷 ECG 和 Holter 监测。超声心动图,根据超声成像方式而分为 M 型超声,二维(即 B 型)超声及多普勒超声,根据探头所处的位置而分为经胸超声心动图(TTE)、经食管超声心动图(TEE)和血管内超声(IVUS),根据超声成像的前提而分为静息超声心动图和负荷超声心动图。静息心肌核素灌注显像、负荷心肌核素灌注显像、放射性核素心腔造影也在稳定性心绞痛的诊断中有一定的作用。

冠状动脉造影对心绞痛患者的诊断至关重要,目前它被视为确定冠状动脉疾病解剖的最可靠的方法,被认为是诊断冠心病的“金标准”。然而由于本法是一种创伤性的检查,有一定的危险性,因此要严格适应证。对那些经过病史分析冠心病危险因素及非创伤性的诊断方法仍不能确诊或已确诊的冠心病需要冠状动脉血运重建治疗时方可考虑本方法。

四、诊断及鉴别诊断

对于怀疑心绞痛的患者,根据年龄、性别、病史特点、非创伤性检查和创伤性的检查方法,可确立诊断。虽然对典型胸痛的患者仅靠病史就足以诊断心绞痛,但通常还需要其他检查以肯定诊断,排除非冠状动脉源性胸痛,确定预后并选择最恰当的治疗方法。

（一）病史与症状

根据典型的发作特点和体征,结合年龄和危险因素,疼痛的病史、部位、性质、持续时间、诱发因素、缓解方式等,除外其他原因所致的心绞痛,一般即可建立心绞痛的诊断,并确定心绞痛的分型分级诊断。

（二）体征

通常患者无明显阳性体征,当有下列体征时有助于诊断。心前区疼痛伴心率加快和血压升高;心前区疼痛伴新加强的第四心音;心前区疼痛伴新的短暂的心尖部收缩期杂音;心前区疼痛伴第二心音逆分裂,症状缓解后消失。

（三）辅助检查

冠状动脉急、慢性缺血时,心电图通常可出现 ST 段和 T 波的改变;普通心电图未见明显异常者,可做运动负荷心电图和动态心电图检查;冠状动脉造影能够显示冠状动脉血管各个分支,了解其解剖的详细情况及侧支循环状况,确定冠状动脉病变部位和程度,被称为诊断冠心病的金标准;超声心动图及冠脉 CT、磁共振(MR)等检查也可为诊断提供帮助;此外,心肌标志物(如 CK、CK-MB、cTn)在发作时也可不同程度升高。

（四）鉴别诊断

有许多疾病可以引起类似心绞痛的症状,这些疾病包括胸壁局部疾病、消化系统疾病、肺及胸膜疾病、心包疾病、颈椎病及可引起心绞痛发作的其他心血管疾病,须与冠心病心绞痛相鉴别。因此,当遇到胸痛的患者,尤其是不典型的胸痛且冠心病的危险因素较少或缺少的患者,应该开阔思路,多做鉴别诊断。

1.急性心肌梗死　本病疼痛部位与心绞痛相仿,但性质更剧烈,持续时间可达半小时至数小时,可伴有休克、心律失常及心力衰竭,含用硝酸甘油多不能使之缓解。心电图中面向梗死部位的导联 ST 段抬高,并有异常 Q 波(非 ST 段抬高型心肌梗死则多表现为 ST 段下移或 T 波改变)。实验室检查示白细胞计数及心肌损伤标志物(肌钙蛋白、肌红蛋白、肌酸磷酸肌酶等)增高,红细胞沉降率增快。

2.肋间神经痛　本病疼痛常累及 1～2 个肋间,但并不一定局限在前胸,为刺痛或灼痛,多为持续性而非发作性,咳嗽、用力呼吸和身体转动可使疼痛加剧,沿神经行径处有压痛,手臂上举活动时局部有牵拉疼痛。

3.肋软骨炎　肋软骨炎的主要症状为局部疼痛,痛点较为固定,咳嗽、深呼吸、扩展胸壁等引起胸廓过度活动时会加剧疼痛。常见的病变好发部位为左侧第二肋软骨,其次是右侧第二肋软骨以及第三、四肋软骨。受累的软骨膨隆、肿大,有明显的自发性疼痛和压痛,表面皮肤并无红、肿、热等炎症改变。

4.食管病变　一般表现为胸骨后疼痛,以进食后、平卧时为甚,呈烧灼感、针刺感,部分患者可伴食管异物感,甚至出现吞咽困难。

5.心脏神经官能症　患者常诉胸痛,但为短暂(几秒钟)的刺痛或持久(几小时)的隐痛,患者常喜欢不时地深吸一大口气或作叹息性呼吸。胸痛部位多在左胸乳房下心尖部附近,或经常变动。症状多在疲劳之后出现,而不在疲劳的当时,做轻度体力活动反觉舒适,有时可耐受较重的体力活动而不发生胸痛或胸闷。含用硝酸甘油无效或在 10 多分钟后才"见效",常伴有心悸、疲乏及其他神经衰弱的症状。

6.其他疾病引起的心绞痛　严重的主动脉瓣狭窄或关闭不全、风湿性冠状动脉炎、梅毒性主动脉炎、心肌桥引起冠状动脉狭窄或闭塞、肥厚型心肌病等均可引起心绞痛,根据其临床表现及相关检查可以鉴别。

五、治疗

冠心病心绞痛的治疗应本着"急则治标""缓则治本"的原则,在发作期以止痛为要,迅速控制病情,缓解心痛,必要时行侵入性治疗方法。若病性以实为主,治以泻其实则"通而不痛",然后再予扶正治疗;若病性以虚为主,治以补其虚则"荣而不痛",可同时佐以祛邪;在缓解期则当治其本,以补虚为要,兼以祛邪,并根据不同证型予以补气养阴、活血化瘀、温阳散寒等治疗。因本病多见虚实夹杂之证,故须仔细审度其虚实之孰轻孰重,再进行立法处方,并应针对发病相关危险因素采取中西医结合治疗手段,综合性预防和减缓病情进展。

（一）中医辨证论治

1.心脉瘀阻

【证候】 心胸剧痛,如刺如绞,痛有定处,入夜尤甚,甚则心痛彻背,背痛彻心,心悸,舌质紫黯,或有瘀点瘀斑,脉沉涩或结代。

【治法】 活血化瘀,通脉止痛。

【方药】 血府逐瘀汤加减。当归 10g,地黄 15g,桃仁 12g,红花 8g,枳壳 12g,桔梗 10g,赤芍 15g,柴胡 12g,川芎 10g,牛膝 12g,甘草 6g。每日 1 剂,水煎服。加减法:若兼胁痛者加郁金 15g、延胡索 18g 以增强疏肝理气止痛之力;若兼心气阴不足者加太子参 10g,麦冬 15g 益气养心;若兼心烦失眠者加酸枣仁 15g、夜交藤 20g 安神助眠;若胸痛剧烈,属血瘀重症者加水蛭、丹参、三七以增活血之力;若伴气短神疲,自汗出,脉细弱或结代者,用人参养荣汤合桃红四物汤益气活血,加大方中人参、黄芪用量;若伴形寒肢冷,脉沉迟或沉细,属寒凝或阳虚者,加细辛、高良姜、桂枝温通散寒,或肉桂、人参,附子等温阳益气。

2.气滞心胸

【证候】 心胸满闷,疼痛阵发,痛无定处,善叹息,抑郁,遇情志波动时容易诱发或加重,常伴胃脘胀闷不适,得嗳气则舒。舌苔薄或薄腻,脉弦细。

【治法】 疏肝理气,活血通络。

【方药】 柴胡疏肝散加减。陈皮 10g,柴胡 15g,川芎 10g,香附 15g,枳壳 12g,芍药 12g,丹参 20g,延胡索 15g,炙甘草 5g。每日 1 剂,水煎服。加减法:若兼血瘀,心痛甚者,合丹参饮、失笑散;肝气不舒,郁而化热,可加栀子 10g、牡丹皮 10g。若兼有胃脘胀闷不适,嗳气,纳差等,可用逍遥散疏肝理脾。

3.痰浊痹阻

【证候】 胸闷如窒而痛,痛引肩背,气短喘促,遇阴雨天诱发或加重,多形体肥胖,倦怠乏力,肢体困重,痰多,或咳吐痰涎,纳呆便溏,舌体胖大边有齿痕,舌苔浊腻,脉象弦滑。

【治法】 通阳泄浊,化痰开胸。

【方药】 瓜蒌薤白半夏汤加减。瓜蒌 15g,薤白 15g,法半夏 12g,陈皮 10g,茯苓 15g,枳实 15g,胆南星 12g,生姜 3 片,甘草 6g。每日 1 剂,水煎服。加减法:若兼阳虚有寒者,加熟附子（先煎)12g、肉桂（焗服)3g 助阳散寒;兼心脉瘀阻者,加丹参 20g、三七末(冲服)3g 活血通脉;若痰郁化火者,加黄连 9g、天竺黄 15g 清热除痰;若痰热伤津,加生地黄 10g、麦冬 10g、沙参 10g 养阴;若痰扰清窍眩晕者加天麻 12g、石菖蒲 12g 定眩止晕。由于脾为生痰之源,临床应用时尚需注意在祛痰之时兼以健运脾胃,适当配伍健脾行气化湿之品,痰化则气行,血亦行。

4.寒凝心脉

【证候】卒然心痛如绞,胸痛彻背,遇寒再发或加重,心悸气短,面色苍白,甚则四肢厥冷,冷汗自出,喘不得卧,小便清长,大便溏薄,舌淡苔白,脉沉迟或沉紧。

【治法】温通心阳,散寒止痛。

【方药】瓜蒌薤白白酒汤合当归四逆汤加减。瓜蒌 15g,薤白 15g,当归 15g,桂枝 10g,白芍 10g,细辛 3g,通草 10g,白酒若干。每日 1 剂,水煎服。加减法:若兼血瘀心脉痛剧,伴痛有定处,舌紫黯或有瘀斑,脉结代或涩者,加丹参 20g、三七末(冲服)3g 活血通脉;若阴寒极盛,见心痛彻背,背痛彻心,伴形寒肢冷,喘不得卧,脉沉紧或沉微者,加高良姜 10g、乌头 10g(先煎)散寒温通;若兼气虚,见心悸气短,乏力自汗,脉沉细者加人参 15g 补益心气。

5.气阴两虚

【证候】　胸闷隐痛,时发时止,心悸气短,易汗出,动则益甚,神疲懒言,声低气微,面色少华,舌偏红或有齿印,脉细数或结代。

【治法】　益气养阴,通脉止痛。

【方药】　生脉散合炙甘草汤加减。太子参 10g,麦冬 15g,五味子 6g,炙甘草 10g,桂枝 9g,生地黄 15g,阿胶(烊化)15g,大枣 15g。每日 1 剂,水煎服。加减法:心血虚明显者,可加当归 12g、川芎 10g、白芍 12g,以补心血;心烦不眠者,可加酸枣仁 18g,夜交藤 20g 以宁心安神;胸痹心痛明显者加丹参 18g、三七末(冲服)3g 活血通络;兼气滞血瘀者,加郁金、川芎以行气活血;心脾两虚者,可加茯苓 10g,半夏 10g 健脾和胃。兼痰浊者,加白术、茯苓、白豆蔻以健脾化痰。

6.心肾阴虚

【证候】　胸闷心痛,五心烦热,虚烦不寐,心悸不宁,腰膝酸软,头晕耳鸣,口干盗汗,大便秘结,舌红少苔或苔剥,脉细数。

【治法】　滋阴补肾,养心安神。

【方药】　左归饮合天王补心丹加减。山茱萸 12g,熟地黄 18g,山药 15g,枸杞子 15g,茯苓 15g,五味子 6g,当归 10g,麦门冬 15g,天门冬 15g,酸枣仁 15g,柏子仁 12g,丹参 15g,炙甘草 10g。每日 1 剂,水煎服。加减法:心胸痛明显者加丹参 18g、三七末(冲服)3g 活血止痛;心气虚弱者加人参 10g 补气养心;腰痛者加续断 15g、杜仲 15g 固肾强腰;虚火上扰寐差者可合黄连阿胶汤。阴虚阳亢,风阳上扰者,加石决明、珍珠母、磁石重镇潜阳;阴阳气血失和致心动悸,脉结代者,可合用炙甘草汤。

7.心肾阳虚

【证候】　胸闷疼痛,心悸气短,乏力自汗,动则益甚,畏寒肢冷,面色苍白,或见唇甲发绀,四肢浮肿,舌淡苔白,脉沉微或迟缓无力。

【治法】　补气助阳,温通心脉。

【方药】　参附汤合右归饮加味。人参(另炖)15g,熟附子(先煎)12g,肉桂(焗服)3g,鹿角胶 10g,熟地黄 15g,山药 15g,山茱萸 15g,枸杞子 10g,菟丝子 15g,杜仲 10g,当归 10g。每日 1 剂,水煎服。加减法:若兼血瘀心痛者,可加丹参 20g、三七末(冲服)3g 活血通脉;若阳虚不能治水,水饮上凌心肺,加黄芪 20g、茯苓 20g、猪苓 18g、防己 10g 利水消肿;若阳损及阴,阴阳两虚,可加麦冬 15g,五味子 10g 养阴。若阳虚欲脱,厥逆者,用四逆加人参汤或参附注射液回阳救逆;若兼寒凝心脉,疼痛剧烈者,加高良姜 10g、细辛 3g、乌头 10g(先煎)辛温散寒止痛。

8.气虚痰瘀

【证候】　心胸闷痛,疲倦乏力,形体肥胖,气短,或见纳差,舌淡胖,或有齿印,或质紫黯,或有瘀点、瘀斑,苔浊腻,脉弦滑或细涩。

【治法】　调脾护心,益气化痰。

【方药】　温胆汤加减。党参 30g,五爪龙 25g,法半夏 15g,橘红 6g,田七 10g,茯苓 15g,竹茹 10g,枳壳 6g,白术 15g,甘草 5g。每日 1 剂,水煎服。加减法:心肺气虚明显者,可加黄芪 25g,或红参 10g 另炖兑入;若痰浊壅盛者,加薏苡仁 30g、石菖蒲 10g;气阴不足者,可合用生脉散,加麦冬 15g,五味子 6g,党参改太子参。心肾两虚明显者,可加巴戟天 15g,淫羊藿 15g,桑寄生 15g。

(二)其他治疗

不稳定型心绞痛发作期的治疗,心绞痛发作时舌下含化麝香保心丸、速效救心丸等缓解疼痛。

1.中成药

(1)复方丹参滴丸:活血化瘀、理气止痛,适用于血瘀心脉之心痛。每次 10 粒,每日 3 次。

(2)通心络胶囊:益气活血、通络止痛,适用于气虚血瘀阻络之心痛。每次 2～4 粒,每日 3 次。

(3)麝香保心丸:芳香温通、益气强心,适用于心气虚弱、心脉不通之心痛,每次含服或吞服 1～2 粒,一日 3 次,或症状发作时服用。

(4)速效救心丸:益气活血、祛瘀止痛,适用于气滞血瘀型冠心病心绞痛。含服,一次 4～6 粒,一日 3 次;急性发作时一次 10～15 粒。

(5)丹红注射液:活血化瘀、通脉舒络,适用于瘀血闭阻之胸痹心痛;每次 2～4mL 肌内注射或每次 20～40mg 加入 5％葡萄糖注射液 100～250mL 静脉滴注,每日 1～2 次。

(6)灯盏花素注射液:活血化瘀、通络止痛,适用于瘀血阻络之胸痹心痛;每次 5mL 肌内注射或 10～20mL 用 10％葡萄糖注射液 500mL 稀释后静脉滴注,每天 1 次。

(7)生脉注射液:益气复脉,养阴生津。适用于气阴两虚之胸痹心痛。每次 40mL 用 5％葡萄糖液或 0.9％生理盐水 250～500mL 稀释后静脉滴注,每日 1 次。

(8)血栓通注射液:活血化瘀。适用于瘀血闭阻之冠心病心绞痛。每次 2～5mL 用 10％葡萄糖液 250～500mL 稀释后静脉滴注,每天 1 次。

2.针灸

辨证分型:气滞血瘀、心阴亏虚、心阳不振、痰湿中阻、寒凝心脉。

取穴:内关、心俞、膻中、通里、足三里、间使。

手法:每次选用 4～5 穴,轮流使用,连续治疗 10 次后可停针数日,再行治疗。对心阳不振,寒凝心脉者可配合灸法。

加减:气滞血瘀配膈俞、巨阙、阴郄,针用泻法;心阴亏虚配阴郄、太溪、三阴交;心阳不振配命门、巨阙、天池、厥阴俞,针后加灸;痰浊中阻配太渊、中脘、丰隆、巨阙,针用泻法;寒凝心脉配关元、气海,针后加灸。

3.穴位敷贴

(1)心绞痛宁膏:每次 2 帖,贴敷心前区,24 小时更换 1 次。适用于疼痛初缓解的维持治疗、预防复发尤其是预防夜间发作。

(2)麝香心绞痛膏:外敷心前区痛处与心俞穴。

(3)补气活血软膏:将软膏敷贴于胸骨的左缘及左第二肋间以下 6cm×6cm 的范围,每次 5g,1 日 2 次,15 天为 1 个疗程。

4.耳针　可选心、皮质下、交感区等穴埋针或埋豆,自行按压刺激,亦可达到缓解疼痛的目的。

主穴:心、交感;配穴:神门、皮质下、脾、内分泌、降压点等。伴失眠多梦可选神门、皮质下以安神镇静;伴胸闷、困倦、有痰湿可选脾、三焦、内分泌以化痰;头胀痛、血压高可选肝、降压点等;心绞痛较重可选心、交感、神门以镇静止痛。

5.推拿按摩　以拇指或手掌按揉心俞、膈俞、厥阴俞、内关、间使、三阴交、心前区阿是穴,每次 10 分钟。

6.腹针　可取穴:君(主穴):引气归元(即中脘,脐上 4 寸。下脘,脐上 2 寸。气海,脐下 1.5 寸。关元穴,脐下 3 寸);臣(次穴):水分(脐上 1 寸),商曲(下脘旁 0.5 寸,左侧);佐:气旁(气海穴旁 0.5寸,左侧),气穴(关元旁 0.5 寸,双穴)。治疗胸闷胸痛、心慌心悸等症状。

(三)西医治疗

稳定性心绞痛的治疗,主要是稳定斑块,以防止冠状动脉斑块继续发展及血栓形成,甚至破裂,导致急性冠状动脉综合征,预防心梗和猝死,降低并发症及病死率;改善严重心肌耗氧与供氧的失衡,缓解缺血症状,减轻症状和减少缺血发作,改善生活质量。

1.稳定性心绞痛发作时的治疗 发作时应立即休息,一般患者在停止活动后,症状可以缓解。比较重的发作,可使用硝酸酯类药物,硝酸酯类能扩张冠状动脉,降低冠状动脉血流阻力,增加冠状动脉循环的血流量,并对周围血管有扩张作用,减少心脏前后负荷和心肌的需氧,进而缓解心绞痛。例如舌下含服硝酸甘油 0.3～0.6mg,1～2 分钟即开始起作用,约半小时后作用消失,对大部分患者均是有效的。长期反复应用可产生耐药性,使效力减低,停用 10 小时或以上,可恢复效果。副作用一般有头部跳动感、面红、心悸、头昏、头胀痛等,还可导致血压下降,因此第一次用药时,患者应平卧片刻,必要时予以吸氧。硝酸酯类无效时,还可考虑使用镇静类药物。

2.稳定性心绞痛缓解期治疗 应尽量避免诱发因素,如过度的活动、情绪激动、暴饮暴食等,冬天因血管收缩,容易引起冠状动脉狭窄,故要注意保暖。饮食方面注意调节,进食适量;少食油腻饮食,禁烟禁酒。合理安排日常生活及工作,放松心态,不抱精神压力,除此之外,最好应保持适当的体力活动,如太极拳、散步等,以不引起胸痛等症状为度,同时,要积极治疗高血压、高脂血症、糖尿病、贫血、甲状腺功能亢进等相关疾病,规律服药,定时复诊,不适随诊。

3.稳定性心绞痛的预后改善 服用抗血小板聚集药物,如阿司匹林,所有患者只要没有用药禁忌证都应该服用。阿司匹林的最佳剂量范围为 75～150mg/天。其主要不良反应为胃肠道出血及过敏。不能耐受阿司匹林的患者,可改用硫酸氢氯吡格雷作为替代治疗。该类药物通过选择性地不可逆地抑制血小板受体而阻断依赖激活的复合物,有效地减少介导的血小板激活和聚集。主要用于支架植入以后及阿司匹林有禁忌证的患者。该药起效快,顿服 300mg,2 小时后即能达到有效血药浓度。常用维持剂量 75mg/天。

服用 β 受体阻滞剂:目前可供选择的 β 受体阻滞剂有很多,推荐使用无内在拟交感活性的 β 受体阻滞剂。β 受体阻滞剂的使用剂量应个体化,从较小剂量开始,逐级增加剂量,以能缓解症状、心率不低于 50 次为宜。常有的 β 受体阻滞剂有:琥珀酸美托洛尔缓释片(倍他乐克)47.5mg、日一次,酒石酸美托洛尔片 25mg,日二次,富马酸比索洛尔 2.5～10mg,日一次。

调脂治疗:一般使用他汀类药物。他汀类药物能与 HMG-CoA 竞争与该酶的活性部位相结合,从而阻碍 HMG-CoA 还原酶的作用,后者是胆固醇合成过程中的限速酶,从而抑制胆固醇的合成,加速 LDL 的清除作用,使血胆固醇和 LDL 下降,也可使血 TG 和 VLDL 下降,而 HDL 和 aPoAl 增高。他汀类药能有效降低胆固醇以及 LDL,并因此降低心血管事件。他汀.类药物治疗还有延缓斑块进展,使斑块稳定和抗炎作用。

血管紧张素转换酶抑制剂:作用于心绞痛合并高血压、糖尿病、心功能不全、无症状的左心衰以及心梗后患者,近几年大量研究结果表明 ACEI 类药物能降低心血管死亡、心肌梗死、卒中的风险。所有冠心病患者均能从治疗中获益,但低危患者获益可能较小,故需综合衡量治疗的花费以及不良作用风险后给予。

必要时,可行 PCI 及外科治疗(主动脉—冠状动脉旁路移植手术(CABG)或内乳动脉远端—冠状动脉吻合术)。

对于不稳定心绞痛,应注意早期监护与治疗。

1.早期监护和一般治疗

(1)卧床休息:卧床休息 1～3 天,吸氧,持续心电监护。对于低危患者留院观察期间未再发生心绞痛、心电图也无缺血改变,无左心衰竭的临床证据,留院观察 12～24 小时期间未发现 CK-MB 升高,肌钙蛋白正常,可留院观察 24～48 小时后出院。对于中危或高危患者,特别是 cTnT 或 cTnl 升高者,住院时间相对延长,内科治疗也应强化。

(2)吸氧:急性心肌梗死患者常有不同程度的动脉血氧张力降低,在休克和左心室功能衰竭时尤为明显。当患者出现发绀、以及呼吸困难,应给予患者吸氧。吸氧有利于伴有休克或左心室功能衰竭的患者改善症状,对一般患者也有利于防止心律失常,并改善心肌缺血缺氧,可有助于减轻疼痛。通常在发病早期用鼻导管或面罩吸氧 2~3 天,3~5L/min,并发心力衰竭、休克或肺部疾患者则根据氧分压处理。

(3)监测:在冠心病监护室内进行心电图、血压和呼吸的监测,并同时注意观察神志、出入量和末梢循环,必要时还需插入 Swan-Ganz 漂浮导管进行血流动力学监测。

2.抗缺血坏死以及止痛药物

(1)硝酸酯类:硝酸酯类药物可选择口服,舌下含服,经皮肤或经静脉给药,用短效或长效制剂。在最初 24 小时的治疗中,静脉内应用硝酸甘油有利于控制心肌缺血发作。可从 $5\sim10\mu g/min$ 的剂量开始,持续滴注。每 5~10 分钟增加 $10\mu g/min$,直至症状缓解或出现明显副作用(头痛或低血压、收缩压为 90mmHg 或比用药前的收缩压下降 30mmHg)。目前推荐静脉应用硝酸甘油的患者症状消失 24 小时后,就改用口服制剂或应用皮肤贴剂。药物耐受现象可能在持续静脉应用硝酸甘油 24~48 小时内出现。

(2)镇痛剂:如硝酸酯类药物不能使疼痛迅速缓解,应即用吗啡,10mg 稀释成 10mL,每次 2~3mL 静脉注射。杜冷丁 50~100mg 肌内注射,必要时 1~2 小时后再注射一次,以后每 4~6 小时可重复应用,注意呼吸功能的抑制。急性下壁梗死增加迷走神经张力,选用杜冷丁更为合适。疼痛较轻者可用罂粟碱,30~60mg 肌内注射或口服。

(3)β受体阻滞剂:β受体阻滞剂可用于所有无禁忌证的不稳定型心绞痛的患者,可减少心肌缺血发作和心肌梗死的发生。在已服用硝酸酯或钙离子拮抗剂仍发生不稳定型心绞痛的患者加用β受体阻滞剂可减少有症状和无症状心肌缺血发作的频度和持续时间。艾司洛尔是一种快速作用的β受体阻滞剂,可以静脉应用 $250\mu g/(kg\cdot min)$,安全而有效,甚至可用于左心功能减退的患者,药物作用在停药后 20 分钟内消失。β受体阻滞剂的剂量应调整到患者安静时心率 50~60 次/分。

(4)钙离子拮抗剂:钙离子拮抗剂与β受体阻滞剂一样能有效地减轻症状。但所有的大规模临床试验表明,钙离子拮抗剂应用于不稳定型心绞痛,不能预防急性心肌梗死的发生或降低病死率。但在使用硝酸酯类药物和β受体阻滞剂之后,或对于应用β受体阻滞剂的有禁忌的患者,在没有明显左心衰的临床表现前提下,非二氢吡啶类钙离子拮抗剂可以作为治疗持续性心肌缺血的首选药物。对心功能不全的患者,应用β受体阻滞剂以后再加用钙离子拮抗剂应特别谨慎。

3.抗血小板治疗

(1)阿司匹林:抗血小板治疗中,阿司匹林通过不可逆地抑制血小板内 COX-1 防止 TXA_2 形成,因而阻断血小板聚集。在诊断 UA/NSTEMI 时,如果既往没有用过阿司匹林,可以嚼服首剂阿司匹林 300mg,或口服水溶性制剂,以后 75~150mg/d。每位 UA/NSTEMT 患者均应使用阿司匹林,除非有禁忌证。

(2)氯吡格雷:氯吡格雷是二磷酸腺苷(ADP)受体拮抗剂,它们对血小板的抑制是不可逆的。有研究表明,氯吡格雷疗效等于或大于阿司匹林,因而对不能耐受阿司匹林者,氯吡格雷可作为替代治疗。阿司匹林联合使用氯吡格雷,心血管死亡、心肌梗死或卒中的发生率明显低于单用阿司匹林,PCI 患者中阿司匹林联合使用氯吡格雷与单用阿司匹林比较,可明显降低 PCI 后心血管死亡、心肌梗死或急诊靶血管重建治疗发生率。因此在 PCI 患者中应常规使用氯吡格雷。但阿司匹林十氯吡格雷可以增加择期 CABG 患者术中、术后大出血危险,因而准备行 CABG 者,应停用氯吡格雷 5~7 天。用法:负荷剂量 300mg,然后 75mg/d。

对于阿司匹林联合氯吡格雷抗血小板的患者,经常给予抑酸药防止出现消化道溃疡以及相关的出血。PPI类药物被发现可干扰氯吡格雷代谢。有研究指出,对于氯吡格雷以及PPIs联合用药出现心血管不良反应与具体PPI选用相关,特别是那些会抑制CYP450以及2C19酶的PPIs,比如奥美拉唑、兰索美拉唑、雷贝拉唑。有报告指出,奥美拉唑会明显降低氯吡格雷抗血小板聚集的效力。泮托拉唑由于不涉及CYP450以及2C19酶的抑制作用,因此较为安全。

(3)血小板GPⅡb/Ⅲa受体拮抗剂:包括阿昔单抗、依替巴肽和替罗非班(非肽类)等。阿司匹林、氯吡格雷和GPⅡb/Ⅲa受体拮抗剂联合应用是目前最强的抗血小板措施。有研究表明,GPⅡb/Ⅲa受体拮抗剂在行PCI的UA/NSTEM1患者中可能明显受益。对于那些具有高危特征、肌钙蛋白等生物标志物升高、糖尿病以及进行血运重建患者,建议与阿司匹林联合抗血小板治疗。常用药物,替罗非班:$0.4\mu g/(kg \cdot min)$静脉滴注30分钟,继以$0.1\mu g/(kg/ \cdot min)$静脉滴注48～96h。

4.抗凝血酶治疗　在UA/NSTEMI中早期使用肝素,可以降低患者AMI和心肌缺血的发生率,联合使用阿司匹林获益更大。LMWH与普通肝素疗效相似,依诺肝素疗效还优于普通肝素(ESSENCE,TIMI-11B)。LMWH可以皮下注射,无须监测APTT,较少发生肝素诱导的血小板减少,因此在某些情况下可以替代普通肝素。其他直接抗凝血酶制剂只是用于肝素诱导的血小板减少患者的抗凝治疗。华法林低强或中等强度抗凝不能使UA/NSTEMI患者受益,因而不宜使用。但是如果有明确指征,如合并心房颤动和人工机械瓣,则应当使用华法林。常用剂量:60～70IU/kg,静脉团注,最大剂量5000IU。然后静脉滴注12～15IU/(kg·h),最大剂量1000IU/h。将激活的部分凝血活酶时间(APTT)控制在对照值的1.5～2.5倍。依诺肝素1mg/kg,皮下注射,每12小时1次,首剂可以1次静脉滴注30mg。

5.他汀类药物在ACS中的应用　在ACS早期给予他汀类药物,可以改善预后,降低终点事件,这可能和他汀类药物抗炎症及稳定斑块作用有关。因此ACS患者应在24小时内检查血脂,在出院前尽早给予较大剂量他汀类药物。

6.血运重建治疗　对于非ST段抬高的ACS患者进行血管重建的目的是治疗反复发作的心肌缺血以防进展为心肌梗死或猝死。造影所示的病变程度和特征将决定有无血管重建的指征和血管重建的首选方式。对于UA以及NSTEMI患者,不推荐应用溶栓疗法。冠状动脉造影若显示适合PCI,应根据冠状动脉影像特点和心电图来识别罪犯血管并实施介入治疗;若显示为多支血管病变且难以判断罪犯血管,最好行血流储备分数检测以决定治疗策略。

7.出院后的治疗　出院后患者应坚持住院期间的治疗方案,但是必须适合门诊治疗的特点,同时消除和控制存在的冠心病危险因素。所谓的ABCDE方案:

A.阿司匹林,ACEI/ARB和抗心绞痛;

B.β受体阻滞剂和控制血压;

C.降低胆固醇和戒烟;

D.合理膳食和控制糖尿病;

E.给予患者健康教育和指导适当的运动。

六、名家经验

(一)邓铁涛调脾护心、益气除痰

中医学认为年逾40岁以后,年高阳气渐衰,且有的患者病程缠绵,久病成虚,导致气血衰微。因此,气虚是冠心病的病机共性之一。另外,根据气为血帅,阴阳互根的道理,有些患者亦可因心阴不足而致病。而胸闷、心痛、眩晕、肢麻,或舌质黯红、苔腻等,皆是气滞血瘀、痰浊内阻心脉的表现。这些因素,在病理上共同形成了一个正气虚于内、痰瘀阻于中的正虚邪实病机。正虚(心气虚和心阴虚)是本病的内因,为本;痰与瘀是本病继续发展的因素,为标。前者属虚;后者属实,说明冠心病是一个本虚标实之证,而气虚、阴虚、痰浊、血瘀构成了冠心病病机的4个主要环节。邓老认为胸痹之病,正虚为本,邪实为标。虚证应辨在气在血,实证当辨属湿属痰。治应以心为本,五脏相关。病位虽在心,然与他脏关系密切。治一脏可以调四脏,调四脏可以治一脏,其中以"调脾治心"为邓老重要的学术观点,核心病机与心脾相关,气虚生痰,因痰致瘀。证治重点演变为"气虚"到"痰浊"到"血瘀",最后可发展至"阳虚"。故治瘀血之因,当祛痰化湿,治痰湿之因,当益气健脾。邓老指出:治疗着重调脾护心、益气除痰,佐以活血,治病于未发。

温胆汤加减治疗痰瘀痹阻型胸痹:

主治:胸闷,心痛,眩晕,肢麻,舌质黯红,苔腻,脉细滑。

组成:法半夏9g,云苓12g,橘红6g,枳壳6g,甘草5g,竹茹9g,党参15g,丹参12g。

加减:如气虚明显,加黄芪、五爪龙,或吉林参(另炖)6g,或嚼服人参1.5g,但党参不宜重用,一般不超过15～18g,因本病虚实夹杂,多用反致补滞,不利于豁痰通瘀;如心痛明显,可合失笑散或三七末冲服;如脾气虚弱,可合四君子汤;兼阴虚,合用生脉散;兼高血压,加草决明、桑寄生、珍珠母;兼高脂血症,加山楂、何首乌、麦芽;兼肾虚,加淫羊藿;兼血虚,加鸡血藤。

(二)秦伯未养血扶阳以治本

秦老认为心绞痛发病机制主要是气血不利,故治疗应以养血扶阳为治本之法,处方以复脉汤加减治疗心绞痛,用生地、麦冬、阿胶养心血,人参、桂枝扶心阳。

复脉汤加减治疗气血不利型胸痹

组成:炙甘草12g,桂枝10g,人参10g,生地24g,阿胶10g(烊化),生姜9g,麦冬10g,麻仁9g,大枣10枚,白酒少量。

主治:胸痛,痛引肩背,痛如刀绞、针刺,或如紧束、压榨样痛,伴胸闷心悸、消瘦、气短、虚烦不眠、自汗盗汗、咽干舌燥、脉结代。

加减:若伴心悸多汗,睡眠不安,可参用养心汤和归脾汤;若疼痛甚,可从活血祛瘀施治,以丹参饮为主方加减。观察外因与其他内脏等关系,根据具体情况使用舒肺气、调胃气、益肾气、疏肝气、祛寒等方法,具体治法如下:①养心血:常用当归、麦冬、阿胶、龙眼肉、红枣等。②扶心阳:常用党参、桂枝、炙甘草。③行心血:常用藏红花、川芎。④通心阳:宜用细辛、通草。⑤舒肺气:药用旋覆花、广郁金、檀香。⑥和胃气:常用枳壳、砂仁、陈皮。⑦滋肾气:常用熟地黄、山茱萸、杜仲。⑧疏肝气:常用香附。⑨祛寒:常用熟附子、桂枝、细辛。⑩安神:常用酸枣仁、远志、茯神、夜交藤。

(三)陈可冀活血化瘀法

陈可冀认为冠心病心绞痛急性期多属实证,气滞、寒凝、血瘀等致心脉痹阻、不通而痛;缓解期则为正虚邪实并存。治疗上,陈院士倡导"两补"("补肾"和"补气血"),"三通"("芳香温通""宣痹通阳"和"活血化瘀")和"心胃同治"的学术思想。并善于运用活血化瘀的方法治疗冠心病。

愈梗通瘀汤治疗气血瘀阻型胸痹

组成:生晒参10～15g,生黄芪15g,紫丹参15g,全当归10g,延胡索10g,川芎10g,广藿香12～18g,佩兰10～15g,陈皮10g,半夏10g,生大黄6～10g。

主治:心胸剧痛,如刺如绞,部位固定,入夜尤甚,舌质紫黯,或有瘀点瘀斑,脉沉涩或结代。

加减:舌红口干,五心烦热者,可加石斛30g,玄参15g,麦冬12g,沙参10g,生地10g以滋肺肾之阴;心痛剧时,可嚼服苏合香丸,或于方中加细辛3～6g、三七粉3g冲服;舌黯瘀血重者,可加莪术10g、水蛭12g、赤芍12g;脉结代者,可与复脉汤或保元汤(人参、黄芪、肉桂、甘草、生姜)加减以补益心脾肺肾诸脏;对于老年人舌质紫黯,有时可见瘀斑瘀点,其心绞痛出现频率尤高,可用保元汤冲服复方血竭散心功(血竭、沉香、琥珀、冰片、三七、元胡)可起补虚、理气、活血、定痛作用;心功能不全者,可温阳利水,加北五加皮 3～6g。

(四)董建华主张以益气活血、宣痹豁痰为治则

冠心病属于中医学"胸痹""心痛"等范畴。在《素问·痹论》中有"心痹者,脉不通"及《素问·脉要精微论》中有"脉者,血之府也……涩则心痛"的记载。《金匮要略》提出胸痹病名,认为其病机为"阳微阴弦",上焦阳虚,阴盛于下,阴乘阳位,属本虚标实的病变。若胸阳不振,脏腑功能低下,阴阳气血失调,外邪乘虚侵袭;或饮食不节,思虑过度,痰湿痹阻,经脉失和,均可诱发本病。其病位在心,肺亦居之胸中,与心关系密切,涉及脾、肝、肾三脏。病机总属本虚标实,本虚为阴阳气血亏虚;标实为阴寒、痰浊、瘀血交互为患,阻塞脉络,发为心痛。董老认为虚、瘀、痰三字可以概括本病的病机。临床治疗常以益气活血、宣痹豁痰为基本治则。根据病情标本虚实、轻重缓急,掌握好通补分寸,当度其寒凝、热结、气滞、痰阻、血瘀等不同证型而分别给予温通、清热、疏利、化痰、消瘀等法,权衡心脏阴阳气血之不足,有否兼肝、脾、肾等脏之亏虚,调其阴阳,补其不足,纠正脏腑之偏衰。若气郁日久,瘀血阻络,络脉不通而症见胸部刺痛,固定不移,入夜更甚,胸闷憋气,以手按摩则舒,舌质紫黯或有瘀点,脉象沉涩者,当以宽胸理气,活血通府为法。药用旋覆花(包)10g,广郁金 10g,香附 10g,川芎 10g,檀香 6g,丹参 15g,三七粉(分冲)3g,枳壳 10g,全瓜蒌 15g。如心痛较剧者,加乳香、没药;心悸不宁者,加生龙骨、生牡蛎、炒枣仁;肝火扰心者,加钩藤、栀子;大便秘结者,加生大黄、槟榔。若痰浊壅塞,阻滞脉络而症见胸闷如窒而痛,或痛引肩背,痰多脘闷,肢体沉重,形体肥胖,苔浊腻,脉滑者,当以通阳泄浊、豁痰通脉为法。药用全瓜蒌 15g,薤白 10g,法半夏 10g,陈皮 10g,广郁金 10g,降香 3g,丹参 15g,三七粉(分冲)3g,枳壳 10g。如胃脘痞闷,恶心纳呆,苔腻而黄,可合黄连温胆汤;肝阳上亢而眩晕者,加夏枯草、稀莶草、生石决明;瘀血甚者,加川芎、赤芍。若胸痹日久,气虚脉络不利,瘀血阻滞而症见心胸阵阵隐痛,心悸气短,倦怠懒言,面色少华,遇劳加重,舌淡胖,边有齿痕,苔薄,脉弦细者,治以益气活血,宽胸通络。药用黄芪 10g,党参 10g,炙甘草 5g,丹参 15g,三七粉(分冲)3g,檀香 3g,制乳没各 1.5g,郁金 10g。如气阴两虚者,加麦门冬、五味子、白芍;阳气虚衰,胸阳不运,痹阻心脉者,可合桂枝甘草汤;肾阳虚衰,水气凌心,症见喘促气短、心悸、水肿者,可合真武汤。从临床所见,往往是虚实夹杂,故应按虚实之轻重缓急而兼顾同治,并配合运用有效中成药,注意调摄精神,饮食有节,劳逸结合,常可取得较好疗效。

(五)蒲辅周提出治疗心绞痛应温补通络

心绞痛属虚证,虚多实少,不能破血攻气,治当以补为主,以通为用,宜投"两和散"活血顺气:人参(可以党参代替)、丹参(可改用当归)、鸡血藤、血竭(活血不伤正,可改用郁金),或用藏红花、琥珀、石菖蒲(不能用水菖蒲)、炒没药、香附、远志肉、茯神。冠心病常因心气不足,痰湿阻滞,其治以十味温胆汤为主方化裁:西洋参 3g,茯神 6g,酸枣仁 9g,远志 3g,石菖蒲 2.5g,法半夏 6g,橘红 4.5g,竹茹 3g,炒枳实 3g,川芎 5g,丹参 4.5g,柏子仁 6g,大枣 3 枚。痰湿重者加姜南星 3g,炒白芥子 3g,苍术 3g,生姜 3g,厚朴 4.5g;胸阳痹阻者加全瓜蒌 18g,薤白 9g,柴胡 3g,降香 3g。

七、预防与调护

(一)预防

《丹溪心法》云:"与其救疗于有疾之后,不若摄养于无疾之先。"胸痹心痛为本虚标实之证,病因包括脏腑虚损、七情内伤、外邪侵袭、饮食不节、劳逸失度几个方面,故预防时应注意:

1.恬淡虚无,精神内守 《素问·上古天真论》曰:"恬淡虚无,真气从之,精神内守,病安从来。"因为心主神明,七情内伤与心的关系最为密切,情志失调又可致气血运行不畅,心脉痹阻,所以保持心境平和、宠辱不惊,则可真气内存,预防心痛的发生、发展。如清代管玉衡言:"养心莫善于寡欲荣

神,役虑则神疲而心受伤。"

2.起居有常,寒温适宜 《太平圣惠方·卷四十三》记载:"夫卒心痛者,由脏腑虚弱,风邪冷热之气,客于手少阴之络",外邪侵袭人体,客于心脉,导致气滞血瘀而病心痛。临床亦常见患者于气候突变,特别是遇寒冷时,易猝然发生本病。故平素应注意生活起居,做到寒暖适宜。

3.饮食有节,戒烟限酒 过食肥甘厚味或烟酒过度易伤脾胃,致生痰浊,痰阻瘀生,痹阻经络而发心痛。或因饮食偏嗜,尤其是嗜咸亦可导致心痛的发生。如《养生四要》记载:"五味稍薄,则能养人,令人神爽,稍多,随其脏腑各有所伤。……咸多伤心"。此外,烟酒味辛气烈,易耗散气阴而内生痰热,痰热阻络,亦易心痛,故应做到饮食有节,禁烟节酒。

4.不妄作劳,动而中节 《素问·宣明五气》有:"久视伤血、久卧伤气、久坐伤肉、久立伤骨、久行伤筋。"就是指劳逸失度会给人体带来损害,故孙思邈主张:"养性之道,常欲小劳,但莫大疲及强所不能堪耳。"

胸痹心痛的预防可总结为龚廷贤在《寿世保元·摄养》中所言:"惜气存精更养神,少思寡欲勿劳心。食唯半饱无兼味,酒至三分莫过频。每把戏言多取笑,常含乐意莫生嗔。炎热变诈都休问,任我逍遥过百春。"

(二)调护

中医学既强调"未病先防",又强调"既病防变"。对于已发胸痹心痛,在积极采取各种方法治疗的同时,为了预防其向心悸、心水,甚至真心痛、厥脱等继续发展,必须根据该病发生发展传变的规律,制定有效的治疗、调护方案,防止其进一步传变,减少患者痛苦和并发症的出现,改善预后。

1.精神调理 临床上可见心绞痛患者因暴怒、大喜等剧烈的精神刺激起病,故须注意精神调摄,保持心境平和。为了消除患者的紧张心理及急躁情绪,可适当给予安定等镇静剂;或配合针灸、按摩等使之气血平和,心绪平静,保证睡眠充足。打坐亦可帮助静心,要点是:双腿交叉盘坐,稳坐于板床上。静坐时,上身自然放松,头位正直,闭目,含胸拔背,两手相互轻握置于腹前,亦可双手自然垂放于两腿上,以人体感觉舒适为度,上半身稍向前倾。舌尖轻抵上腭,自然闭口。坐正后,全身放松。不加意念,听任平素的呼吸习惯,约 50 次/分钟呼吸即可。

2.饮食调养 饮食宜清淡,避免食用肥甘厚味、生冷黏腻、辛辣刺激、不易消化之物,禁烟限酒,切忌暴饮暴食,以防脾胃大伤、湿浊内阻;亦不宜食过咸、过甜。

(1)心血瘀阻型:忌生冷寒凉之品,可进食桃仁粥、山楂、决明子等行气活血之品。

(2)痰浊壅盛型:忌肥甘厚味,可食萝卜、橘子、杏仁等以增化痰之功。

(3)阴寒凝滞型:忌生冷瓜果,宜温补,如进食生姜、葱、羊肉、牛肉之类。

(4)心肾阴虚型:忌辛辣、咖啡、浓茶等刺激性食物,可进食龙眼肉、鳖肉、银耳等滋补阴液。

(5)气阴两虚型:忌辛辣香燥,宜进食乌龟、鱼汤、蔬菜和四时水果等清淡而营养丰富之物。

(6)阳气虚衰型:忌冷食,宜进食当归生姜羊肉汤、羊肉、狗肉、荔枝等温补类食物。

可参考服用的食疗方有:山楂饼或糖渍山楂果:适用于本病高脂血症者。绞股蓝袋泡茶,适用于本病高脂血症者。人参胶囊或人参含片、人参冲剂:每次 1 粒(片),每日 3 次,适用于本病心气虚者。参七炖鸡:人参 6g,三七粉 3g,鸡肉 75g,水 200mL,放入瓦盅,隔水炖熟,油盐调味食用,适用于本病气虚血瘀型者。粉葛煲汤:粉葛(去皮、切片)200g,猪瘦肉 75g,水适量煲汤,油盐调味,分次饮服,适用于本病心痛血压偏高者。黄花菜、芹菜炒鱼片:鲜黄花菜 75g,芹菜 75g,鲩鱼或鳙鱼(切片)75g,银耳少许。先用沸水灼熟蔬菜,将鱼片、银耳微炒,然后加入蔬菜及调配料共炒至熟,适用于本病心痛血压偏高者。白果核桃粥:白果 12 粒,核桃肉 30g,大米 40g,水适量煲粥,油盐调味,适用于本病血脂升高者。海参汤:海参 30g,大枣 5 枚,冰糖适量。将海参炖烂后,再加大枣、冰糖炖

20 分钟,早饭前空腹服食。适用于冠心病气阴两虚型。黑芝麻 60g,桑椹 60g,大米 30g,白糖 10g。将前 3 味洗净捣烂,锅内加水 3 碗,煮沸加糖,糖溶再沸时徐徐加入捣烂的芝麻、桑椹与大米,煮成糊状服食。适用于冠心病阴虚阳亢型。生姜 10g,当归 6g,羊肉 100g,绍酒 12g,葱 6g,盐 3g。羊肉洗净切片,加水 1000mL,用武火烧沸,再用文火炖 50min 即可,吃肉喝汤。适用于心阳虚衰型。山楂 50g,荷叶 50g,薏苡仁 50g,葱白 30g。共煮汤,代茶常饮,适用于痰浊痹阻型。

3.运动调理　疾病缓解期时可逐步引导患者进行运动,根据不同的病情采取打太极拳、五禽戏、散步、快走等方式,以不发作心绞痛为度,促进气血流通及脏腑功能的恢复,以达到改善体力及心脏代偿功能的目的。

八、难点与关键

(一)稳定性心绞痛

1.难点一:形成既具各家特色又取得共识的胸痹辨证规范

(1)确定理由:冠心病中医辨证分型研究开展于 1979 年,经过几十年的探讨、修订,形成众多行业、学会辨证标准。目前应用的各冠心病(胸痹)辨证标准存在相互不一致的地方,如"冠心病中医辨证标准"中本虚证有脾虚证,而国家行业标准没有提及。主要是因为各标准在不同年代,由不同的部门或学会组织专家制定、编写的,源于专家个人经验或多个专家讨论的集中意见,并非临床流行病学调查结果。同时缺少专家意见分析的系统方法,导致理论上的标准未与临床实践的验证完善有机结合,其辨证依据、具体分型等与临床实际有不符合之处。同时现有的冠心病中医证候规律的临床调查多源于对个体资料的个人经验判断、简单的病例总结,缺少大样本群体研究资料,样本代表性欠缺。

随着医学的发展,冠心病干预手段(如冠脉介入、冠脉搭桥)日益增多,使冠心病介入术后、搭桥术后的患者呈现出与一般冠心病患者不同的证候特点,对冠心病的整体辨证带来前所未有的影响与变化。同时,证候流行病学调查发现,不同地区的冠心病患者证候表现不同,初步揭示了冠心病证候规律的地域性区别。因此,中医对冠心病的辨证认识亦应紧跟冠心病治疗的发展趋势,探索现代冠心病整体辨证呈现的新特点。

(2)解决思路:冠心病心脾证治理论为指导,通过文献调研、专家咨询、临床调查对冠心病证候规律与辨证规范进行初步的研究,从临床反证了心脾相关证治理论。根据文献调研与 319 例冠心病患者临床流行病学调查,冠心病患者以气虚证(87.1%)、血瘀证(79.9%)、痰浊证(78.7%)为主。初步建立心脾气虚、痰瘀阻络证的证候诊断规范。进行 196 例冠状动脉搭桥后患者证候临床调查,基本证型为心气虚(47.5%)、心阳虚证(29.6%)、痰浊证(57.7%)。表明冠状动脉搭桥术患者术后早期至一周后证候发生变化,以阳气虚及痰浊闭塞为主。观察冠状动脉介入患者术后 1 周以血瘀证(77.0%)、气虚证(63.9%)、痰浊证(37.7%)最常见,术后 1 月仍以气虚证(85.4%)、血瘀证(72.7%)、痰浊证(56.3%)为主。心梗患者证候分布以气虚血瘀为主要证型(70%)。说明气虚痰瘀、气虚血瘀仍是冠脉介入后常见证型。

(3)具体措施:采用临床流行病学方法,进行广东地区冠心病证候规律调查,作为全国权威学会制定标准的依据之一。促进全国其他地区冠心病证候地区分布规律的研究,从而促进地域性治法特点的运用和融合。

2.难点二:调脾护心法减少胸痹终点事件的发生

(1)确定理由:胸痹(冠心病)号称"人类健康头号杀手",其死亡率占人群死亡率的 13%,是第一顺位疾病,在人群卫生工作中属重大疑难疾病,严重危及中老年人群的生命健康安全。从 1998 年至 2008 的十年间,中国男性冠心病发病率较以往同期将增加 26.1%,女性将增加 19.0%。冠心病已经成为中国死亡率增长最快的一种疾病。

终点事件的减少是所有治疗均关注的终点指标。药物治疗、介入治疗及搭桥治疗是现代医学治疗冠心病的常用手段,同时,为了降低心肌梗死、猝死等心血管事件发生率,阿司匹林、波立维等抗血小板聚集药物以及立普妥等降脂、稳定斑块药物得到了广泛应用。中医治疗上,活血化瘀药物的静脉滴注和口服在心绞痛发作期得到广泛应用;祛痰法、益气法的疗效亦得到临床验证。然而,在长期中西医治疗情况下,仍有部分患者发展成真心痛和猝死。如何发挥中医"治病必求于本"的特色与优势,有效地标本兼治,调其本虚而不滋腻,祛其痰瘀而不伤正,从而达到延年益寿,减少真心痛、猝死的发生率,降低死亡率,是目前胸痹(冠心病)治疗的新问题。

(2)解决思路:胸痹(冠心病)的中医治疗重视标本兼治,通补兼施。古人对胸痹的认识,本虚方面侧重胸阳不振,兼顾七情内伤;标实方面更多地重视风冷寒气等外邪内侵,痰浊痹阻。迨至明清,逐渐重视血瘀。中医院通过继承学术思想及临床经验,在五脏相关论治胸痹经验的基础上,提出心脾相关理论及调脾护心治法,进行临床运用条件研究,明确临床运用的中医证候特征,并进行临床研究,形成了冠心病全程综合诊疗方案。调脾护心治法首重脾脏的调补,强调化痰法在痰瘀并治中的重要学术地位和临床治疗特色,补充了血瘀、痰浊等气血津液病机、证治的不足,有利于对冠心病心绞痛患者心、脾脏腑功能的认识及诊治,从而对冠心病心绞痛发病过程中的始动脏腑——脾脏的功能进行诊治,从而达到预防、治疗冠心病心绞痛的目的;调脾护心治法治疗胸痹的创新性和学术特点体现于:

1)明确了调脾护心治法的客观临床运用条件;对调脾护心治法理论、应用内容分析法的文献调查、流行病学原则的横断面调查及专家咨询的序列化设计进行了系列研究,明确其临床运用的中医证候特征及证候诊断规范。

2)形成了包括冠心病非手术疗法、介入及搭桥术围术期的全程的综合的诊疗方案:调脾护心法是针对冠心病的共性核心病机心脾相关、痰瘀互结形成的治法,作为基本治法做相应加减变化后,应用于冠心病心绞痛、介入术后及搭桥术后围术期临床实践与科学研究,取得了预期疗效,形成了包括冠心病非手术疗法、介入及搭桥术围术期的全程的综合的诊疗方案。

3)防治一体化诊疗方案的提出及推广应用:冠心病的共性即核心病机是心脾相关、痰瘀互结,将调脾护心法作为针对其病机的基本治法运用于临床,在治疗的同时,发挥二级预防作用,减少心血管事件发生率。

对于痰瘀相关,古人已认识到痰瘀均为津液停聚之病,可互为因果,但未强调先后轻重。调脾护心治法理论则强调了在胸痹的发病过程中,当以痰浊为先,其病机的发生发展及演变顺序为"气虚→痰浊→血瘀"。痰浊血瘀是导致胸痹的直接因素,而心脾气虚为本。痰浊在气虚与血瘀的发生中处于中间地位,脾虚而生痰,痰浊内阻,既可单独为患,又可变生血瘀,痰瘀阻络而病胸痹。以此认识为基础,提出了在冠心病的防治中,重视益气化痰,佐以活血,早期治疗,治病于未发,而不能待见血瘀已成,胸痛症现才干预,如此为时过晚矣。

(3)具体措施:以具有益气活血化痰、调脾护心功效的冠心胶囊替代中药汤剂长期治疗,既提高中医治疗的依从性,又扶正通脉,减少胸痹发作。通过建立患者随访数据库,开展长期跟踪随访及疾病管理,促进患者健康生活方式的形成,从而改善预后。

3.难点三:提高冠脉循环储备

(1)确定理由:心绞痛是由于暂时性心肌缺血引起的以胸痛为主要特征的临床综合征,是冠状动脉粥样硬化性心脏病(冠心病)的最常见表现。稳定性心绞痛改善患者运动耐量的药物治疗主要包括β受体阻滞剂、硝酸酯类药物、钙拮抗剂与他汀类药物。但上述药物均具有一定的不良反应,如硝酸酯类常因扩张血管致头痛、心率加快而导致耐受性较差,β受体阻滞剂引起患者心率减慢、疲乏感加重,钙拮抗剂额外降低血压以及引起肢体浮肿、心率加快、头痛等。中医药干预对于减少稳定性心绞痛患者心绞痛发作,提高生存质量方面具有一定的疗效优势,但目前采用客观、公认运动耐量评价指标的研究较少,缺乏高质量的循证医学证据。

(2)解决思路:冠脉微循环是由微动脉、毛细血管和微静脉构成的微循环系统,是心脏循环系统最末梢的部分,因其直径较小而冠脉造影看不见。生理情况下,心肌血流量的变化主要由微血管的扩张或收缩来调节。有研究表明冠脉微血管障碍多和心外膜冠脉病变同时存在,但也常常是一种单独的疾病或状态。所以,血运重建术后患者的反复心绞痛发作、进行性心功能恶化及冠脉无狭窄患者的客观心肌缺血现象说明冠状动脉微循环在心肌的血供中起着重要作用(Canton,2006)。有研究发现微循环功能障碍是冠心病患者血运重建后心肌功能低下的一个重要原因。冠脉微循环的结构和功能影响着冠心病的发生、发展、疗效及预后,今后对冠状动脉疾病的治疗很大程度上取决于对冠脉微循环障碍的认识和治疗。心肌声学造影可以较准确的测量心肌灌注情况,实时获得数据结果(Pries,2008),是目前评估活体冠脉微循环异常的最有效方法之一(Kastrat1,2006),具有安全、有效、无创、实时、简便、无放射损伤等优点,临床使用日益广泛。目前治疗冠脉微循环障碍仍是心血管治疗领域的一个灰色地带。西药如硝酸酯类、部分钙离子拮抗剂、调脂药、ACEI等药物改善冠脉微循环不良效果不明显,中医药在改善冠脉微循环障碍方面亦尚无系统报道。从目前的动物实验和临床研究结果来看,改善冠脉微循环障碍是中医药作用的可能优势环节。

(3)具体措施:对冠心病血运重建术后患者围手术期使用中药进行干预,采用声学超声造影、运动耐量、ECT等指标进行疗效观察,证实中医药治疗在改善冠心病患者冠脉微循环的疗效。

4.难点四:冠心病PCI术后血管再狭窄的预防、生存质量的改善 面对发病率和死亡率逐渐增加的冠心病,经皮冠状动脉介入术(percutaneous coronary intervention,PCI)现已成为其手术治疗的首选方式。PCI在紧急情况下能迅速开通血管、达到血管重建,具有疗效好,痛苦小,风险小,且手术时间短,术后恢复快等优势,目前已广泛应用于临床,既可改善患者的症状,又极大降低了心血管事件发生率。但仍存在术后重建血管再狭窄、患者生存质量改善欠满意等不足。

PCI术从局部开通了狭窄或闭塞的血管,而术后冠状动脉粥样硬化还将进展,故术后发生再狭窄是必然的。术后支架内再狭窄发生机制极其复杂,但目前公认的主要原因为血管内膜过度增生和平滑肌细胞移行,最终导致血管狭窄。支架内再狭窄一般认为有血栓、炎症、增生、基质形成四个步骤。

研究发现,介入治疗后气滞证和血瘀证有一定程度的减轻,而气虚证却在治疗一段时间后有所增加,也就是说,冠状动脉介入治疗对标实证有一定的改善效果,而对本虚证不仅改善效果不明显,相反还会在一定程度上增加本虚证的发生或加重原有的本虚证。冠心病病机以本虚为主,冠状动脉介入治疗具有破瘀通络功效,易耗伤心脏阳气,故可导致本虚症状较前加重,又因介入手术也会损伤心之脉络,伤及气血,形成新的瘀血。故冠心病介入术后的病机特点仍以本虚为主,兼有标实,即正气亏虚为主,兼夹气滞、血瘀、痰浊。这也提示着冠脉再通术后仍需要相应的治疗和调理,从而利于机体的恢复和对冠状动脉再狭窄的预防。

从中医理论讲,PCI术只是一种治标疗法,而不能从根本上、从病机上改变冠心病本虚标实的特点。中医强调"整体观念",术后通过中药调整阴阳,调畅气血,可以使机体达到阴平阳秘、气血调和的状态,且中药可通过多靶点、多途径的调控作用,恢复血管损伤后自身的调节能力,使血管的修复趋于动态平衡状态,发挥预防再狭窄的作用。陈可冀等认为介入术后冠脉再狭窄的形成和中医血脉瘀阻相关,并首创活血化瘀制剂防治术后再狭窄,临床研究证明活血化瘀药物可减少冠状动介入治疗后心绞痛复发,预防再狭窄形成。张敏州教授认为 PCI 术后再狭窄的病机为"本虚标实",其中本虚以心气虚为主,标实主要包括痰浊、血瘀两方面。其基本治法以益气活血化瘀为原则,并主持研制了具有益气活血功效的通冠胶囊(黄芪、丹参、水蛭、冰片),通过临床研究发现通冠胶囊可能通过提高体内抗凝血酶Ⅲ(AT-Ⅲ)、组织型纤溶酶原激活物(t-PA)水平,降低纤维蛋白原(FIB)、纤溶酶原活化剂抑制物 1(PAI-1)水平来改善冠心病患者介入术后高凝状态,使心肌缺血的改善得以巩固和维持。此外,近年研究发现川芎嗪具有对抗氧化低密度脂蛋白(ox-LDL)诱导的内皮细胞炎症和黏附反应,并抑制丝裂原活化蛋白激酶(MAPK)和核转录因子 κB(NF-κB)信号通路的激活;同时川芎嗪可有效减少 PCI 术后心绞痛复发,改善心电图相关导联缺血表现,并能降低发生主要心脏不良事件(死亡、非致命性心肌梗死、冠状动脉血运重建等)的概率。整体而言,因 PCI 术的"破瘀祛邪"作用,人体正气受损,故 PCI 术后治法当以扶正为主,辅以祛邪。扶正以补心、脾、肾三脏正气为主,因术后仍以"血瘀证"及"痰浊证"等为主,故祛邪从化瘀、化痰入手。通过临床研究观察对治疗前后患者临床症状及炎性因子下降程度的对比,凸显了中医药在抗炎、减少冠心病 PCI 术后心血管不良事件方面的优势所在。

随着社会及文明的进步,现代观点认为健康不仅是没有疾病及衰弱,而是指身体的、心理的和社会方面的完美状态。随着健康观的改变,人们认识到医学的目的不应只是提高患者的生存率和延长生存时间,更应注重恢复和提高患者的生存质量(quality of life,QOL),因此国外医学界引入了生存质量的概念。1993 年 WHO 将 QOL 定义为:个体在其生活的文化和价值体系背景下对所处地位和状态及其相关的目标、期望、标准和关心的事情有关的生存状况的体验。包括身体健康状况、心理健康状况、社会健康状况、精神健康状况 4 个方面。中医以"整体观念"为主导思想,强调人体自身的完整性及人与自然、社会环境的统一性,强调"形神合一""天人相应"。如《素问·宝命全形论》曰:"天地合气,命之曰人";"人以天地之气生,四时之法成"。这与现代生存质量研究的内容有着相同的理念和内在一致性。

PCI 术后患者精神、心理上压力负担陡然增加,治疗中应重视疏肝解郁,调畅气机等,从多方面改善病症。同时中医强调辨证施治,临证时结合 PCI 术的"破瘀"作用及病证病机特点,辨证治疗,予以个体化治疗方案,充分发挥中医药优势,提高疗效、改善患者生活质量。此外,常规西药治疗联合中药汤剂、中成药治疗的效果优于单纯西药治疗,临床中注重中西医结合治疗,方能更好改善患者生存质量。

5.难点五:促血管新生疗法防治冠心病 现冠心病的治疗主要有三个方面:一是药物治疗,包括抗聚稳斑、扩张冠状动脉、减少心肌耗氧量等;二是介入治疗,有经皮冠状动脉腔内球囊成形术(PTCA)及冠状动脉内支架植入术等;三是外科治疗,主要是冠状动脉旁路移植术(CABG),但以上治疗均存在着一定的局限性。近年来,促血管新生疗法越来越受到关注。

促血管新生疗法通常被称为药物性心脏自身搭桥,其能促进缺血部位血管生长因子的释放,刺激血管再生,促进缺血心肌侧支循环的建立,从而构建良好的血液运行体系,起到改善心肌缺血、保护心肌的作用。目前细胞移植、基因治疗以及药物治疗等都是常用的促进治疗性血管新生的方法。随着研究技术的发展,中医药在此领域具有巨大潜能和优势。

由于先进仪器的引进和现代实验研究的开展,中医药在促血管新生方面做了大量作,多项试验及临床研究提示促血管新生可能是中药治疗冠心病的另一机制。

川芎嗪是从川芎的生物碱中分离得到的有效单体,其有抗心肌缺血及再灌注损伤、抗血小板聚集、降低血黏度、保护血管内皮细胞、抗血栓形成等作用。实验表明对心肌梗死(MI)后大鼠使用川芎嗪注射液 6 周后观察各组大鼠缺血心肌中微血管数(MVC)、微血管密度(MVD)及血管内皮生长因子(VEGF)、碱性成纤维细胞生长因子(bFGF)、血小板衍生生长因子 β(PDCF-β)、胰岛素样生长因子(IGF-1)蛋白的表达,川芎嗪组大鼠缺血心肌 MVC 和 MVD 较模型组明显增加,且四种生长因子蛋白表达灰度值也明显高于模型组。认为川芎嗪注射液有促 MI 后大鼠缺血心肌血管新生的作用,其机制可能与促进 VEGF、bFGF、PDGF-β、IGF-1 的表达有关。葛根素为豆科植物野葛干燥根中提取的一种异黄酮类化合物,现研究多认为其有改善心肌缺血和血液流变学、抗自由基氧化、保护血管内皮细胞、调节血脂以及抗心律失常等作用。张三印等通过体外培养大鼠动脉环血管生成模型和大鼠心肌梗死动物模型,用显微镜下计数血管环新生血管生成免疫组化的方法检测心肌微血管密度,结果葛根素 12.5~100mg/L 各组与空白对照组比较平均新生血管数明显增多($P<0.05$ 或 0.01)。在整体动物实验中,治疗组缺血心肌微血管密度与模型组相应区域心肌微血管密度相比明显增加。故认为葛根素在体内外均有一定的诱导血管生成的作用,这可能是葛根素治疗心肌缺血的重要机制之一。

根据文献调研与临床流行病学调查,冠心病患者以气虚证、血瘀证、痰浊证为主。冠心病的治疗亦重在益气、活血、化痰。根据《神农本草经》记载,黄芪味甘,微温,归手足太阴经,具有补气升阳,固表止汗,利水消肿,托毒生肌等功效,主治多种气虚之症。按照现代药理观点,采用黄芪治疗可以帮助患者维持心肌细胞氧化—抗氧化平衡,对脂质过氧化引起的连锁反应加以阻断,帮助患者调整冠脉微循环,扩张血管,加强其心肌血流量等。临床研究表明应用黄芪注射液治疗的患者血浆 VEGF 较治疗前升高,且明显高于对照组($P<0.01$),认为黄芪注射液可通过提高血浆 VEGF 水平促进血管新生,达到更好治疗冠心病的目的。临床配伍方面,黄芪和当归配合使用能够起到相得益彰的作用,黄芪益气,当归补血活血,相互协同可促进冠状动脉血管内皮细胞的增殖,同时在基因层面对 DNA 合成形成刺激,并且当归汤剂还可以对 mRNA 蛋白酶进行刺激,有效协同促进血管新生。

中医药防治冠心病疗效肯定,现多项研究提示中医药具有促血管新生作用,并且在此研究领域具有潜在的特色和优势,但目前大多尚处于实验阶段,且局限于单药或单方的探讨,临床应用报道亦不多。需应加强临床应用研究,从多方面、多水平阐明中药促血管新生的作用机制及其药效物质基础,为中医药防治冠心病提供更多的科学证据。

(二)不稳定型心绞痛

1.中医治疗如何迅速止痛、预防心肌梗死发展 中医在迅速缓解心绞痛症状的同时具有降低心绞痛的复发率的优势,体现在中药可从多靶点干预心绞痛病因。现已发现淫羊藿、佛手、葛根、灵芝等中药具有 β 受体阻滞剂样的作用;防己、川芎、藁本、海金沙、桃仁、红花、赤芍、柴胡、丹参等六七十种中药具有钙离子拮抗作用;川芎、丹参、红花、赤芍、牡丹皮、血竭、没药、苏木、刘寄奴、莪术等活血药及黄芪、当归、菟丝子、淫羊藿等补益药具有抑制血小板聚集、抗凝和扩张冠状动脉的作用。心绞痛反复发作、药物治疗效果差的患者,常有多支冠状动脉严重的器质性狭窄,冠状动脉造影等检查已证明这种不稳定型心绞痛常有冠状动脉严重狭窄,粥样斑块破裂、出血,血小板聚集甚至血栓形成,如何预防此类患者发展为心肌梗死是中医药研究的热点和重点。有资料表明复方丹参滴丸、丹参注射液、葛根素注射液、川芎嗪注射液、脉络宁注射液等有降低心绞痛发展为心肌梗死的可能。与此同时,应用中医"气血相关理论""活血化瘀理论"的研究证实,"活血生肌""行气通脉""补气活血"等治法具有促进冠状动脉微血管生成,改善微循环,从而具有降低心绞痛发作、预防心梗发展的作用。

2.心绞痛合并上消化道出血 不稳定型心绞痛患者常合并上消化道出血的多种危险因素。长期服用阿司匹林甚至同时联用波立维、心绞痛反复发作诱发胃肠道缺血事件等等。当患者出现上消化道出血情况时,多需要停用抗血小板聚集药物,以避免出血情况加重,但停用药物后存在心绞痛反复,甚至诱发心肌梗死的可能。对此类患者,应用中医的"血证"论治,首先辨证论治消化道出血情况,同时发挥中医的独特学术优势,应用三七、茜草、蒲黄等药,达到"活血止血"兼顾的目的:"活血"治疗心绞痛、"止血"控制出血症状。尤其是对于三七的研究应用,已经证实有良好的改善冠脉微循环、改善血液流变性和凝血功能的作用,充分应用于冠心病的临床治疗当中,如何进一步利用其"止血"的功用,针对性应用于心绞痛合并消化道出血的患者,是中医临床治疗的一个难点。

3.中医在改善微循环缺血方面的优势　因微循环障碍导致无复流、微血管性心绞痛等疾病日益增多,其共同表现为在冠脉造影中未见明显狭窄,但相应的心肌组织未获得有效血流灌注。中医理论对人体微循环也有一定认识。《灵枢·脉度》言"经脉为里,支而横者为络,络之别络为孙"。这与西医言微血管、神经等描述相符,因此吴以岭院士提出将络脉作为全身各微血管结构及其调节功能的统一体,与之相关的络病学理论为中医药干预微循环障碍疾病开辟了新途径。另一方面,微循环和血液流变学理论与传统医学的血瘀证有极大的相似性。故对于改善微循环障碍多从活血化瘀论治。无论是单味中药制剂还是复方制剂皆不离活血化瘀之法。近年来在中医络病理论指导下,治疗络病常用的单味药或成方进行了大量的药理学研究。初步阐明了络病理论治疗微循环障碍的机理。目前的研究表明这些药物可以从多个方面保护内皮细胞,改善血管舒缩功能障碍,从而达到改善微循环的目的。目前的研究表明西药在大血管的病变有较为确切的疗效,但是对于微循环疾病缺乏特异性的治疗。中医药各种单药、复方、提取物等为微血管病变的治疗,提供了新思路。根据目前对于中医药干预的药理研究表明,其可以通过保护微血管内皮细胞,调节血管活性物质的释放,抑制炎症因子的激活从而影响血管的舒缩及凝血、纤溶功能,达到改善冠脉微循环的目的。

九、研究进展

冠心病的治疗,是人类一个世界性的难题,任重而道远,随着现代科技的发展,以及科研的不断深入,冠心病治疗的车轮不停地向前推进。

众所周知,经皮冠状动脉介入治疗(PCI)置入药物洗脱支架(DES)后,由于术后血管损伤修复、支架内皮覆盖需要一定的时间,为预防晚期或极晚期支架内血栓形成,减少缺血性心血管事件的发生,有效的双联抗血小板治疗(DAPT)十分必要。近年来,新型口服抗血小板药物(例如替格瑞洛、普拉格雷)开始在临床上应用,尽管这些药物具有更强的抗血小板作用,且不产生血小板抵抗,但应用这些药物的时间间期还需深入研究。2014美国心脏学会(AHA)年会公布了具有里程碑意义的DAPT研究。该研究将9961例患者随机分为DAPT30个月组和12个月组,结果显示,DAPT30个月组与12个月组相比能够使支架内血栓发生率降低71%,延长DAPT时程可进一步减少主要不良心血管和脑血管事件(MACCE)达29%。研究表明,延长DAPT时程得到的额外获益抵消了增加的出血风险,但这一研究发现与目前介入心脏病学中DAPT时程越来越短的趋势"背道而驰"。与此同时,2014AHA公布的另两项研究(ISAR-SAFE、ITALIC)却得到相反的结论,对于置入新一代DES的患者,DAPT6个月结局良好,没有证据表明延长DAPT时程能进一步获益,但出血损伤可能会增多。故此,应用DAPT时还要平衡出血的风险,术前评估患者对DAPT药物反应的检查应予以客观全面看待、个体化分析。支架选择方面,生物可降解支架及聚合物可降解药物洗脱支架逐渐成为冠心病介入治疗中的最大亮点之一,我们有理由相信,DES在未来冠脉介入领域的前景可观,但仍需进一步探索。

PCI技术的应用减少了患者心绞痛的症状发作,改善了患者的生活质量,但却无法根本改变动脉粥样硬化发展的进程。近年来,随着基因工程技术的发展和成熟,逐渐诞生了冠心病基因治疗的新途径。据统计,过去10年的基因治疗的临床病例中,有8%的病例是与冠心病治疗相关,基因治疗冠心病方面表现出了良好的效果,如美国基因治疗冠心病治愈率从 1994 年的 3％升至 2010 年的 17％。随着治愈率的增加,基因治疗冠心病的类型也出现新的突破,已经从原来的单基因遗传的冠心病扩展至多基因的心血管疾病,如高血压和脑卒中等。冠心病的基因治疗逐步显现出光明的前景。

中医中药方面,越来越多的研究表明,炎症反应与冠状动脉粥样硬化(AS)密切相关,AS 被视为一种特殊类型的炎症,动脉粥样硬化斑块炎性因子的聚集、释放热量增加,导致患者局部热量增加,局部温度上升,其过程是一个血管受损伤后的炎症反应过程,符合中医瘀热蕴毒的范畴。中医学理论认为,炎症因子属于中医学"内生之毒"的范畴。清热药具有清热、泻火、凉血、解毒等作用,对西医的炎性疾病具有"消炎"的作用,具有"消炎"作用的清热解毒类中药也同样具有了治疗 AS 的药理作用基础。黄衍寿等将 55 例急性冠状动脉综合征患者随机分为两组,对照组给予抗凝、抗血小板聚集及抗心肌缺血等常规治疗,观察组在对照组基础上加用三黄片(由大黄、黄芩及黄连组成)口服,1 日 2 次,每次 4 片,疗程均为 2 周,以计分法比较两组治疗后胸痛、胸闷、气短、去悸、发热、自汗、不寐、疲倦乏力及畏寒肢冷等症状的改善情况,以及治疗前后两组炎症性指标的变化情况。结果显示,治疗后观察组症状计分减少程度大于对照组(P＜0.05),且 CRP,TNF 及白介素-6(IL-6)等血液炎症性指标的下降程度亦大于对照组(P＜0.05),提示清热解毒方干预 ACS 有效,其作用机制可能与抑制炎症反应有关。有些医家则从祛痰逐瘀类药物治疗冠心病的研究,吴辉等研究炎症机制与冠心病的发生机制时发现,痰热型患者的细胞因子指标明显高于非痰热的患者。提示痰热体质患者的证候与体内的炎症过程有关。何红涛用丹参、川芎、赤芍、红花、降香、全虫、延胡索、枳壳、柴胡等中药,采用活血化瘀法治疗冠心病,在临床上取得很好疗效。

益气活血类方由益气药和活血药相配伍而成,临床和实验证明有调节血脂代谢、改善血液流变性、抑制脂质过氧化、保护内皮细胞、调节相关多肽及基因表达的作用。益气活血中药复方可抑制动脉粥样硬化炎症反应,降低 TC、TG、LDL-C 水平,丹参、川芎、桃仁、赤芍等活血中药亦有抑制炎症反应的功效,可稳定斑块,减少 AS 的发展,应用中医益气活血法治疗冠心病心绞痛,能明显减轻心绞痛发作时的频率和持续时间,胸痛、心悸、气短等症状也得到显著改善。近年来,随着研究技术的进步,中医中药治疗冠心病已取得了长足的进展,但仍有一些亟待解决的问题。冠心病的治疗及预防,离不开中西医的结合,继续研究新的技术,完善规范冠心病辨证分型,同时结合西医研究的分子生物学手段,对中药进行提取,从而研制出速效治疗冠心病的药物等均是下一步的重点研究内容。

冠心病目前在我国的发病率呈逐年上升趋势,严重危害着人民的健康和生活。而心绞痛是冠心病中一种常见类型,由于其反复发作,可给患者身体和精神上造成很大的痛苦,严重者甚至可发展为急性心肌梗死或诱发恶性心律失常、心功能不全等重症而危及生命,因此,防治冠心病显得极其重要。可喜的是,中医药在治疗冠心病心绞痛方面的成果和疗效正日益提高。

近年来由于研究技术以及冠心病介入性诊疗技术的快速发展,西医对心绞痛的发病机制及诊疗均有了深入的了解,同时,由于 PCI 能在紧急情况下迅速开通血管、达到血管重建等优势,已成为冠心病治疗的首选方式,并极大降低了患者心血管事件发生率,改善患者的症状,但却仍存在术后重建血管再狭窄、患者生存质量改善欠满意等不足。

西医 PCI 治疗的作用点在于心脏血管局部,而中医药治疗冠心病的作用点在"证"的整体上,因此,PCI 可以视作一种破瘀的治疗手段。COURAGE 临床研究提示,冠心病 PCI 治疗与优化药物治疗相比,并无显著的终点事件发生率差异。而优化药物治疗与 PCI 的作用靶点都是较为局限的,这也显示了中医药治疗冠心病的优势,即多层面、多角度、多靶点性。研究表明,中药可以通过改善内皮功能、血小板活化、缺血再灌注、血管新生以及微循环等多层面延缓动脉粥样硬化过程,并通过扩张血管、改善冠脉循环、抗血栓形成、改善血液流变性和降低心肌耗氧量等作用达到治疗冠心病的目的,其代表方药有血府逐瘀汤、冠心Ⅱ号方、麝香保心丸等。

中医药对于冠心病的认识源远流长,从古至今对其病因病机、辨证分型、诊治均有诸多阐述。近年来,人们从不同的角度对冠心病心绞痛进行了研究,已确认中医药疗法具有较好的疗效。在中药治法方面,运用益气养阴法、活血化瘀法、益气温阳法、益气活血法、活血化痰法等治疗心绞痛取得了显著的效果,同时,对针灸、穴位按压、中药敷贴等疗法的研究亦取得了较大的进展。中医药具有"简、便、廉、验"的突出优势,使治疗更加简便易行,更有利于临床推广。中医领域,存在许多治疗冠心病的专方与针灸经验。

(一)专病专方研究

1.养心疏肝汤 柴胡10g,香附10g,川芎15g,栀子10g,党参30g,五味子12g,麦门冬15g,赤芍15g,蒲黄10g,酸枣仁30g,山楂15g。治疗心绞痛160例,显效率为58.7%,总有效率为90.6%。

2.扶阳益气汤 高丽参10g,熟附子10g,炙甘草10g,山楂15g,泽泻15g。治疗96例心绞痛患者,总有效率为90.6%。

3.冠心蠲痛汤 黄芪30g,瓜蒌30g,丹参30g,人参10g,陈皮10g,三七末(分冲)5g,川芎12g,郁金12g,法半夏12g,全蝎6g。治疗心绞痛62例,总有效率为92%。

4.通脉活血汤 西洋参10g,黄芪30g,麦冬15g,五味子15g,丹参15g,红花10g,三七粉(冲服)3g,川芎10g,延胡索10g,桃仁10g,瓜蒌15g.郁金10g,半夏10g,砂仁10g,枳壳10g,酸枣仁15g,甘草5g。加减治疗心绞痛50例,总有效率为88.0%。

5.温阳益气汤 人参30g,熟附子30g,肉桂(研末分冲)15g,黄芪30g,干姜6g,川三七6g,水蛭12g,茯苓15g,丹参15g,炙甘草6g。加减治疗心绞痛54例,总有效率为92.5%。

(二)针灸治疗研究

针灸治疗胸痹早在《黄帝内经》中就有记载,经历代医家发展,病因病机不断充实,治疗方法更加丰富。由于其操作简便快捷,止痛效果确切,故在临床应用较广。

刁利红等研究表明,针刺某些穴位具有抑制血小板活性,防止血栓形成的作用,并且可以调节血管活性物质的平衡,清除氧自由基,降低心肌耗氧量,增加冠状动脉血流量。这些符合冠心病心绞痛的病理生理特点,因此针灸可以用于心绞痛的辅助治疗。廖喻修用壮医药线点灸治疗冠心病心绞痛的临床观察,壮医药线点灸治疗组在对照组治疗基础上加用壮医药线点灸穴位:内关、间使、厥阴俞、郄门、心俞、神堂、膻中,每个穴位每日点灸1次。结果显示治疗组临床疗效、心电图变化优于对照组。刘建荣等进行了针灸治疗冠心病心绞痛的临床观察,采用针刺联合灸法治疗,针刺心俞、厥阴俞、膻中、内关、足三里、三阴交,再用艾条自上而下行雀啄灸内关、神阙、气海、关元、足三里、三阴交,治疗组临床疗效总有效率为91.38%。

中医药预防冠心病有确切的临床效果及独特优势,包括具有传统特色的活血化瘀类中成药,如复方丹参滴丸、通心络、血府逐瘀口服液等。但目前国内外临床指南中均未提及中医药。可见,中医关于冠心病在现代医学环境中的研究,仍有许多困扰的问题。①病名、诊断、分型未做到客观、一致,使观察对象缺乏统一,影响疗效评价的科学性。②疗效的评价标准不能做到客观、严格和具有可重复性,由于疗程判定不统一,多以好转、消失、改善等主观概念描述临床症状,缺乏量化标准,不便于中医学的交流与发展。③临床观察较多,而对其疗效及原理探讨较少。④由于上述问题的存在,导致无法开展循证医学资料的积累,落伍于现代医学观念的发展。⑤中医药对本病急性事件的发生,并无明确有效的应对措施。正如史大卓的总结认为:中医临床方法、手段较为滞后,不能充分证实中医药防治冠心病的客观疗效;缺少大样本前瞻性的随机双盲法对照观察;中西药相互作用的机理研究有待提高。因此,当务之急是尽快制订科学、规范的证型标准和诊疗规范,与现代科学相结合,加强临床研究和新药研发工作,筛选有效稳定的治疗方法和药物,更要加强中医药对危急重症抢救的研发。我们有理由相信,随着技术方法的不断更新,研究的不断深入进行,中医药在冠心病治疗上的进展将会更上一个台阶。